これからの歯科医はどう活動すべきか
―歯科保健医療情報資料集―

佐藤甫幸　著

財団法人　口腔保健協会

はじめに

　21世紀は始まったばかりであるが，超高齢社会の到来，経済の破綻，混沌とした政局等，国民生活に大きな影響を与える要因がたくさん見受けられる．このような社会背景の中にあって，医療や保健も社会情勢と無縁ではいられない．高齢者の増加による医療保険の抜本的改正と介護をめぐる福祉政策の根本的変革の必要性は，われわれ歯科医療・歯科保健に従事する者に対しても，歯科保健医療の考え方や行動の変革を余儀なくしている．すなわち，歯科医療に従事する，特に開業歯科医師は，今後どのような見識を持って医業を行っていくべきかを，今一度整理しなければならない時期にきていると考える．

　かかりつけ歯科医が口腔領域の専門家として，国民の口腔の健康に貢献するためには，われわれが自信を持って歯科医業を全うできる環境を整備することがその第一歩である．そのためには，われわれ開業歯科医師を取り巻く，医療保険・教育研修・歯科医師需給問題・地域医療などの医療環境因子を整理・理解し，適切な対策を立てることが急務である．ところがこれらの要因のうち，特に地域保健・地域医療は多くの開業歯科医師にとっては不得意分野であると思われる．なぜならば，保健福祉の分野は大変わかりにくいばかりでなく，取組みにくいからである．

　歯科保健に関しては，確かに多くの情報が発信され，それらは開業歯科医の手元にも届いてはいる．また，公衆衛生学や予防歯科学，口腔衛生学などの専門領域における学術書も多く出版されており，これらの専門書を参考にすることも必要ではある．しかしわれわれはその情報を整理し理解してから，それをどのように行動すべきかの過程に至る時，その方法がイメージ出来ないのではないかと思われる．特に地域保健・地域医療は，社会に対する歯科の専門家としての責任上の観点から，今後も開業歯科医師にとっては避けて通れない道であるばかりでなく，厳しい医業経営に対する起死回生の唯一の方策とも考えられる．

　著者も，20数年前に地区歯科医師会の公衆衛生担当理事（4年間の担当理事と，続く6年間の公衆衛生担当副会長）を経験して以来，歯科保健行動を模索し続けてきたが，東京都歯科医師会，日本歯科医師会の地域保健委員会に関わるようになってから，情報を整理することが地域保健医療を理解する近道であることに気がつき，それらの情報を整理していくうちに，できるだけ多くの開業歯科医に，その整理された情報を改めて伝達すべきであると考えるようになった．すなわち，一人でも多くの開業歯科医（かかりつけ歯科といっても良い）が，歯科保健医療を理解し，必要な歯科保健行動を起こすきっかけになればと思い，本書を刊行することとなった．

　歯科保健医療を議論するには，まずその基本となる事項について確認しておかなければならない．

　第1章はその基礎知識としての，社会保障制度，医療環境要因，地域保健に関わる用語や，厚生行政についてまとめた．

　第2章では，一貫性のある地域歯科保健の推進のために，ライフステージを母子歯科保健，学校歯科保健，成人歯科保健，職域歯科保健，高齢者歯科保健と障害者（児）歯科保健に分けて，それぞれの現状，課題等を整理した．

　西暦2000年の前後からここ数年の間には，歯科保健に関わる大きな変革が目白押しであった．平成12年には，介護保険制度の実施，8020運動推進特別事業の開始と8020推進財団の設立，フッ素応用に関する厚生労働省および日本歯科医師会の見解の発表，老人保健法における歯周疾患検診の単独メニュー化，平成13年には健康日本21計画実施，平成14年には医療費改定，健康増進法施行等がそれである．

　このような未だかってない歯科保健に関わる大きな変化に対応するために，第3章では，8020運動・介護保険・かかりつけ歯科医・健康日本21を，最近の歯科保健の情勢としてとりあげた．

　第4章では，科学的根拠に基づく歯科保健医療を展開するのに必要と思われる事項について記載した．う蝕，歯周病についての知識を整理するとともに，訪問歯科診療の注意点等も述べた．また，歯科保健医療の実践の参考となるべき資料として日本歯科医師会，都道府県歯科医師会，地区歯科医師会の活動の実際をまとめたが，これらの関係団体が行っている事業を知ることにより，かかりつけ歯科医がどのように歯科保健

医療に関わっていくべきかを，理解することができると考えたからである．さらに，巻末では地域保健医療に必要と思われる用語を列挙した．

　各章は①，②，③で示される大項目と，1．2．3．で示される中項目と，1），2），3）等で示される小項目に分けて記載したが，中項目ごとにその項目に関する重要な点を，＜ここがポイント＞としてあげた．さらに大項目の最後に，その大項目のまとめをしたので参考にされたい．本書を最初から順次読んでいくことは，全体を理解する上には大変有効ではあるが，必要と思われる所から読んでいくのも一つの方法であると考えている．また，数値などについても参考程度に留めておいても良いと思われる．

　21世紀の歯科保健医療の担い手は，個々の開業歯科医すなわちかかりつけ歯科医であり，その一人ひとりのかかりつけ歯科医が，自己の歯科保健行動を確立することが必要であり，それが歯科医業の発展に直結するものと信じている．本書がそのための手引きになればと思うものである．

　最後に，本書を刊行するにあたり，医師の立場から学術的アドバイスをいただいた，古本啓一先生（日本歯科大学名誉教授）と、私の地区・都歯・日歯における活動に実践的な支援をいただいた関係各位に対して心より感謝の意を表したい．

　平成16年3月

佐藤　甫幸

＊本文中の図・表のタイトルの右肩にあります参○）は第6章　参考資料の番号を指します．出典を知りたい場合はご参照下さい．

目 次

はじめに

第1章　歯科保健医療を取り巻く環境

1. 社会保障制度を理解しよう………………………………… 1
   1. 社会保障制度の発展……………………………………… 1
   2. 社会福祉と医療…………………………………………… 2
   3. 今後の社会保障制度……………………………………… 4
   4. まとめ……………………………………………………… 5
2. かかりつけ歯科医を取り巻く医療環境を整理しよう……… 5
   1. 近未来の医療の予測……………………………………… 5
   2. 医療保険制度……………………………………………… 7
   3. 教育・研修………………………………………………… 10
   4. 歯科医業経営……………………………………………… 10
   5. 歯科医師需給問題………………………………………… 12
   6. まとめ……………………………………………………… 13
3. 地域保健・地域医療とはなにか…………………………… 14
   1. 医の倫理と公衆衛生……………………………………… 14
   2. 保健行動…………………………………………………… 15
   3. 地域保健医療計画と保健医療情報……………………… 16
   4. 保健所・保健福祉センターの機能……………………… 18
   5. 事業評価法………………………………………………… 19
   6. まとめ……………………………………………………… 20
4. 厚生行政を知ろう…………………………………………… 21
   1. わが国の歯科保健行政…………………………………… 21
   2. 厚生労働省歯科保健医療対策事業……………………… 22
   3. 歯科保健医療対策事業における都道府県の実施状況… 23
   4. 平成15年度歯科関係予算要求の重点…………………… 24
   5. 老人保健福祉関係予算…………………………………… 26
   6. 都道府県保健医療計画…………………………………… 26
   7. 地域における行政の役割………………………………… 29
   8. 関連統計…………………………………………………… 29
   9. 関係法規…………………………………………………… 33
   10. まとめ……………………………………………………… 35

第2章　生涯を通じた一貫性のある歯科保健医療

1. 母子歯科保健………………………………………………… 36
   1. 母子保健…………………………………………………… 36
   2. 妊婦歯科保健と乳幼児歯科健診………………………… 36

3．乳児期における歯科保健…………………………………37
　　　4．児童虐待…………………………………………………38
　　　5．まとめ……………………………………………………41
　2　学校歯科保健………………………………………………42
　　　1．学校保健…………………………………………………42
　　　2．学校歯科保健……………………………………………43
　　　3．学童期における歯科保健…………………………………44
　　　4．まとめ……………………………………………………44
　3　成人歯科保健………………………………………………45
　　　1．成人歯科保健……………………………………………45
　　　2．成人期における歯科保健…………………………………45
　　　3．まとめ……………………………………………………46
　4　職域歯科保健………………………………………………46
　　　1．職域保健…………………………………………………46
　　　2．職域歯科保健(産業歯科保健)……………………………48
　　　3．産業(職域)歯科保健の最近の経緯………………………48
　　　4．まとめ……………………………………………………49
　5　高齢者歯科保健……………………………………………49
　　　1．高齢者保健………………………………………………49
　　　2．高齢期における歯科保健…………………………………51
　　　3．まとめ……………………………………………………52
　6　障害者(児)歯科保健………………………………………53
　　　1．障害とは…………………………………………………53
　　　2．障害者(児)歯科保健……………………………………54
　　　3．まとめ……………………………………………………55

第3章　地域保健医療の最近の情勢

　1　8020運動……………………………………………………57
　　　1．8020運動に関する経緯……………………………………57
　　　2．6つの提言………………………………………………57
　　　3．8020運動推進特別事業……………………………………58
　　　4．8020達成イメージ図………………………………………58
　　　5．「8020運動」と医療費の関係………………………………60
　　　6．8020推進財団……………………………………………60
　　　7．まとめ……………………………………………………61
　2　介護保険と歯科……………………………………………62
　　　1．介護保険制度の背景と概要………………………………62
　　　2．要介護認定………………………………………………63
　　　3．介護保険と歯科の係わり…………………………………68
　　　4．介護保険における口腔関連項目…………………………69
　　　5．ケアマネージャー，アセスメント，関連職種との連携…69

6．口腔ケアアセスメント……………………………………70
　　7．かかりつけ歯科医意見書…………………………………71
　　8．居宅療養管理指導…………………………………………73
　　9．介護サービス提供事業者…………………………………74
　　10．介護サービスの問題点……………………………………74
　　11．介護保険制度への対応について…………………………75
　　12．介護予防……………………………………………………77
　　13．介護保険の次期改定作業に向けて………………………80
　　14．まとめ………………………………………………………81
③　かかりつけ歯科医と医療連携……………………………………82
　　1．かかりつけ歯科医とは……………………………………82
　　2．かかりつけ歯科医を中心とする医療連携………………83
　　3．かかりつけ歯科医機能例…………………………………84
　　4．病院歯科・口腔外科との連携(病診連携)………………85
　　5．医療連携に対する行政の対応……………………………86
　　6．まとめ………………………………………………………86
④　健康日本21…………………………………………………………86
　　1．健康日本21計画とは………………………………………86
　　2．生活習慣病の予防…………………………………………87
　　3．歯の健康目標………………………………………………88
　　4．健康日本21と介護保険と歯科の係わり…………………88
　　5．禁煙支援……………………………………………………89
　　6．健康増進法…………………………………………………91
　　7．まとめ………………………………………………………92

第4章　科学的根拠に基づく地域保健医療

①　EBMとう蝕・歯周病予防…………………………………………93
　　1．EBMとは……………………………………………………93
　　2．う蝕予防……………………………………………………93
　　3．歯周病予防…………………………………………………98
　　4．地域保健医療推進に参考となる文献…………………… 102
　　5．まとめ……………………………………………………… 104
②　訪問歯科診療……………………………………………………… 104
　　1．訪問歯科診療の背景……………………………………… 104
　　2．在宅医療における注意点………………………………… 105
　　3．高齢者の口腔ケア………………………………………… 106
　　4．訪問歯科診療の実際……………………………………… 107
　　5．まとめ……………………………………………………… 109
③　日本歯科医師会の活動の現状…………………………………… 109
　　1．日本歯科医師会事業計画………………………………… 109
　　2．公衆衛生関連委員会の最近の活動状況………………… 110

3．地域保健に関するアンケート調査……………… 111
　　　4．産業保健委員会中間報告書……………………… 112
　　　5．予算および制度に関する要望書………………… 113
　　　6．まとめ……………………………………………… 114
　4　地域における歯科医師会の活動……………………… 114
　　　1．東京都歯科医師会の地域保健医療の現状……… 114
　　　2．新潟県のう蝕予防活動…………………………… 116
　　　3．山梨県における産業歯科保健活動……………… 116
　　　4．静岡県における8020運動推進…………………… 117
　　　5．地域歯科医師会の連携…………………………… 119
　　　6．郡市区歯科医師会の実践の現状………………… 121
　　　7．地域歯科保健の進め方…………………………… 123
　　　8．まとめ……………………………………………… 123

第5章　21世紀にあるべき歯科保健医療

　1　日本歯科医師会のあるべき方向……………………… 124
　2　地域歯科医師会が行うべき歯科保健活動…………… 124
　　　1．都道府県歯科医師会の役割　…………………… 124
　　　2．地区歯科医師会の歯科保健活動　……………… 125
　3　かかりつけ歯科医が行うべき歯科保健活動………… 125
　4　個人が行うべき歯科保健行動(国民の歯科保健への関わり)… 126
　5　歯科医療のグランドデザイン………………………… 126
　　　1．健康寿命100プラン……………………………… 126
　　　2．マスタープラン　………………………………… 127
　6　まとめ…………………………………………………… 129
　　　1．日本歯科医師会が行うべき歯科保健活動について… 129
　　　2．都道府県歯科医師会が行うべき歯科保健活動について… 129
　　　3．郡市区歯科医師会が行うべき歯科保健について… 130
　　　4．かかりつけ歯科医が行うべき歯科保健活動について… 131
　　　5．国民が行うべき歯科保健行動について………… 131
　　　6．行政機関が取り組むべき役割について………… 131

第6章　参考資料

　1　地域保健医療に参考となる資料……………………… 132
　　　1．一読すべき成書…………………………………… 132
　　　2．歯科医師会が作成した資料……………………… 134
　　　3．その他の参考資料………………………………… 136
　2　地域保健・地域医療に関する用語…………………… 138

　索　　引…………………………………………………… 142

第1章　歯科保健医療を取り巻く環境

1　社会保障制度を理解しよう

1．社会保障制度の発展

2025年には国民人口の27％が65歳以上を占めると予測されている．このような人口構成の急激な変化により，医療，保健，福祉等の社会保障制度を抜本的に見直さざるを得なくなってきた．図1に示したように，わが国の人口は将来予測として2000年を境に減少傾向となる．また平均寿命も表1にみられるように，諸外国と比べて男女共に第1位である．この高齢社会の到来は，われわれが目指す歯科保健医療の行動に少なからず影響を及ぼすものであるから，社会保障制度を含めた歯科を取り巻く環境を熟知することが不可欠である．

第1章では，まず社会保障制度の概要について整理しておく．歯科保健医療が，これらの制度の中でどのように議論され，どのような経過を辿ってきたかを知ることは，今後の方向性を予測する上で大変重要である．社会保障制度の発展の概要を表2にまとめてみた．戦前は健康保険法や年金制度等の保健福祉の黎明の時期であった．昭和20年代は戦後の復興と生活困窮対策が中心となっていた．30年代以降は，高度経済成長に伴う社会保障が確立した．オイルショック以降には，新たな社会

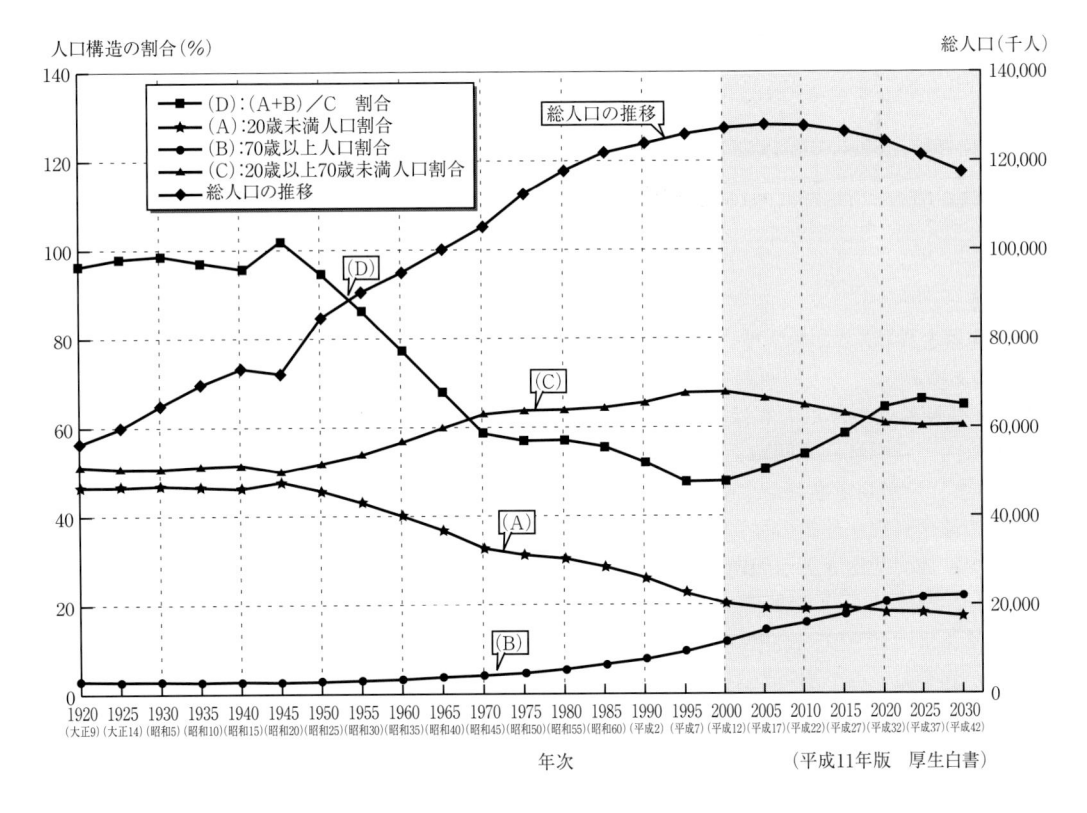

資料：各年10月1日現在人口．1995（平成7）年以前は，総務庁統計局『国勢調査報告』による．
　　　2000（平成12）年以降は国立社会保障・人口問題研究所「日本の将来推計人口」（平成9年1月推計，中位推計）による．

図1　わが国の人口構造の変化

第1章 歯科保健医療を取り巻く環境

表1　平均寿命の国際比較 参21)　　（単位：年）

地域	国	作成基礎期間	男	女
アジア	日本	2000	77.64	84.62
	イスラエル	1998*	76.1	80.3
	韓国	1997*	70.56	78.12
ヨーロッパ	アイスランド	1998-1999*	77.5	81.4
	イタリア	1999*	75.8	82.0
	スイス	1998*	76.5	82.5
	スウェーデン	2000*	77.38	82.03
	ノルウェー	1999*	75.62	81.13
	フランス	1998*	74.6	82.2
北アメリカ	アメリカ合衆国	1998*	73.8	79.5
オセアニア	オーストラリア	1998*	75.9	81.5

（平成13年版　厚生労働白書）

表2　社会保障制度の歴史

戦前	1927年健康保険法施行 1929年救護法（生活保護制度の前身） 1938年国民健康保険制度 1938年社会事業法（社会福祉事業の監督） 1941年年金保険制度（労働者対象）
昭和20年代	1．戦後の復興と生活困窮者対策が中心であった 　1946年生活保護法 　1947年児童福祉法 　1949年身体障害者福祉法 　1951年社会福祉事業法 2．日本国憲法の制定と社会制度審議会勧告（1950年）が行われた 3．社会保障の基盤整備が行われた
昭和30年代からオイルショックまで	1．高度経済成長とそれに伴う社会保障が確立した 　1956年第1回厚生白書 　1970年高齢化率が7％を超え高齢社会に突入 2．国民皆保険・皆年金制度の確立 　1958年国民健康保険法 　1959年国民年金法 3．各種給付改善と福祉元年の時期 　生活環境関係の社会資本の不足，社会保障の水準の低さを是正する時期であった 　1963年老人福祉法 　1971年児童手当法 　1973年老人医療費支給制度
昭和40年代後半から60年代	1．オイルショック（1973年）を契機として行財政改革に着手せざるを得ない時期であった 2．社会保障費用の適正化・効率化，給付と負担の公平性，財政調整が行われた（1982年老人保健制度創設）
平成元年以降	1．少子高齢社会の到来とバブル経済・低成長時期 2．新たな社会保障概念の導入 　1989年高齢者保健福祉推進十か年戦略（ゴールドプラン） 　1994年新ゴールドプラン 　1997年介護保険法 3．社会福祉制度の見直し（1990年福祉関係8法の改正等） 4．社会保障構造改革 　財政悪化のため，社会保障給付を国民全体で公平に負担する改革

保障の概念が導入された．平成12年の介護保険法施行に象徴されるように，平成に入ってからは，「個人の生活や家族を支援する」21世紀型の社会保障制度に変化している．

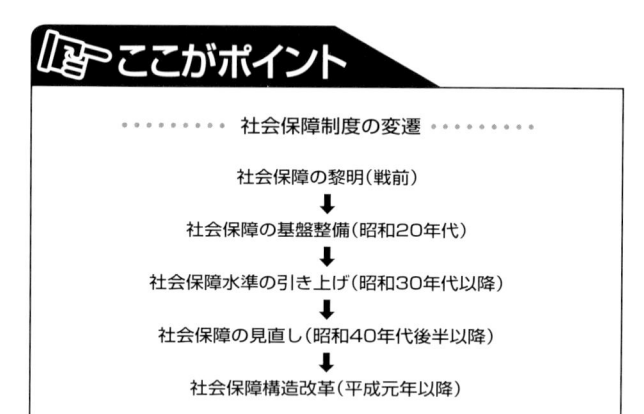

ここがポイント

・・・・・・・・社会保障制度の変遷・・・・・・・・

社会保障の黎明（戦前）
↓
社会保障の基盤整備（昭和20年代）
↓
社会保障水準の引き上げ（昭和30年代以降）
↓
社会保障の見直し（昭和40年代後半以降）
↓
社会保障構造改革（平成元年以降）

2．社会福祉と医療

1）社会福祉の発展と現状

（1）児童福祉のあゆみ

昭和20年代は，戦災孤児や浮浪者を保護する必要から児童福祉が行われ，児童福祉法（昭和22年），児童憲章（昭和26年5月5日）が制定された．昭和30年代になると，一般児童の健全育成が施策の柱になり，都会の子どもの遊び場，核家族，共働き等が問題にされた．昭和40年代から50年代前半にかけては，高度成長による女性の職場進出，第2次ベビーブーム等の背景から，保育所の大幅な整備が施策の一つであった．

近年の流れでは，少子化の中での育児の環境づくりや児童虐待・非行への対応が，また現状では，保育所入所による保育育成，児童相談，児童館設置，児童健全育成事業，障害者（児）施策や，現金給付制度としての児童扶養手当・児童手当，乳幼児および妊産婦の健康管理に重要な役割を果たす母子保健事業が検討されている．

（2）高齢者福祉のあゆみ

高齢者福祉の歴史においては，老人福祉法制定以前では生活保護法による養老施設への収容保護程度の施策であった．しかし老人福祉法制定（昭和38年）により，健康診断の実施，特別養護老人ホーム制度の創設，訪問介護員の法制化等の高齢者福祉施策が推進された．

さらに新ゴールドプラン（平成6年）では，計画の全面的な見直しにより，整備目標の大幅な引き上げ，サービス内容の充実を図る，「新寝たきり老人ゼロ作戦」，特養ホームの個室化の推進，配食サービスの推進，福祉用具の研究開発・普及の推進等が展開されている．

（3）老人保健福祉計画とは

平成2年の老人福祉関連8法の改正により，高齢者や障害者の施設入所措置に関する事務が，都道府県から町村へ委譲された（市は従来から実施）．この結果，在宅福祉サービス（市町村が従来行ってきた）と高齢者・障害者の福祉を市町村が一元的に管理・実施することとなった．併せて，全都道府県および全市町村がそれぞれの区域内で，高齢者保健福祉サービスを総合的かつ計画的に実施していくために，平成11年度における各サービスの整備目標値等を設定した老人保健福祉計画を策定することが義務づけられた．

（4）障害者福祉のあゆみ

昭和56年（1981）の国際障害者年，昭和58年（1983）からの「国連・障害者の十年」の取り組み等を通じて，ノーマライゼーションの考え方が広まってきた．平成5年には，「障害者対策に関する新長期計画」により，今後の障害者施策の基本指針が打ち出された．「障害者プラン―ノーマライゼーション7カ年戦略―」を平成7年に政府の障害者対策推進本部が作成し今日に至っている．

（5）急激な高齢社会の到来

65歳以上人口の割合が7％から倍の14％に達した所要年数をみると，スウェーデンでは85年，イギリスでは46年，フランスでは116年を要しているのに，日本では昭和45年の7.1％から平成6年の14.1％までわずか24年となっている．

2）社会保障の中の医療

（1）医療保険制度の変遷

医療は社会保障制度の枠組みの中で考えられ変遷してきた．現在の診療報酬体系が開始されたのは昭和33年である．昭和36年には国民皆保険制度が成立，昭和38年には療養給付期間の制限が撤廃された．その後，国保の7割給付の完全実施（昭和43年）がなされ，老人保健法が改正され（昭和48年），昭和58年以降は老人医療費の定額一部負担の導入がなされている．

（2）国民医療費の概要

国民医療費（平成11年度）のうち，把握しておくべき項目について厚生労働白書（平成13年版）より拾い上げてみた．1999年の国民医療費は30兆9,337億円（前年より3.6％増），国民一人当たり医療費は287,714円（前年より3.7％増）と推計されている．国民医療費の国民所得に対する割合は8.08％（前年より7.81％増）で，国民一人が生涯に必要とされる生涯医療費は約2,200万円と推計され，このうち70歳以上の者が49％，70歳以下の者が51％を使用している（1997年推計）．

制度区分別給付分では，医療保険44.8％，老人保険35.6％，公費負担5.0％，患者負担14.6％となっており，対前年度増加率は老人保険分が8.4％と最大であった．

診療種類別にみると，一般診療医療費77.6％，歯科診療医療費8.2％，薬局調剤費7.8％，入院食事費3.5％で，歯科の対前年度増加率は1.0％であった．年齢階層別内訳は，65歳以上（医療費全体の50％）一人当たり医療費は146,500円で，65歳未満の約5倍である．また国民一人当たりの歯科医療費は，65歳未満が18,200円，

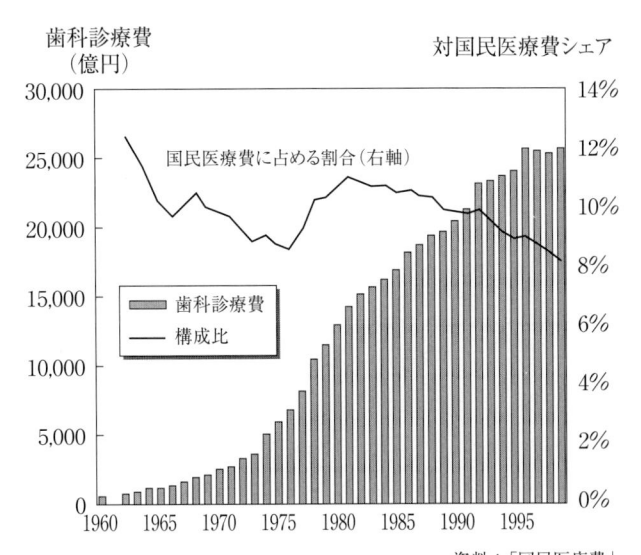

表3　OECD諸国の医療費の状況（1997）参21）

国　名	1人当たりの医療費		医療費の対GDP比	
	順　位	金額（円）	順　位	比率（％）
アメリカ	1	495,454	1	13.9
スイス	2	437,984	3	10.0
ドイツ	3	330,666	2	10.7
ノルウェー	4	317,478	17	7.5
ルクセンブルク	5	314,211	22	7.0
デンマーク	6	311,428	11	8.0
日　本	7	287,714	20	7.2
フランス	8	276,583	4	9.6
スウェーデン	9	268,477	6	8.6
アイスランド	10	263,395	12	7.9

（平成13年版　厚生労働白書）

（注）　1．本表各項目の順位は，OECD加入国間におけるもの．
　　　2．現地通貨で発表されている統計数値を，1997年の年間平均為替レートで換算したもの．
　　　3．本表における医療費の概念は，上記グラフ及び表における国民医療費の概念と異なる．

（出典）OECD HEALTH DATA '99

図2　歯科診療費の推移

65歳以上が29,500円となっていた．医療費の国際比較では，総医療費の対GDP比は世界第20位，一人当たりの医療費は世界第7位である．（表3）

（3）歯科診療費の推移

1960年以降40年間の歯科診療費の推移をみてみると，歯科診療費は確実に増加している．しかし図2にあるように，1970年代後半からの急激な伸び率は，1990年代後半以降全くみられないばかりか，マイナス成長さえ伺える．また，対国民医療費に占める歯科診療費の割合は，1970年代後半から1980年代始めにかけて上昇をみたものの，それ以降は右肩下がりが止まらない状況が続いており，現在では総医療費のわずか8％にしかすぎない．

> **ここがポイント**
> ……… 医療費の伸び悩み ………
> ・総医療費の対GDP比は世界第20位で，先進諸国の中でも相当少ない．（1997年）
> ・社会保障費に占める医療費の割合は，平成8年は37％ではあるが，昭和40年以降右肩下がりである．

3．今後の社会保障制度

1）構造改革の取り組み

介護保険制度の見直し，医療制度および医療保険制度の見直し，年金制度の見直し，児童福祉法の改正等の社会福祉基礎構造改革が進められている．政府の経済財政諮問会議（平成14年11月1日）に，坂口厚生労働大臣が提出した「坂口私案」（図3）によれば，経済・雇用情勢は悪化し，国・地方財政は莫大な公債を抱えている中で，少子高齢社会が予測されている．

このような状況下での社会保障改革のタイムスケジュールは，年金（平成16年），医療（平成14年度中），介護（平成15年4月介護報酬改定，平成17年全般的見直し），雇用（次期通常国会に雇用保険法改正案提出）としている．また，医療保険制度の体系のあり方として，保険者の再編・統合を進めて「都道府県単位の保険運用」を目指し，「制度を通じた年齢構成や所得に着目した負担の公平化」を図り，最終的には「制度の一元化」を目指すとしている．さらに，「診療報酬体系の見直し」として，診療報酬を決める「基準・尺度」の明確化を図る，診療報酬をドクターズフィーとホスピタルフィーに再編する，医療技術について「難易度・技術力・時間」を踏まえた評価をし重症化予防・生活指導を重視する，入院医療における急性期・慢性期に応じた包括化を推進する，患者の観点から情報提供や患者の選択を重視した見直しを進めるとしている．

2）医療・福祉重点型の社会保障の提案

千葉大学広井良典助教授，東洋大学駒村康平助教授によると，社会保障制度改革に関する議論が進まないのは，以下の2つの理由が考えられるという．第一は社会保障改革をめぐる議論が年金，医療，介護といった個別分野の議論になっていて，全体像に関する選択肢が提示され

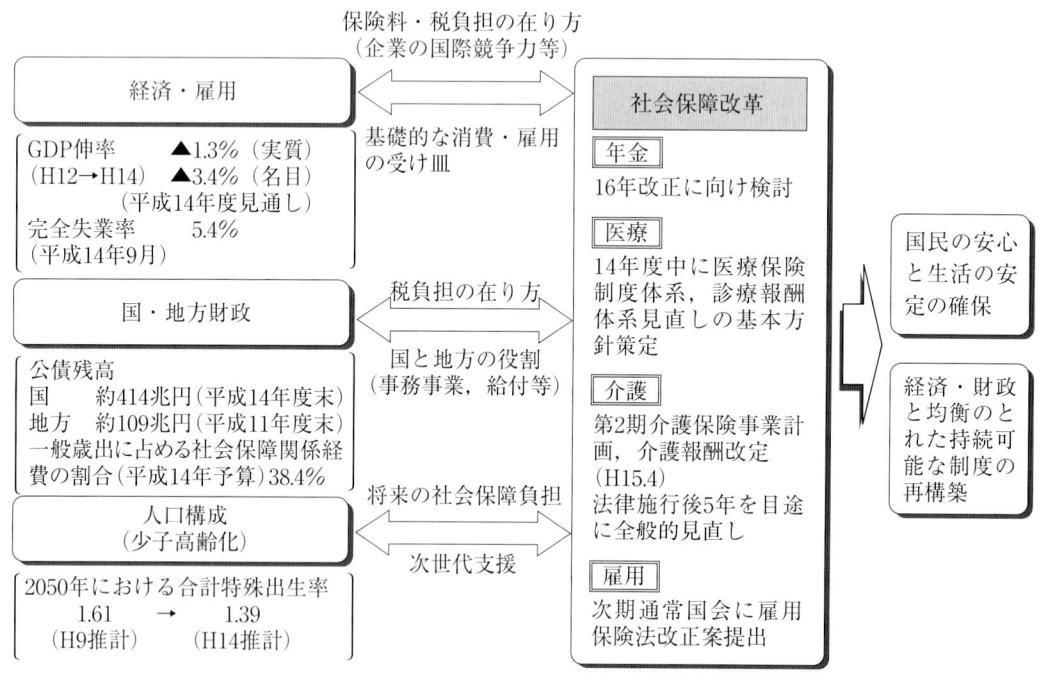

図3　経済・財政・社会構造と社会保障改革

ていないことである．第二は社会保障改革の議論が，しばしば表面的な制度論や財政計算に終始し，その背後ないし根底にあるべき理念あるいは理想がほとんど論じられていないことである．

第一の点に関しては，すべての分野について手厚く保障することは困難であるから，分野ごとの望ましい公私の役割分担の姿を選択していくことが必要となる．社会保障の2分野を，年金を中心とする「現金給付」と，医療・福祉を中心とするサービスに分けて考えた場合，基本的な選択肢として以下の4つが考えられる．

- 全分野重点型：年金・医療・福祉の全分野を手厚く保障する．
- 年金重点型：年金は現行制度を前提に厚く維持し，医療・福祉は縮少する．
- 医療・福祉重点型：年金は縮減，医療・福祉の公的保障を強化する．
- 市場型：年金，医療，福祉のいずれの分野も私的なものを中心とする．

社会保障制度は個人の自己実現の機会の保障のためにあるべきものであるとの基本的見解から考えて，「医療・福祉重点型」の社会保障制度が妥当といえる（日経新聞経済教室より）．

4．まとめ

社会保障制度は国民生活のあらゆる部分に関わっており，われわれが対象とする保健・医療・福祉は社会保障制度の変遷の中で議論されてきたものである．しかるに，国民総医療費の対GDP比が先進諸国の中でも低い位置にあるということは，医療の面においては一流の社会保障制度であるとはいえない状況である．また社会保障制度は，諸外国には例をみない高齢社会の急激な到来によって，今や構造改革を急がなければならない状況に陥っている．このような大きな変革の時期にあって，歯科に関わる保健・医療・福祉も，社会保障制度の中で確固たる位置づけをしなくてはならない．特に医療費に占める歯科医療費の割合が約8％程度にしかすぎないことなどから，歯科保健医療の問題点を明確にし改善すべきである．

現在，社会保障制度構造改革が議論されているが，医療・福祉を重点とした改革がなされることが，国民生活に安心と安全を担保できる方法ではないかと考える．公衆衛生や社会福祉の向上が社会保障制度の目的であるから，医療保険の抜本的改正，介護保険の実施と見直し等により，われわれ開業歯科医師が積極的に歯科保健，歯科医療に取り組むことができるように環境を整備することが最重要課題である．

ここがポイント

構造改革の必要性

少子高齢社会の到来
↓
社会保障給付に要する費用の増大
↓ ← 90年代の経済低成長基調
　　　国の財政状況の悪化
　　　社会保障に対する需要の多様化
社会保障構造改革の必要性
↑
新たな経済社会システム構築の必要性
（行政，財政，社会保障，経済，金融システム，教育の6つの分野）

2　かかりつけ歯科医を取り巻く医療環境を整理しよう

かかりつけ歯科医を取り巻く医療環境は多岐にわたっているばかりでなく，それら一つひとつの要因を解決するには大変困難な状況にあり，かつそれらの諸要因は複雑に絡みあっている．これらの医療環境の要因と考えられる，地域保健医療，医療保険制度，教育研修，歯科医業経営，歯科医師需給問題について，問題点と解決策を検討してみよう．

1．近未来の医療の予測

医療の発達や医療費についての，近未来における予測が公表されており，医療環境要因を分析する示唆となりうるので，これらの情報を紹介をしておく．

1）2025年までの技術予測

文部科学省科学技術政策研究所，科学技術動向研究センターによる，第7回技術予測（平成13年7月）によると，医療に関係する分野での近未来予測は図4のようである．これによると，ゲノム科学における難病の遺伝子診断・治療，再生医療における臓器再生，脳科学領域における運動麻痺の機能回復等が可能になると予測されている．特に，生活習慣病・がんなどの多因子疾病の遺伝子治療が，十数年後には確立すると考えられているが，それまでの十数年間は生活習慣病予防に関しては，関係者による保健行動においてなされなければならない．

第1章　歯科保健医療を取り巻く環境

2）2025年までの歯科医療費に関する将来予測

　歯科（かかりつけ歯科医）を取り巻く医療環境に対応するためには，近未来の社会環境特に医療に関わる要因について，予測しておくことが必要である．表4は，東京医科歯科大学歯科同窓会において作成した将来予測である．日本歯科医師会調査第一部会の予測によると，「推定患者数」は減少するのに，「推定歯科医師数」「推定歯科診療所数」は増加するという状況が想像される．また歯科医療費の対国民医療費の割合は2000年の8.7%から2025年は5.4%に落ち込むことが予測されており，歯科医業経営が一段と厳しくなることが予測される．

3）2015年の医療のグランドデザイン

　日本医師会が2000年にまとめた「2015年の医療のグランドデザイン」によると，現行制度に基づいた2015年の需要として以下の予測をしている．これによると，2015年における職種別常勤従事者数では，病院・無床診療所・有床診療所の歯科医師数に増減はないものの，歯科診療所の歯科医師数は7,000人増加するとみている．さらに単価の伸び率を2.5%と設定した場合，2015年の医療保険制度については36兆1,290億円，高齢者医療

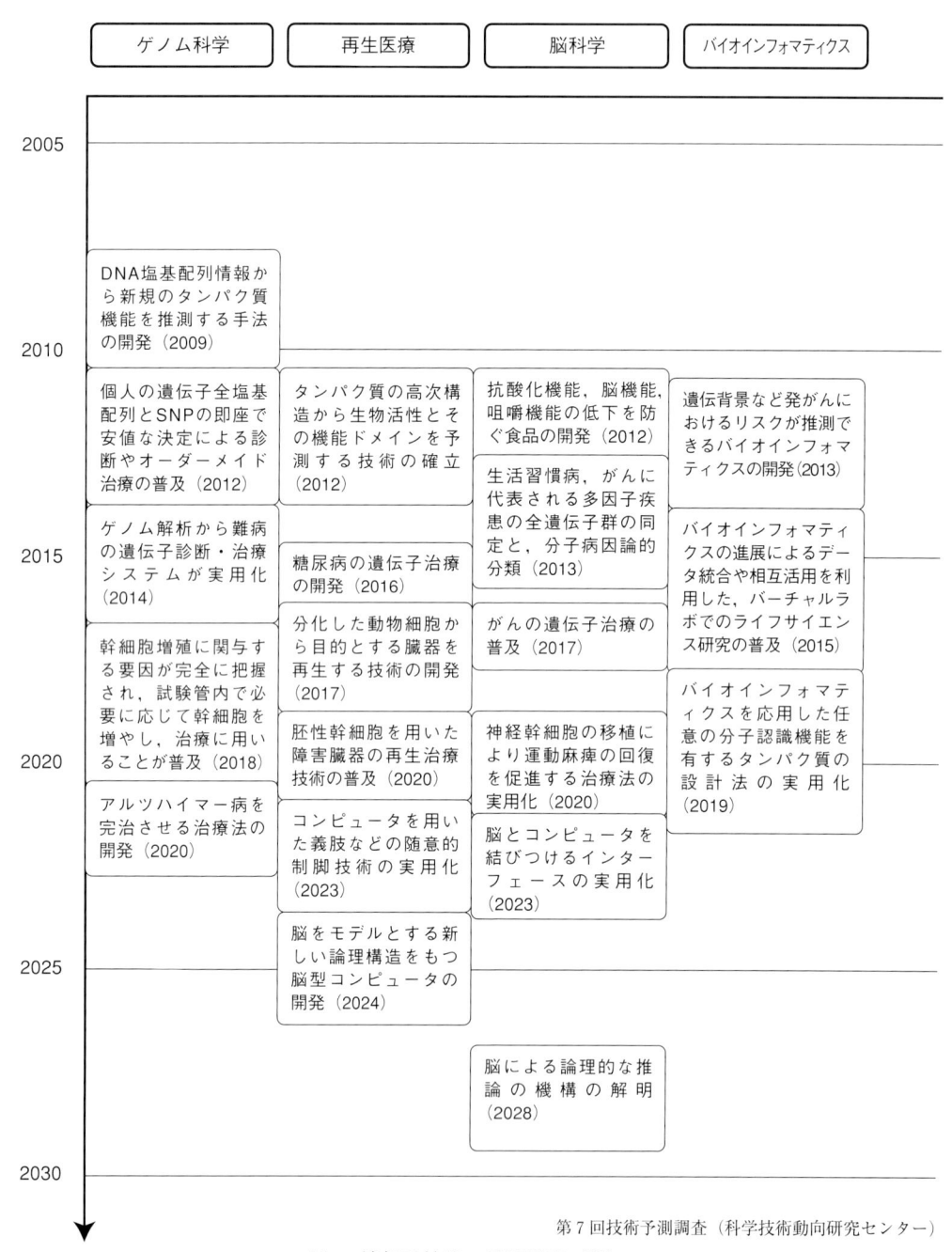

図4　情報系技術の重要課題（例）

第7回技術予測調査（科学技術動向研究センター）

表4 2025年までの歯科需給予測

	2000年	2005年	2010年	2015年	2020年	2025年	
推定患者数	406,024千人	410,981千人	410,713千人	405,675千人	398,323千人	387,409千人	日本歯科医師会調査第一部会「歯科医業経営の将来予測」(平成12年3月)を改変
うちう蝕症	92,573	91,237	89,124	86,814	83,249	79,806	
歯髄炎等	78,362	78,086	76,392	74,644	72,096	69,733	
歯根膜炎等	81,610	82,196	82,142	80,729	79,266	77,094	
歯周疾患等	41,008	41,098	41,071	40,567	40,230	39,128	
歯の補綴	81,610	86,716	89,535	90,871	92,012	91,041	
推定歯科医師数	92,382	10,1397	110,068	117,631	124,363	130,533	日本歯科医師会調査第一部会「歯科医業経営の将来予測」(平成12年3月)診療所数一部改変
対人口10万	72.8	79.4	86.2	93.0	100.1	107.9	
男性歯科医師	75,777	80,087	83,135	84,791	85,687	85,940	
女性歯科医師	16,606	21,310	26,933	32,841	38,676	44,592	
うち70歳以上	8,285	8,832	9,469	10,472	15,210	21,098	
推定歯科診療所数	63,500	69,381	74,717	79,083	82,309	84,550	
1歯科診療所							
年間患者数	6,394人	5,924人	5,497人	5,130人	4,839人	4,582人	−1812人
1日患者数	25.4人	23.5人	21.8人	20.4人	19.2人	18.2人	年252日稼動
年保険収入	4,016万円	4,108万円	4,256万円	4,502万円	4,823万円	5,157万円	+1,141万円
年自費収入	441万円	447万円	442万円	468万円	486万円	520万円	+79万円
1回診療費	6,280円	6,935円	7,742円	8,776円	9,967円	11,255円	患者一人当たり
予測されるできごと		12歳児DMFT 2以下となる	日本人口の減少がはじまる	70歳の現在歯数20本を超える	歯科医師の過剰が深刻化してくる	歯科医師の多忙度0.7, 収入減?	

(注) 1. 平成12年度は予算に基づく推計値である.
2. 平成17年度以降の推計値は, 平成12年10月に公表された「社会保障の給付と負担の見通し」に用いられた医療費等であり, 以下の前提をもとに推計したものである.
　① 将来の人口…国立社会保障・人口問題研究所「日本の将来推計人口(平成9年1月推計)」の中位推計
　② 医療費の伸び…制度別1人当たり医療費の伸びの平成2〜11年度の平均. ただし, 加入員の年齢構成の変化による増減分(高齢化分)と平成9年制度改正による一時的な伸びの減少分を除いたもの(制度平均で3%程度).
　③ 制度別年齢階級別一人当たり医療費…平成10年度実績医療費に基づいた推計値
　④ 国民所得の伸び率… 2010年まで年率2.5%, 2011年以降年率2.0%
　このため, 医療費の伸び率には,「日本の将来推計人口(平成9年1月推計)」に基づく人口増減や高齢化の影響が反映されている.

制度については19兆9,485億円, 合計56兆775億円が国民医療費・介護費となるとしている.

―2015年の医療のグッドデザイン―

	1996年	2015年	増減
入院患者数	148	190	42
外来患者数／日	603	738	135
要支援・要介護者	460		
老健施設入所者数	11	34	23
特養ホーム入所者数	23	49	26
療養型病床群入院数	31		

(単位:万人)

ここがポイント

2025年の医業予測 (2000年と比べて)

年間保険収入は28%増加, 年自費収入は18%増加であるが, 推定患者数が5%減少し, 歯科医師数が41%増加するので, 1診療所の年間患者数は28%減少する.

2. 医療保険制度

医療保険制度は歯科診療の根幹であり, 医療保険制度との関わりの中でかかりつけ歯科医機能を推進しなければならない. 医療保険制度に関しては現在,「国民皆保険制度の維持」「技術評価の改善」「予防給付の導入」「高齢者医療制度の創設」が議論されており, これらはかかりつけ歯科医機能のうちの第一線機能に関わってくる部分である.

1) 医療保険の現状

厚生労働省「医療制度改革試案(概要), 平成13年9月25日」によると, 日本の医療供給体制は, 国民皆保険の整備とフリーアクセスにより, 生活水準や公衆衛生の向上・医療関係者等の協力と相俟って, 世界最高の保健システムが完成しているが, 近年の少子高齢化の進展, 医療技術の進歩, 国民の意識の変化等の背景から, 以下のような課題が指摘されているとしている.

(1) 医療供給体制の即効性

わが国の医療提供体制は, 病院については諸外国に比べ人口千人当たりの病床は多いが, 全体としてみれば病

床当たりの医療従事者が少なく，平均在院日数が長い現状にある．また，機能分化が十分進んでいないことから，専門的な治療等について，個々の医療機関における技術の集積が進みにくい現状にある．このため，全体として重点化・効率化を進めることが課題となっている．また，医療機関の地域偏在，公的医療機関等の役割の明確化等の課題も指摘されている．

（2）競争が働きにくい医療提供体制

医療については，患者保護の観点から広告が規制されていることに加え，客観的情報も不足し，患者が医療機関を選択しにくい状況にある．このため，患者の選択を通じた医療機関相互の競争が働きにくくなっている．

（3）国民の安心できる医療の確保

近年，医療安全や小児救急をはじめとした救急時の医療など，安心できる医療の確保への要請が強い．また，診療内容や治療の選択肢に関する情報や，他の医師・歯科医師の意見を求めることなどへの患者のニーズが増大している．

（4）医療提供に共通する情報基盤などの近代化・効率化

医療におけるIT化の推進や病名等の用語・様式の標準化がおくれており，医療サービスに関する比較可能な客観的情報の提供を困難にし，医療の近代化・効率化を結果として妨げているという指摘がある．また，医業経営に関する近代化・効率化が課題となる中で，関連制度の再検討も課題となっている．

2）医療制度改革への試案，提言

（1）医療制度改革試案（厚生労働省）

平成13年9月25日に厚生労働省より，「少子高齢社会に対応した医療制度の構築」と題する医療改革試案が出された．これは平成14年度に行われる予定の，医療保険制度の抜本的改正の骨子案であり，以下のような内容となっている．

①医療保険制度全体の給付見直し（平成14年度実施）

給付率の一元化，高額療養費に関する自己負担限度額の見直し，薬剤一部負担金制度の廃止

②保険料の見直し

総報酬制の導入，政府管掌健康保険の保険料率の引き上げ，国民健康保険制度の財政基盤の強化

③高齢者医療制度の改革

老人医療費の伸び率管理制度の導入，対象年齢の見直し・公費負担の重点化，患者一部負担の見直し，老人医療費拠出金の算定方法の見直し

④診療報酬・薬価基準等の見直し

⑤その他

保険者に対する規制緩和，パート労働者や派遣労働者に対する社会保険の適用，徴収の一元化とレセプト診査の改革

（2）日本歯科医師会の見解

日本歯科医師会社会保険委員会（河村忠利委員長）は，平成14年9月27日に，「平成14年度診療報酬改定を含む現行の歯科診療点数表の問題点と今後の課題」についての意見書をとりまとめた．これによると，平成14年度改定では「かかりつけ歯科医機能の充実・拡大」「歯及び歯冠補綴物の長期保存，維持を図る」等の点数設定が行われたことは，国民の側に立った歯科医療の将来の構築に寄与すると評価している．また，今後への対応（改善に向けて検討を要する事項）として以下の項目を列挙している．

①医療保険制度関係

・将来予測に立った診療報酬体系の具体的対応の検討
　→「診療報酬体系の抜本的見直しのための特別委員会」の設置

・技術料，診療報酬の適正評価への検討
　→ドクターズフィーとホスピタルフィーの分離明確化と診療報酬上の評価
　→「目に見える技術」，「目に見えない技術」の評価のあり方

・包括可能な診療項目の有無についての検討
　→歯科は出来高払いを堅持していく中での，包括化への準備が必要

・EBM推進への対応
　→検査に対する再評価と新規検査の導入
　→PMTC，PTCに対する評価
　→高齢者，有病者の口腔ケアに対する評価
　→顎関節症への対応など

・混合診療，特定療養費制度に対する検討

・予防への対応
　→健康増進法を注視しながら疾病保険と予防の整合性を検討
　→歯周疾患節目検診があるがさらにきめ細かな健診を検討

・公的医療保険制度と公的介護保険制度の役割分担と連携への検討

・医・歯の格差是正
　→「医療経済実態調査」の調査結果が診療報酬に反映されているかの検証
　→シェアの大幅な低下等様々な要因について多角的に改善策を検討
　→ターゲットラインの設定（医・歯の所得水準相対比率）

②歯科診療報酬項目関係

初診料の一本化，メインテナンスの運用面での見直し，病診連携，訪問診療，歯周組織検査の見直し，有

病者・高齢者等の安全管理体制下での歯科治療への対応，リハビリテーション，「補綴物維持管理」の見直し，義歯製作の一部包括化に関わる問題点．

(3) 日本医師会の考える医療保険制度改革

日本医師会は，「2015年医療のグランドデザイン」の中で，生存率の目標を50％，自立率の目標を93.4％としたとき，これからの医療の成果目標として，医療の質とその評価では予防医療の重要性をあげている．

また，その対策として一次予防への積極的な関与，検査・治療手段の迅速な選択，より新しく患者に優しい治療手段の開発，医療における情報の規格化を具体的項目としている．その中で，医療保険制度を一般医療保険制度と高齢者医療制度に分けて新たな制度として構築することを提唱し，従来の公的保険の枠組みとしての互助・自助・公助とは別の自立の枠組みとして，自立投資財源（ファンド）を導入する提案をしている．ここでは，「2015年医療のグランドデザイン」で論じられている4つの改革と高齢者医療制度を紹介しておく（図5）．

① 4つの改革

・診療報酬体系改革

物と技術を分離し，技術評価を重視する．そのため一般系統の診療報酬体系を，技術報酬系・薬材料報酬系・在院報酬系に明確に区分し，それぞれのコスト構造に応じた診療報酬体系を構築し，出来高払いを原則とする．高齢者医療制度との関係では，慢性期における支払方式に包括化を導入する．

・薬剤制度改革

薬価差の解消とこれに伴う関連技術評価の確立，薬価算定に関する公正な組織の設置による薬価設定の透明化，同効薬間の価格差是正による公平性の担保，画期的新薬等の適正な評価のための薬剤経済学的評価体系の導入などの薬価制度，安全性と迅速性を高めるための審査制度，副作用モニタリングの監視制度の確立．

・医療提供体制改革

人員基準や構造基準などの基準による医療機関のコントロールをやめる，地域特性地域的偏在を考慮に入れた法体系の見直し，中期的な需要分析に基づく医療計画の見直し，医師による自主的かつ積極的診療情報開示等．

・生涯保健事業の推進

各種保健事業の体系化を図り，「生涯保健事業」として位置づけ，生涯を通じた健康情報の一元化をシステムとして確立するため，健康評価技法の確立・疾病予防施設の拡充への財政的支援・健康増進の理念の普及に努める．

② 高齢者医療制度

厚生労働省の前例主義や縦割り行政による医療制度の弊害を打破するためには，原動力を持つ政策を重点的に推進することにより，全体の改革の実現を図るという考え方（ポリシーダイナミックス）によるべきであり，その政策の核となるのが「高齢者医療制度の創設」である．これは後期高齢者を対象とし，医療と介護をドッキングした保証的色彩を強めた独立した保険制度である．したがって財源は公費中心となる．この制度の概要は以下のようである．

・75歳以上のすべての後期高齢者を被保険者とする独立した保険制度
・財源として公費を重点的に投入する
・独自の診療報酬支払い方式を設定する
・保険者を都道府県とする

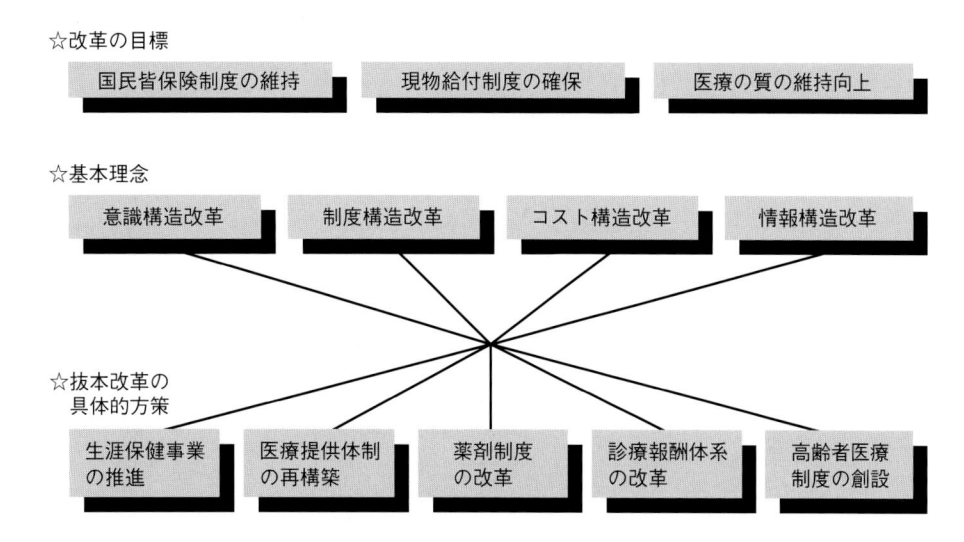

図5　日本医師会：医療構造改革構想

・段階的実施の提案

> **ここがポイント**
>
> ……… 医療制度改革の基本的方向 ………
>
> 医療を取り巻く環境の変化
> （高齢化社会・経済状態悪化・医療技術発展・国民意識の変化等）
>
> ↓
>
> 新たな総合的医療政策の構築
> （利用者本位の高質医療・健康づくりや予防重視・
> 安定性のある医療保険制度）

3．教育・研修

1）卒前教育

これまでの医学（歯学）教育に対しては，カリキュラムの詰め込み，基礎科目と臨床科目の連携不備，見学中心の臨床実習，教職員の資質の評価・向上等の不備が指摘されている．あわせて，高齢化社会における疾病構造の変化，患者の多様なニーズに対応するためには，医学教育を変革せざるをえなくなってきた．カリキュラムとして以下のことが必要と考えられている．

① 教育目標として，卒業までに習得すべき基本的知識の整理，課題解決型学習の推進，臨床医としての態度の習得，卒後研修を円滑に開始できる基本的臨床能力の獲得教育

② 内容として，コア・カリキュラム（卒業までに到達すべき目標）の確立，臨床実習におけるコアの確立，コア以外としてリサーチマインドを持った者を養成するための選択的発展的プログラムの提供，基礎と臨床の枠を超えた教育プログラムの提供，安全管理・倫理・情報管理教育の質的量的充実，臨床実習以前からの早期体験実習，教養課程におけるリベラルアーツ教育の一層の充実

③ 教育方法として，最新の教育理論に基づく学習法，問題解決型の学習形態の導入，社会福祉施設など学外施設における実践的教育，自学・自習に配慮した学生主体の教育，評価方法の設定と厳格な評価の実施

2）臨床研修

現行での歯科医師臨床研修は1年間が必須とされている．研修方式は単独研修方式と複合研修方式があり，歯科診療所においても複合研修方式の従たる施設として指定している．これら臨床研修施設は，平成14年4月1日現在488ある．平成18年度からは，臨床研修が2年間と義務づけられるが，研修を実施する施設の確保，費用負担などの問題に直面している．

3）生涯研修

医療関係者審議会歯科医師臨床生涯研修部会意見書によると，生涯研修の目的は以下のようである「生涯研修の目的は，近年の歯科医学の進歩，歯科材料の革新等に伴って，歯科医療技術がますます高度化，専門化が進んでいる上に，高齢化に伴う国民のニーズが多様化していることから，これからの歯科医療が患者と十分なコミュニケーションを取り，診療計画を立て，予後の予測を確実に行い，単なる疾病治癒を目指すのではなく，歯を含めた口腔の諸機能を維持・回復していくという総合性が要求される．こうした状況を踏まえて，歯および口腔の健全な機能が，精神活動も含めた全身的な健康を支えているという認識を養いつつ，歯科という領域を深く掘り下げていくことが歯科医師の生涯研修の目指すところである」．また，東京医科歯科大学歯科同窓会総合企画委員会の提言によると，今後の生涯研修は以下のようにあるべきとしている．

・医療者中心の医療（DOS）から患者中心の医療（POS）への改革が必要
・これからの歯科医療は全身との関係を捉えながら，かつ歯科特性（審美性，不可逆性）を考慮すべき
・卒前教育，卒直後教育，生涯研修を一連の中で行うべき
・地域医療に重点をおいた研修が必要

> **ここがポイント**
>
> ……… 歯学教育改革の必要性 ………
>
> 歯科医学は一般医学（全身医学）の一部であり，かつ歯科特性があるから，卒前教育に関しては，教育目標・内容・方法の改革が必要であり，さらに卒前・卒直後・生涯研修の一貫性も必要である．また本来歯学教育は6年間の医学教育の後に，更に2年間の歯学専門教育を行う，医歯学一元論が望ましいあり方である．

4．歯科医業経営

1）歯科医業経営実態調査（No.1266 日歯広報より）

第16回「歯科医業実態調査」（日本歯科医師会が昭和46年より隔年で実施）が平成13年6月1日実施された．この調査（集計結果）の概要は以下のようであった．

（1）医療経済実態調査（中医協が実施）速報値との比較

個人診療所の集計値はほぼ同等となったが，法人診療所については大きくかけ離れた結果となっている．すなわち，医業収支差額についての本調査のほうが厳しい数値となっている．

（2）前回の歯科医業経営実態調査との比較

前回平成12年10月の調査と今回の調査を比較すると，

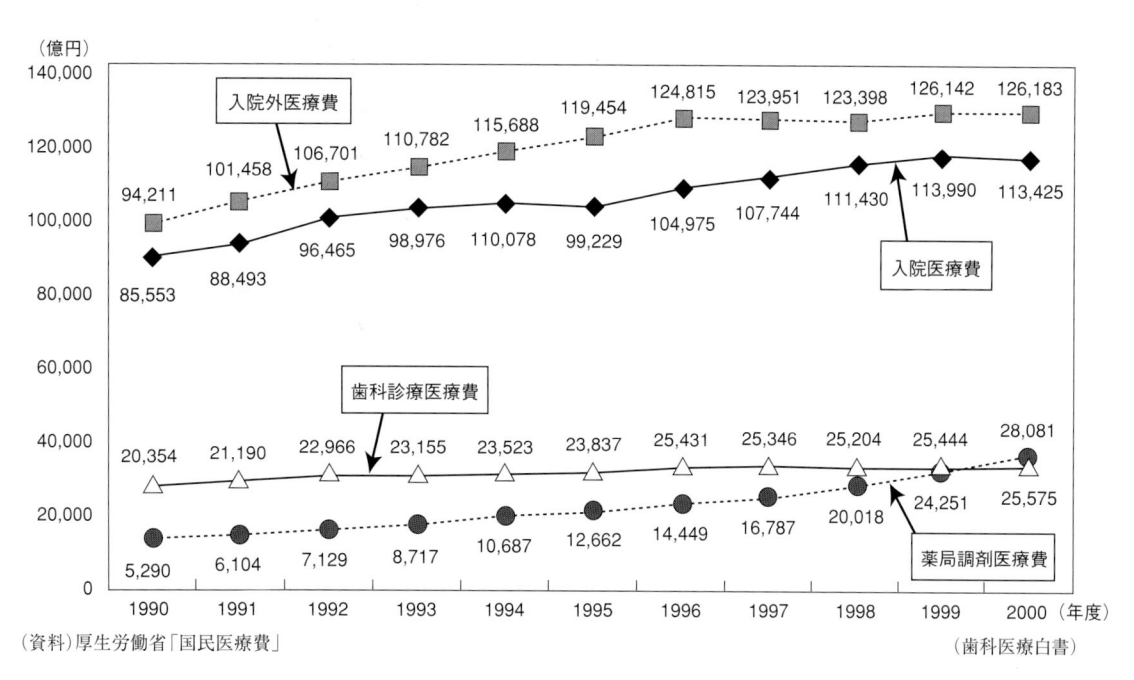

図6 診療種類別国民医療費 参29)

表5 医療保険等歯科診療医療費の状況
—平成14年4月〜6月診療分—

	平成14年4月分	対前年同月比	平成14年5月分	対前年同月比	平成14年6月分	対前年同月比
総医療費	2,223億円	+3.8%	2,181億円	+0.5%	2,229億円	−3.0%
総件数	1,416万件	+4.4%	1,435万件	+2.4%	1,484万件	+1.4%
医療機関数	65,156機関	+1.1%	65,331機関	+1.1%	65,331機関	+1.0%
1件当たり医療費	15,700円	−0.6%	15,200円	−1.8%	15,000円	−4.4%
1医療機関当たり医療費	3,411,800円	+2.7%	3,338,400円	−0.6%	3,411,900円	−4.0%

(資料は「医療機関メディアス」)

歯科医療費は10月より6月が5%ほど大きな値となっている．また，長期の医業収支差額については少しずつ減少傾向にある．

（3）個人診療所の従業員数等

従業員数は前回より増加しているが，来院患者数は多くなっていない（日数補正した場合）．

（4）収支等について

今回調査した医業収入は376万円余，医業費用は250万円余，収支差額は125万円余となっている．

2）診療種類別国民医療費

90年代の国民医療費を診療種類別に示した図6で明らかなように，一般診療費は入院・入院外とも10年間で30%の増加であるのに対して，歯科医療費は横ばいである．さらに2000年度においては，薬局調剤医療費より下回ってしまった．

3）医療保険歯科医療費の状況

平成14年度（4〜6月）における歯科医療費の状況は表5のようである．前年比でもマイナスに移行していることが伺える．1医療機関当たりの医療費は約34万前後〜35万円，1件当たりの医療費は15,000円程度であった．

4）歯科医業経営の将来予測その2—歯科需要の構造分析（新聞クイントより）

日本歯科医師会が日本総合研究所に委託研究した，平成13年分の報告書によると，歯科医業構造の長期分析は以下のようであった．

（1）歯科疾患の動向

・15歳未満のう蝕の減少，高齢者層の現在歯数の増

加が顕著（8020運動の効果）
- 近年ではう蝕症に代わり歯肉炎，歯周炎の増加が顕著（平成11年調査では40～60歳の9割に歯肉所見あり）
- 歯科診療所を受診している国民は4割
- 疾患予備軍を含めた潜在患者数は4,000万人超の予測

（2）歯科需要の動向
- 昭和35～55年にかけて歯科診療所患者数，歯科医療費とも増加
- 昭和50年代後半以降：医療費抑制策により歯科需要は減少（昭和59，平成9年の本人負担率引き上げでは受療率が20％減少）

（3）歯科需要（保険部分）の構造分析
- 昭和59，平成9年の改定で2～3％の歯科需要（歯科診療費）水準を引き下げた
- 平成4年（前装冠導入），平成8年（歯周疾患評価導入）で歯科需要が影響を受けた

（4）歯科需要（自費部分）の構造分析
- 近年の自費診療水準低下の原因は，所得水準の低下および前装冠の保険導入

（5）老人保健法改正による高齢者歯科需要への影響
- 高齢者人口の増加による歯科診療費の増加が，自己負担額引き上げによる受診抑制を上回る

（6）家計消費支出からみた本人負担率引き上げの影響把握
- 平成9年制度改正（消費税引き上げ等）は家計の歯科診療費支出を20％程度抑制
- 本人負担率の3割引き上げ：家計の歯科診療費支出を更に最大で20％抑制

また，需要向上に向けた施策（歯科需要の将来予測を補うための基本的考え方）として以下の事項を列挙している．

（1）歯科医療の質の向上
EBMによる医療の標準化，治療計画・内容・効果に関する説明責任，納得できる費用体系，アウトカムに対する評価，患者の代弁者となりうるスタッフの養成，患者の視点に立った医療経営

（2）制度面からの方策案
定期健診の制度化，治療中心から継続管理へのシフト，患者一部負担の軽減

（3）潜在需要の掘り起こし
受診意欲向上のためのPR，病診・診診連携の強化，訪問診療の推進，産業歯科の充実

さらに今後の課題として以下の項目について提言を行っている．

（1）歯科需要の構造分析に関して
歯科診療費と患者数の関係：歯科診療費＝歯科需要費と患者数の関係の解明
診療報酬による需要への影響：診療報酬改定による診療行為，診療費の変化についての分析の必要性
集団的個別指導等の影響：医療機関における平均点数引き下げの要因である

（2）歯科医療のグランドデザインの必要性

ここがポイント

歯科受診の問題点

医科との比較においてどの年代でも全体医療費の2％を超えていない
高齢者（65歳以上）の歯科受診率は右肩下がりである
来院患者の減少（特に高齢者，本人の窓口負担金の増加等による）

5．歯科医師需給問題

1）需給問題の現状

歯科関係業種の実態をみると，歯科医師数は平成12年末で90,857人，人口10万人当たり71.6人である．就業歯科衛生士数は平成12年末で67,376人で，そのうち病院・診療所に勤務するものは64,032人（95％）で多少増加傾向にあり，就業歯科技工士数は平成12年末で37,244人で若干増加傾向にある．このような現状において，歯科医業経営と歯科医師需給問題が相関関係にあることは事実であり，開業歯科医師のほとんどがこのことに関して先行きに不安を抱えている．

歯科医師需給問題に対しては，日本歯科医師会の「歯科医師需給検討臨時委員会」で検討が加えられており，以下のような報告書が提出されている．

2）歯科医師需給問題検討特別委員会最終報告書（平成15年2月4日）

（1）歯科医師供給削減対策
私立歯科大学・歯学部の入学者10％以上のさらなる削減
歯学部の再編・統合
卒後臨床研修2年の必須化
教育改革および歯科医師国家試験の改善
保険医定年制（辞退制）導入の検討
歯科医療資源（歯科診療所）の地域偏在の是正

（2）歯科医療需要拡大対策
かかりつけ歯科医機能の拡充
郡市区歯科医師会による需要拡大
歯科健康診査・指導事業の確立
歯科臨床検査の拡充

歯科医師・歯科衛生士業務の拡充
予防歯科給付制度の創設
（3）総合需給対策
国民向け歯科保健医療の普及啓発活動の充実
歯科医師の国際的役割
歯科医療のIT化
先端歯科医療の研究開発

ここがポイント

.... 歯科医師需給問題への対策 ....

制度改正（歯科医師養成等）
業務拡大（新技術，IT化・医療情報等）
需要拡大（予防の推進，地域保健の推進等）

6．まとめ

　近未来において医学領域は急速に発展するだろうという予測から，現状では疾病予防を重視することが極めて重要な事柄であると考えられる．一方，歯科医療費は近未来においてかなり落ち込むため，歯科医業経営は厳しいものになると予測される．歯科保健・歯科医療を取り巻くいくつかの環境要因（図7）について，それぞれの立場からの改革が検討されている．医療保険については，厚生労働省と日本医師会の考え方に多少の差が見られるものの，利用者本位であって，健康づくりを基調とし，安定性のある医療保険制度の構築を目指している点は同じである．

　また，高齢者医療保険を新たに創設すべきという考え方は妥当性があるように思われる．さらに医療保険に，「疾病管理プログラム」を導入するなどの考え方もあるが，予防給付が医療保険になじむかどうかの徹底した議論が先行されるべきである．卒前教育におけるコアカリキュラムや新たな教育方法の導入，卒後研修における一貫性のある生涯研修や，歯科保健プログラムの検討は，歯学教育においては大変有効であると考えられるが，歯科医学は一般医学（全身医学）の一部であることを考慮すると，医歯学教育は一元的になされるべきものであろう．かかりつけ歯科医を取り巻く大きな要因の一つは歯科医業経営である．日本総合研究所の調査研究によれば，歯科疾患は増加するものの受診率が減少するので，歯科医業経営は一段と厳しくなると予測されている．

　この問題は需給問題とも密接に関わっている．歯科医師養成の段階からの需給バランスの改善等の方策も重要であるが，これらの方法は時間のかかることである．歯科保健と歯科医療に関わる当面の施策，すなわち予防歯科医療や地域歯科保健の分野における需要の拡大を図ることが，即効性のある方策と考える．いずれにせよ，歯科医学・歯科医療が歯科医学を目指す学生にとって魅力のある領域であるよう努力することは，歯科関係者だけでなく国民の義務でもあろう．

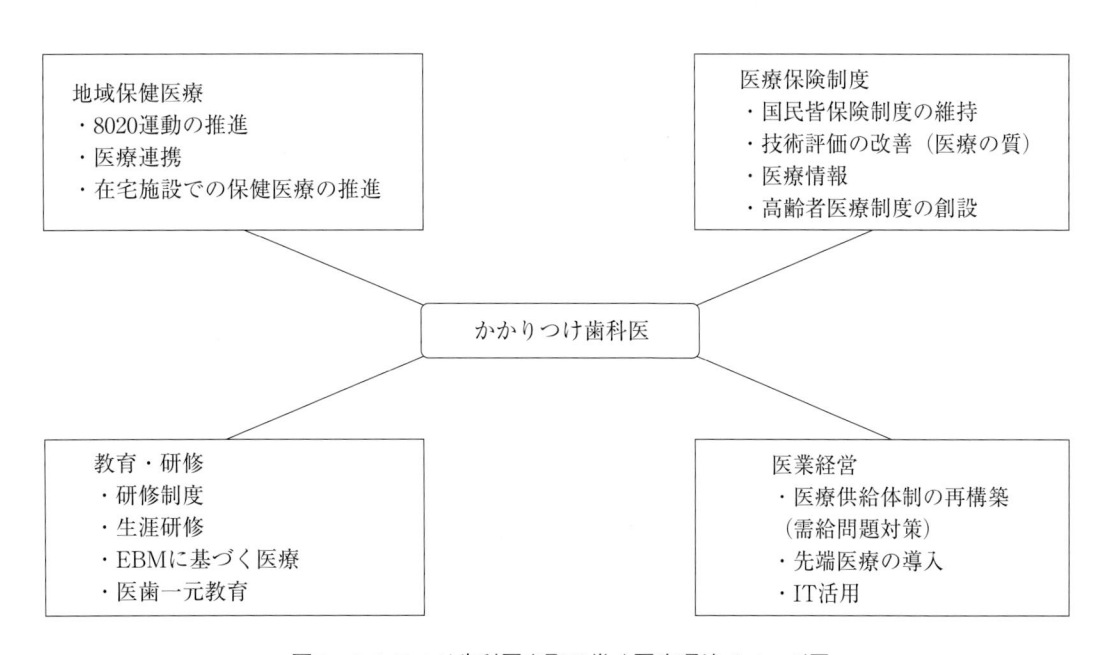

図7　かかりつけ歯科医を取り巻く医療環境イメージ図

3 地域保健・地域医療とはなにか

　地域保健医療を理解するためには，それらに関連する用語を整理しておかなくてはならない．地域保健・地域医療あるいは公衆衛生に関して，現在まで多くの研究がなされ，また検証が行われてきたが，ここではこれだけは必要であると思われる事項について整理した．

1．医の倫理と公衆衛生
1）医師の任務とは
　医師法第1条によると，「医師は医療及び保健指導を掌ることによって公衆衛生の向上および増進に寄与し，もって国民の健康な生活を確保するものとする」とある．すなわち，医の倫理には予防・福祉などの社会的側面が含まれ，医師には公衆衛生の向上および増進に寄与する任務がある．

2）公衆衛生
（1）公衆衛生とは何か
　「公衆衛生とは，疾病を予防し，生命を延長し，身体的・精神的な健康と能率の増進を図る科学であり技術であって，地域社会の組織的な努力によって環境衛生，伝染病予防，個人衛生における各人の衛生教育，疾病の早期診断と予防的治療のための診察と看護事業の組織化，および人々の健康保持に必要な生活水準を保障する社会機構の確立を図るものであり，これらの諸活動の組織化によって，すべての人々が生来の権利とする健康と長寿の実現を可能にするものである」（Winslow,C.E.A 1957）

（2）公衆衛生活動の範囲
・地域社会での活動：食物・水の管理，媒介動物の監視，環境汚染防止，廃棄物処理等
・疾病発生防止：寄生虫病，伝染病，食中毒，精神障害，**歯科疾患**，母子管理等
・保健医療福祉活動：保健福祉施設，人的資源の適正配分の促進，スクリーニング等
・生態・動態統計，衛生統計資料収集等
・保健医療福祉制度の立案・評価・管理運営等
・学術的・技術的・行政的な研究活動

（3）公衆衛生から地域保健への転換
　公衆衛生という概念から地域保健という概念に転換したきっかけは，1994年の地域保健法の制定である．公衆衛生は官僚統制の時代の用語であり，地域保健は地方の時代を迎えた用語である．疾病構造は感染症から生活習慣病へと変化し，健康管理から健康教育へと考え方が変容する中で，健診・スクリーニング一辺倒から保健指導へと移行している．したがって専門家の関わりとしては，専門家・行政からの支持から，専門家の支援，住民参加へという形態になり，健康を守るということから，健康を作るという健康観の概念に変わってきた．

3）健康
（1）健康とは何か
　「健康は身体的にも社会的にも完全に良好な状態（well-being）をいい，単に病気がないとか虚弱でないということではない」（WHO憲章）

（2）健康観の変化（年代により健康観は変化する）
少年期――生理的健康状態（病気でないことなど）
青年期――心理的健康状態（心身の安定など）
成人期――社会的健康状態（仕事，家庭など）
老年期――生理的・心理的健康状態

（3）健康障害発生要因の種類は
　健康障害（健康でなくなること）は宿主の要因と環境の要因が考えられる．宿主要因としては，遺伝子的要因（遺伝子異常など），身体的要因（免疫など），精神的要因（性格など）があり，環境要因としては，生物学的要因（ウィルス，寄生虫など），物質的要因（騒音，大気汚染など），科学的要因（重金属，発がん物質など），社会的要因（生活水準，戦争など）がある．

（4）健康教育とは
　「知識の提供およびセルフフェスティームやセルフエンパワーメントを向上させるための学習の組合わせである」（Nutbeam,D. J.Catford）
　「個人，グループ，コミュニティーにおいて，健康のためになる自発的な行動を準備し，実現し，強化するために計画されたあらゆる学習経験の組み合わせである」（Green,L.W.）（保健医療におけるコミュニケーション行動科学より）

（5）サンドバール宣言（1991年）の特徴
　健康のために好ましい生活習慣を定着させるためには，自然環境，社会環境の整備が重要であることと，健康づくりにおける女性の役割を重視し，地域での活動の推進者として期待していることが，この宣言の特徴である．

4）ヘルスプロモーション
（1）ヘルスプロモーション（Health Promotion）とは
　「ヘルスプロモーションとは，人々が自らの健康をコントロールし，改善することができるようにするプロセスである」（1986年，WHOオタワ憲章）

（2）ヘルスプロモーションを活性化させるための3つのプロセス（要素）とは
唱道（Advocate）：健康の価値や意義をあらゆる場で唱えること
能力の付与（Enable）：人びとが健康を獲得する能力

（知識や技術）を付与すること
調停（Mediate）：各分野で協力が可能なように調停すること

（3）ヘルスプロモーションの5つの戦略（方法）（オタワ憲章より）とは
・健康的な公共政策づくり
・健康を支援する環境づくり
・地域活動の強化
・個人技術の開発
・ヘルスサービスの方向転換

5）ヘルスケア
（1）プライマリヘルスケア（Primary Health Care, PHC）とは

Kaprio, L.A. により1975年に提唱され，1978年にアルマ・アタ宣言として承認された．保健医療政策に関する概念のことで，地域に住む個人や家族にあまねく受け入れられる基本的ヘルスケアのことで，Kaprioの4原則とも呼ばれている．

・ニード指向性のある保健活動（住民のニーズに対応する）
・住民の保健活動への主体的参加（住民のヘルス・ケア活動への参加）
・有効資源の最大限の利用
・協調性・統合のある保健活動（地域の諸システムと統合され総合開発に寄与する）

（2）用語の整理
①プライマリケアと包括保健医療の違い
　プライマリケア：保健・医療・福祉を総合した概念
　包括保健医療：診断・治療に健康増進・疾病予防・リハビリテーションを包含した概念
②プライマリヘルスケアとプライマリメディカルケアの違い
　プライマリヘルスケア：疾病予防・健康増進
　プライマリメディカルケア：患者と医師が関わる一次医療
③プライマリヘルスケアとヘルスプロモーションの違い
　プライマリヘルスケア：疾病の早期発見と予防に重点をおく概念
　ヘルスプロモーション：予防をさらに進めて健康増進させる考え方

6）キュアからケアへ
医療におけるサービスは治療行為から予防行為へと移行する傾向にある．この考え方によれば，う蝕疾患に関する医療の流れも，予防プログラムを取り入れていかなければならない．特に健康教育，ヘルスプロモーションをいかに推進するかが課題となる（図8）．

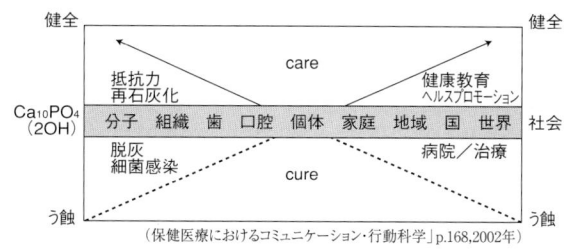

図8　う蝕に対する歯科医学・医療の方向 参15）

ここがポイント

・・・・・・・・健康とは・・・・・・・・

健康とは，「健康寿命の延伸と主観的健康感の向上」である．また「アルマ・アタ宣言」は発展途上国における健康づくりの戦略であったが，「オタワ憲章」は先進工業諸国の健康づくりの基本を示したものである．

2．保健行動

1）認知科学と保健行動

人間の行動についての科学的研究は，行動主義心理学（1913年，Watson, J.B.）の提唱と動物行動学（Lorenz, K.）から始まり，その後心理学，教育学，精神医学などの学際領域の学問として発展してきた．さらに最近のコンピュータの発達や情報理論の発展により，かつては主観的要因であるとして排除されていた思考・記憶などの心的機能を，客観的に扱うことが可能となり，知的機能を解明するために認知心理学，認知科学が誕生した．

認知とは「生体が生まれつき又は経験的に得た情報をもとにして，外界から来る新たな情報に対して生体内で新たな情報として組立て，その情報を用いて適切な行動等を行うための行為である」といわれている．したがって認知は，行動と深く関係してくるものである．この行動は，遺伝的な個体発生・行動発生の側面と，環境刺激などからもたらされる学習的な側面がある．このような生活行動の中で，健康の増進や維持に関わるものを，健康行動とか保健行動という（「保健医療におけるコミュニケーション・行動科学」より）．

2）保健行動の分類

吉川政夫が「健康づくりと生活習慣の予防」（現代のエスプリ別冊，2000年）で述べているところによると，保健行動は人間の健康，生死にかかわるすべての行動であるから，健康段階によって次の5つに分類できるとしている．

・健康増進行動：病気を引き起こす要因等を積極的に改善しようとする
・予防的保健行動：病気の予防・早期発見をしようとする

・病気回避行動：健康状態が悪化していることに気づき病気を回避しようとする
・病気対処行動：自覚症状のある段階において病気をなおそうとする
・ターミナル対処行動：寿命の終末を感じ死に対して対応しようとする

3）口腔保健行動とは

口腔清掃行動・摂食行動・歯科受診受療行動を，口腔保健行動と呼び，生涯における口腔保健行動は，以下の経過を辿るといわれている．小児期では家庭環境に左右されやすく，学童期では学校歯科保健の影響をうけやすい．成人期になると多様に変化する社会環境から，気づいたり，学習したりすることによる経験から，それまで獲得してきた行動規範に修正が加えられたり，新たに追加されたりして保健行動が変化する．

図9は成人の口腔保健行動の概念を示したものである．またこれら口腔保健行動は特に個人の生活の質（QOL）に関わってくるものであり，周囲の要件によって（例えば健診をきっかけとして受療行動がおこる，費用がかさむので受療をやめた等）影響されてくるものである．図10はWHOの第2回目の口腔保健に関する国際調査ICSⅡ（1997年報告，調査期間1988～1991年，対象は5カ国7地域）の際の理論モデルである．

4）保健行動のモデル

健康教育に広く利用されている行動科学の理論には以下のようなものがある．

（1）KAB（P）モデル

知識（Knowledge）を持つことにより，態度（Attitude）が形成され，行動習慣（Behavior）へつながる．簡単な保健行動の確立には有利な手段である．

（2）保健信念モデル（Health Belief Model）

ある病気について，「それは怖いものである」と認識づけることにより，あるいは「その病気はこうすることにより回避できる」などの働きかけを行うモデル．

（3）ステージモデル

行動変容を1つの過程として考え，それを5つの段階に分類することにより健康教育を行うのに，その対象者がどの段階にいるのかを見きわめる方法．

> **ここがポイント**
>
> 健康教育政策のモデル
> （プリシード・プロシードモデル）
>
> 健康教育政策のモデルとして，Green,L.W., Kreuter,M.W.により提唱された，ヘルスプロモーションを展開する過程をモデル化したもので，診断と評価からなる．
> イ．Precede（診断）の過程
> 　社会診断（ニーズの把握）➡ 疫学診断 ➡ 行動・環境診断
> 　　➡ 教育・組織診断 ➡ 運営・政策診断
> ロ．Procede（評価）の過程
> 　実施 ➡ 経過評価 ➡ 影響評価 ➡ 結果評価

3．地域保健医療計画と保健医療情報

1）地域保健医療計画とは

・都道府県が定める医療供給体制に関する計画
・5年ごとに見直す
・必要的記載事項（ハード面）：医療圏の設定と必要病床数に関すること
・任意的記載事項（ソフト面）：保健医療福祉の在り方に関すること
・plan-do-see spiralの過程をとること
・地域のニーズの把握をとること

2）医療圏とは

医療法第30条第2項第1号および医療法施行規則第30条の29に規定された，地理的条件，日常生活の需要充足状況，交通事情を考慮した医療サービスを行う区域のことで，以下の3つの医療圏に分けられる．

（1）一次医療圏

日常発生頻度の高い疾患に対して外来診療を提供する

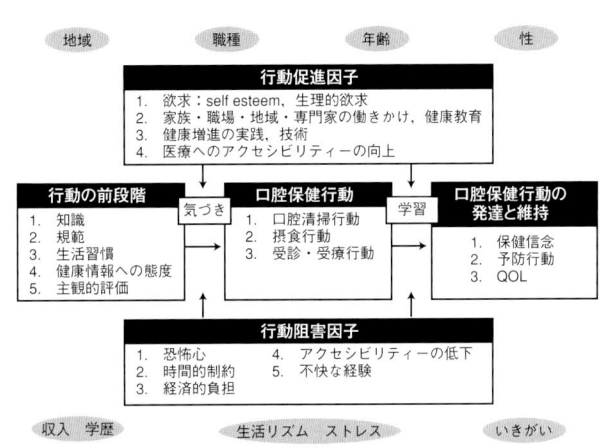

（深井穫博：わが国の成人集団における口腔保健の認知度および歯科医療の受容度に関する統計的解析，口腔衛生会誌，48；122，1998）

図9　成人の口腔保健行動の概念枠組み 参15)

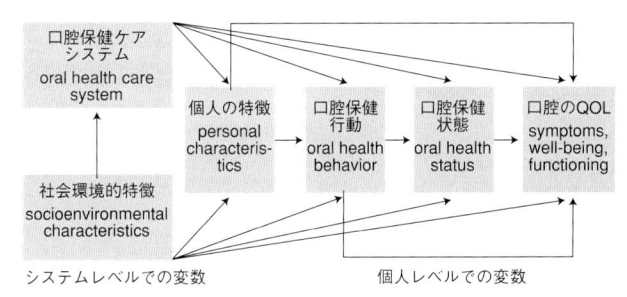

(World health organization：Comparing oral health care systems, A second international collaborative study, 8-10, WHO／ORH／ICSⅡ, Geneve, 1997.)

図10　ICSⅡの理論モデル 参15)

範囲で，原則として市町村を範囲とし，診療所・市町村保健センター・コミュニティセンターが中核となる．

（2）二次医療圏

特殊な医療を除いて入院治療が可能な範囲で，複数の市町村を合わせた範囲になり，保健所が中核となる．平成6年現在全国で342ある．

（3）三次医療圏

特殊な医療需要にも対応する範囲で，原則として都道府県が単位となり，先端的医療・発生頻度が低い疾患・専門的対応が必要な救急医療等を行う．

3）保健医療情報システム

（1）医療情報システム

保健医療情報システムの開発研究のため，（財）医療情報システム開発センター（1974年設立）が以下の事業を実施している．

①地域保健医療情報システム

地域の保健医療機関と行政機関等を結んで地域住民にあらゆる保健医療情報を提供するシステム

②病院情報システム

病院内でのあらゆる情報を蓄積・整理・統合し必要に応じてそれらの情報を提供するシステム

③医療情報サービスシステム

医療に関する最新の情報をデータベース化して必要に応じて医療関係者に提供するサービスシステム

（2）保健医療情報へのアクセス

保健医療情報を得るために，関係する機関へインターネットによってアクセスすることができる．以下に，使用頻度が高いと思われる機関のホームページを列挙した（図11）．

ここがポイント

・・・・・ 地域における医師・歯科医師の役割の変化 ・・・・・

地域社会における医師・歯科医師の役割も以下のように変化している．

・住民からの欲求（デマンド）に応じる→住民の必要性（ニーズ）に応える
・医療機関の中で対応→地域社会に出向いて活動

厚生労働省
　http://www.mhlw.go.jp/
文部科学省
　http://www.mext.go.jp/
国立社会保障・人口問題研究所
　http://www.ipss.go.jp/
国立感染症研究所
　http://www.nih.go.jp:80/niid/index.html
国立保健医療科学院
　http://www.niph.go.jp/
独立行政法人　国立健康・栄養研究所
　http://www.nih.go.jp:80/eiken/index.html
国立医薬品食品衛生研究所
　http://www.nihs.go.jp/index-j.html
国立がんセンター
　http://www.ncc.go.jp/jp/
国立循環器病センター
　http://www.ncvc.go.jp/
国立身体障害者リハビリテーションセンター
　http://www.rehab.go.jp/
国立情報学研究所
　http://www.nii.ac.jp/index-j.html
科学技術政策研究所
　http://www.nistep.go.jp/index-j.html
学協会情報発信サービス
　http://wwwsoc.nii.ac.jp/
健康ネット　健康・体力づくり事業財団
　http://www.health-net.or.jp/
日本公衆衛生協会
　http://www.jpha.or.jp/
日本障害者リハビリテーション協会
　http://www.jsrd.or.jp/
障害者情報ネットワーク　ノーマネット（日本障害者リハビリテーション協会情報センター）
　http://www.normanet.ne.jp/
医療研修推進財団
　http://www.pmet.or.jp/

長寿社会開発センター（シニアライフ情報館）
　http://www.nenrin.or.jp/
医療経済研究機構
　http://www.ihep.jp/
日本心臓財団
　http://www.jhf.or.jp/
糖尿病ネットワーク
　http://www.dm-net.co.jp/
日本循環器管理研究協議会
　http://www.lifepassport.or.jp/jacd/
日本医師会
　http://www.med.or.jp/
日本歯科医師会
　http://www.jda.or.jp/
東京都歯科医師会
　http://www.tokyo-da.org/
口腔保健協会
　http://www.kokuhoken.or.jp/
東京都立荏原病院
　http://www.ebara-hp.ota.tokyo.jp/

World Health Organization
　http://www.who.int/en/
National Institutes of Health
　http://www.nih.gov/
National Cancer Institute
　http://www.nci.nih.gov/
National Center for Biotechnology Information
　http://www.ncbi.nih.gov/
National Library of Medicine
　http://www.nlm.nih.gov/
PubMed
　http://www.ncbi.nlm.nih.gov/entrez/query.fcgi

図11

4．保健所・保健福祉センターの機能

地域保健法の制定によって保健福祉サービスが地域に委譲されたことを受けて，保健所や保健福祉センターは地域における保健福祉の拠点として，その重要性がますます増加してきている．ここではこれらの機能について確認しておく．

1）地域保健法成立までの歴史的経緯

昭和12年に保健所法が制定・施行されたが，当初の保健所業務は，体力管理・母子衛生・結核予防・優性・栄養改善・勤労衛生が主であった．昭和13年の保健所数は49であり，昭和20年には770となった．昭和20年に，保健医療対策の緊急性の指示，設置主体を都道府県・政令市に移管することが，保健所機能の拡充強化に関する件通達（GHQ）によってなされた．昭和30年に保健所法が全面改正され，歯科衛生・環境衛生業務が追加された．昭和50年には東京都特別区が保健所設置の主体となり，市町村保健センターは昭和53年に設置された．これにより地域特性の活動が強化され，市町村が実施主体事業であることの促進が規定された．

平成元年には「地域保健将来構想報告書」が出され，市町村保健センターに「保健・福祉総合サービス機能」を持たせることとなった．平成7年に地域保健法（地域保健対策強化のための関係法律の整備に関する法律）が制定され，翌年には公衆衛生審議会意見書が厚生大臣に提出され，保健サービスの権限を市町村に委譲する等の地方分権が答申された．なお，平成9年現在，保健所数（二次医療圏または老人保健福祉圏ごとに設置）は706カ所，市町村保健センター数は1,183市町村に1,408カ所（全市町村数3,236の43.5％）である．

2）地域保健法による保健所の業務とは

- 地域保健に関する思想の普及および向上
- 人口動態統計その他地域保健にかかわる統計
- 栄養の改善および食品衛生
- 住宅，水道，下水道，廃棄物の処理，清掃その他の環境衛生
- 医事および薬事
- 保健師
- 公共医療事業の向上および増進
- 母性および乳幼児ならびに老人の保健
- 歯科保健
- 精神保健
- 治療方法が確立していない疾病，その他の特殊な疾病により長期に療養を必要とする者の保健
- エイズ，結核，性病，伝染病その他の疾病の予防
- 衛生上の試験および検査
- その他の地域住民の保健の保持増進

3）都道府県における歯科保健業務

（1）地域歯科保健体制の整備

企画・調整・計画の策定，歯科専門職の確保，調査・研究，情報の収集・提供

事業所，学校との連携

（2）人材の育成・活用

歯科専門職に対する教育研修，食生活改善推進委員等ボランティアの育成・支援

歯科衛生士養成への協力

（3）保健所における歯科保健業務

専門的かつ技術的な業務の推進，連携・調整，調査・研究等の推進

情報の収集・提供，企画調整機能の強化，市町村に対する技術的な指導・支援

保健所を設置する市（特別区）の保健所における歯科保健業務

4）市町村における歯科保健業務

（1）企画・実施体制の調整

歯科保健に関する計画の策定，情報収集・提供，歯科衛生士の確保

医療・福祉関係機関等の連携・協力体制の整備，事業所・学校との連携

市町村保健センターの口腔保健室の整備

（2）歯科保健事業

母子に関すること，成人に関すること（8020運動等）

老人に関すること（在宅寝たきり老人を含む）

地域の特性に応じた歯科保健事業等

（3）地域組織育成

（4）啓発事業

（5）人材の育成・活用

ここがポイント

地域保健法の背景

1）背景
 人口の高齢化，出生率の低下
 疾病構造の変化
 ニーズの多様化
 生活環境問題への住民意識の高まり
2）課題
 サービス対象者の増加
 多様なニーズに対応したきめ細かなサービスの提供
 生活者主体のサービスの提供
3）方向性
 市町村の役割の重視
 保健所機能の強化
 保健・医療・福祉の連携
 マンパワーの確保・充実
4）目標
 ゆとり，安心，多様性のある国民生活→生活先進国の実現
5）地域保健法により，「歯科衛生業務」も「歯科保健業務」に改められた

5．事業評価法

近年事業実施にあたり，その計画立案から事業の終了後も含めてその成果を評価することの必要性が問われている．従来，事業はやりっぱなしで終わっていたものであるが，経費の有効な使い方が議論されるに伴い，事業評価も必須となってきたと思われる．

1）評価

（1）評価とその必要性

WHOによれば「評価」とは，ある活動の特徴とその効果の系統的な調査および査定であり，その活動の改善や効果に関心がある人々が利用できる情報を作り出すことを目的としている．施策の実行段階でその達成度を把握し，次の行動の改善につなげていくためには事業評価が必要である．評価の方法には以下のものが定義・基準化されている．

（2）評価基準

WHOによれば，保健プログラム評価は，実効性（目的の達成）・効率性（経費の使用量）・適切性（有効な手段がとられたか）・妥当性（目標設定は妥当であったか）を基準としている．

またDonabedianは，保健医療評価サービスの側面として，医療サービスが提供される環境特性に関する評価としての構造的側面（設備，職員数，保健医療従事者の組織など），保健事業の実施にあたって実際に何がなされたかというプロセスからの側面（診断，保健医療サービスの探索など），保健医療サービスにおける患者や地域住民の健康状態への効果からの側面である成果の3つの側面から評価することを提唱している．

（3）ヘルスプロモーションの評価のあり方

・あるヘルスプロモーション活動に直接携わろうとする者はその立案と評価のすべての段階に参加すべきである
・ヘルスプロモーション活動の評価には十分な資源が配分されるべきである
・ヘルスプロモーション活動は結果だけでなくそのプロセスに関しても評価されるべきである
・RCT（Randomized Control Trial）をヘルスプロモーション活動の評価に用いるのは，多くの場合不適切で誤解を招きやすく不必要に経費がかかる
・ヘルスプロモーション活動の評価における専門的技術をさらに開発・普及する必要がある（WHOワーキンググループ）

（4）保健プログラム評価の基準（WHOのヘルシー・シティ・プログラム）

・Input：プロジェクトに準備された予算，設備などの手段
・Process：プロジェクトにおける事業の多様性
・Output：提供されたサービスや便益
・Outcomes：「地域集団における知識の普及」の効果など
・Impacts：健康状態に対する効果など

2）「老人保健事業評価マニュアル第4次計画」（厚生労働省老人保健課）

ここでは，厚生労働省が提案している保健事業評価法（平成8年3月策定の保健事業評価マニュアルの見直し版）を確認し，WHOヘルシー・シティ・プログラムの保健プログラム評価基準を用いて歯科医師会が行う事業評価の一例を考えてみる．

（1）評価とは

実施した事業について，事業の目的や目標の達成度を測定すること

効果（質的評価）と効率性（量的評価）を評価すべきであること

（2）評価の手順

①事業計画の策定

計画立案（プラニング）：事業に関わるすべての人が納得できる共通の目標にする
↓
計画策定（プログラミング）：必要性・緊急度・効率性等を総合的に検討し優先順位をつける
↓
実施計画（プロジェクト）：多くの人に参加してもらい役割分担を行う
↓
評価（アセスメント）：対象設定の適格性，選定した方法の適切さ等を総合的に評価

②評価の視点

・疫学的評価：特定の疾患の罹患率や死亡率の増減に影響を与えたか
・技術的評価：採用した測定法の精度，安全性等
・経済的評価：事業経費と事業利益の差
・システム評価：事業の実施体制（対象方法の妥当性，人員配置，予算額）の適切さ
・総合評価：上記を総合して利益が不利益を上回っているかどうか

③情報と資料の収集・点検：文献収集，管内のマップ作成，衛生統計などの収集

④データの処理と考察：指標の設定とパソコンによるデータベースの構築と考察

⑤記録の保存方法：データベース化と個人のプライバシーの保護

（3）保健事業の経過推移（プロセス）を評価するための数値指標

共通的事項，健康手帳の交付，健康教育，健康相談，

健康診査，機能訓練，訪問指導，口腔保健について「評価項目と評価の目安」（全部で81項目）を列挙している．

（4）チェックリスト（「評価項目」と「評価の目安」の例）

50．健康度評価をしていますか．
　1．健康度評価を理解して実施している
　2．健康度評価は不十分である
　3．健康度評価の実施について予定している
　4．健康度評価を実施する計画はない

74．痴呆性老人に対する訪問指導の実施について，保健所との十分な連携を図っていますか．
　　　　はい　／　いいえ

（5）口腔保健の「評価項目」と「評価の目安」

口腔保健に関しては以下のチェックリスト（評価項目と評価目安）があげられている．

76．歯周疾患検診及び口腔衛生指導を実施できる体制が整備されていますか．
　　　　はい　／　いいえ

77．体制の整備のために地元歯科医師会及び歯科衛生士会，保健所などの協力は得られていますか（関係機関との連携）．
　1．定期的に会合をもち，体制整備に協力を得ている
　2．必要に応じて会合をもち，体制整備に協力を得ている
　3．会合をもつことはあるが，特に体制整備の協力は得ていない
　4．特に連携は図っていない

78．具体的な事業目標が設けられていますか（目標）．
　1．市町村として全体で明確な数値目標が設定されている（例：8020）
　2．一部の集団に対して数値目標が設定されている（例：歯周疾患など）
　3．目標は特に設けていない
　4．事業を行っていない

79．事業の成果を評価していますか（評価）．
　1．定期的に行っている
　2．時々行っている
　3．特に行っていない
　4．事業を行っていない

80．健康教育及び健康相談，訪問指導などの保健事業に口腔保健を取り入れていますか（他の保健事業への導入）．
　1．保健事業の全般にわたり取り入れている
　2．保健事業の一部に口腔保健を取り入れている
　3．歯周疾患検診のみ実施している
　4．口腔保健事業は実施されていない

81．要介護者等の口腔保健について，介護支援専門員等と歯科医師，歯科衛生士との連携を図っていますか（介護支援専門員等と歯科医師等との連携）．

　1．定期的な会合をもち，連携を図っている
　2．定期的な会合はないが，両者に情報提供を行っている
　3．口腔ケアに関する一般的な普及啓発を行っている
　4．特に何もしていない

3）事業評価の一例

「3歳児歯科健康診査の実施率を向上させる」ことを目標とした，5年計画の保健活動プログラムが組まれたとする．この場合以下のような評価が得られた．

（1）プロジェクト遂行のための予算は印刷費などを◎◎円支出した．手段としては3歳児歯科健康診査の必要性について書かれたパンフレットを作成し，関係方面に配布した．

（2）パンフレットの作成に関しては，歯科医師会単独でなく，保健センターの歯科衛生士，地域の医師会（特に小児科医）の意見を加味しながら作成したので，3歳児歯科健康診査の重要性について，多方面に理解をしてもらうことができた．

（3）3歳児歯科健康診査を受診した母親に対して，作成されたパンフレットの効果をアンケート調査した所，「パンフレットを見て受診する気持ちになった」「3歳児の口腔機能やう蝕予防の必要性が十分理解できた」などの効果が得られた．

（4）3歳児歯科健診の受診率は，5年前の60％から85％に上昇し大きな効果があった．

ここがポイント

―――――― 都道府県における評価システム導入の状況 ――――――

日本歯科医師会が都道府県歯科医師会に対して行った，「各種歯科保健事業で実施されている住民に対する健康教育・保健指導について，再評価システムが導入されている分野」についてのアンケート調査（平成14年度）によると，以下のようであった．

　秋田県：行政が母子・成人保健の再評価を1回のみ実施
　山形県：3施設3企業の健診後，1年経過実績と再評価を実施
　福島県：平成12年度に市町村歯科保健評価マニュアルを作成
　茨城県：母子保健事業で実施
　千葉県：時々行っている
　長崎県：県は全市町村の歯科保健事業の評価活動を保健所別に評価，県歯は同じ評価基準で市郡歯科医師会別に評価を実施

6．まとめ

歯科医師が予防・福祉に関わることは医の倫理の一つであり，歯科医師が公衆衛生活動を行うことは医師法でも定められている．また，う蝕・歯周病予防は公衆衛生活動である．これらの公衆衛生活動の概念は，時代の趨勢・社会環境の変化によって，公衆衛生から地域保健へと大きく様変わりしている．

健康の増進や維持に関わる歯科保健行動は，多くの研

究者によって科学的な方法論が紹介されまた実践されており，地域における保健活動は，地域保健医療計画に基づいて，プリシード・プロシードモデルなどの手法をとり入れながら行っていくことは当然である．と同時に，日本歯科医師会が都道府県歯科医師会に対して行ったアンケート調査からもわかるように，歯科保健の推進にあたっては，地域における保健所，保健センターの果たすべき役割も大変重要である．さらに地域における歯科保健活動では，歯科医師会やかかりつけ歯科医がその役割の一端を担う必要があり，実施すべき事業については評価を行っていくことが求められている．

4 厚生行政を知ろう

地域保健・地域医療を実践するには，厚生行政を理解しておく必要がある．厚生労働省は地域保健・地域医療に対してどのような考え方を持っているのか，またどのような施策が実施されているのかを知ることは，かかりつけ歯科医として重要なことである．さらに，地域における行政の役割や，歯科保健医療についての関係法規を整理しておくと便利であるので，ここではそれらについてまとめた．

1．わが国の歯科保健行政

昭和22年に保健所法に歯科保健に関する事項が定められてから，わが国の歯科保健行政が始まった．これが歯科保健の根拠の始まりである．厚生労働省内における歯科に関する部署は，昭和23年に厚生省医務局に歯科衛生課が設置されたのが始まりで，これが現在の医政局歯科保健課である．歯科に関する厚生労働省の主管は，健康日本21（健康局），母子保健（雇用均等・児童家庭局），老人歯科保健（老健局），産業歯科衛生（労働基準局）などまちまちである．なお2003年の厚生労働省の組織は図12のようになっている．

ここがポイント

・・・・・・・・歯科保健課の職務・・・・・・・・
歯科保健医療の普及および向上，歯科医師法，歯科衛生士法および歯科技工士法の施行など

厚生労働省
├─大臣官房──人事課，総務課，会計課，地方課，国際課，厚生科学課
│　└統計情報部──企画課，人口動態・保健統計課，社会統計課，雇用統計課，賃金福祉統計課
├─医　政　局──総務課，指導課，医事課，**歯科保健課**，看護課，経済課，研究開発振興課
├─健　康　局──総務課，疾病対策課，結核感染症課，生活衛生課，水道課
│　└国立病院部──企画課，医療指導課，職員厚生課
├─医薬食品局──総務課，審査管理課，安全対策課，監視指導・麻薬対策課，血液対策課
│　└食品安全部──企画情報課，基準審査課，監視安全課
├─労働基準局──総務課，監督課，賃金時間課，労働保険徴収課
│　├安全衛生部──計画課，安全課，労働衛生課，化学物質調査課
│　├労災補償部──労災管理課，補償課，労災保険業務室
│　└勤労者生活部──企画課，勤労者生活課
├─職業安定局──総務課，雇用政策課ほか
│　└高齢・障害者雇用対策部──企画課，高齢者雇用対策課，障害者雇用対策課
├─職業能力開発局──総務課ほか
├─雇用均等・児童家庭局──総務課，雇用均等政策課，職業家庭両立課，短時間・在宅労働課，
│　　　　　　　　　　　　家庭福祉課，育成環境課，保育課，母子保健課
├─社会・援護局──総務課，保護課，地域福祉課，福祉基盤課，援護企画課，援護課，業務課
│　└障害保健福祉部──企画課，障害福祉課，精神保健福祉課
├─老　健　局──総務課，介護保険課，計画課，振興課，老人保健課
├─保　険　局──総務課，保険課，国民健康保険課，医療課，調査課
├─年　金　局──総務課，年金課，企業年金国民年金基金課，資金管理課，運用指導課，数理課
├─政策統括官──参事官，政策評価官
├─社会保険庁──総務部，運営部
└─中央労働委員会──事務局

図12　厚生労働省の組織のあらまし（2003年8月現在）

2．厚生労働省歯科保健医療対策事業（平成12年度）

　国の歯科保健行政の現状を知るためには，厚生労働省の歯科保健医療対策事業を確認しておけば良い．ここでは，平成12年度歯科保健医療対策事業を表6に示す（平成12年4月3日，健政発第466号，厚生省健康政策局長）．このうち，8020運動推進特別事業は平成12年度から始まったメニュー事業である．

　かかりつけ歯科医機能支援事業や，障害者等歯科保健サービス基盤整備事業，在宅歯科保健医療ガイドライン作成事業は，高齢社会におけるまさに時機を得た施策である．

ここがポイント

……… メニュー事業とは ………

8020運動推進特別事業，介護保険対応等歯科保健医療推進事業，要介護者等歯科治療連携推進事業（平成14年度をもって事業は終了となった），歯科保健推進事業

表6　平成12年度歯科保健医療対策事業

	目　的	実施主体	事業内容
成人歯科保健事業	歯科健康診査及び歯科保健指導を受ける機会に恵まれない地域住民にそれらを行い歯科疾患の予防と歯科衛生思想の普及啓発を図る	市町村	「成人歯科保健事業の実施」に基づく
かかりつけ歯科医機能支援事業	患者の心身の特性を踏まえた治療と歯科疾患の予防や口腔の継続的な管理を行う「かかりつけ歯科医」を普及定着させ，その機能を支援する	市町村　特別区	かかりつけ歯科医機能推進委員会の設置と実施計画の策定・実施
障害者等歯科保健サービス基盤整備事業	障害者対策及び難病の狭間となっている歯科保健対策の充実を図るため障害者（児）及び難病の者に対する歯科検診，歯科保健指導等を実施し歯科疾患の早期発見，予防を図る	都道府県　特別区　政令市	歯科保健医療サービスの推進計画の策定，歯科検診，歯科保健指導等の実施
8020運動推進特別事業	8020運動の積極的な普及啓発及び具体的な施策を普及させる観点から都道府県と都道府県歯科医師会等が協力し，創意工夫をもって地域における8020運動に対する普及啓発を行うとともに歯科保健事業の円滑な推進体制の整備を行う	都道府県	8020運動推進運営委員会を設置し，地域の実状に応じた歯科保健事業を計画的に行う
在宅歯科保健医療ガイドラインの作成事業	要介護者等の口腔内の機能維持等についての問題に適切に対応しかつ，在宅歯科保健医療サービスの充実を図るために歯科医師，歯科衛生士及び関係者が適切に対応出来るようにガイドラインを作成する	都道府県　厚生大臣が認める者	歯科治療口腔衛生指導計画策定　訪問歯科診療(衛生指導)実践訪問先家族と職員との連絡調整の方法，口腔保健と全身的な健康状態の関係と医師等との連携　感染予防の徹底
介護保険等対応歯科保健医療推進事業	歯科検診，歯科治療等の歯科保健医療サービスを受ける機会に恵まれない状況にある要介護者等に歯科保健医療サービスを確保する	都道府県	歯科保健医療従事者研修　要介護者歯科保健医療事業
要介護者等歯科治療連携推進モデル事業	地域において要介護者等に対する高次の歯科治療を円滑に進めていくために病診連携のシステムを開発し，要介護者等の歯科治療に対する後方支援体制の整備を図る	都道府県	病診連携システム策定推進委員会の設置，歯科診療に関する病診連携の調査と分析，病診連携マニュアル策定，患者搬送システムの構築と効率性の検討
歯科衛生士養成所施設整備事業	歯科衛生士養成所の修業年限を延長，教育内容を充実し良質な歯科保健医療を提供できる歯科衛生士を確保する		補助事業
歯科衛生士養成所初年度設備整備事業	歯科衛生士養成所の修業年限を延長，教育内容を充実し良質な歯科保健医療を提供できる歯科衛生士を確保する		補助事業
歯科教育病院設備整備事業	歯科医師の卒後臨床研修終了後，引き続き歯科大学附属病院等で指導歯科医のもと教育を受ける体制を促進，指導体制の強化を図る	国公立付属病院，指定病院	

3．歯科保健医療対策事業における都道府県の実施状況（平成14年度）

(1) 平成14年度厚生労働省歯科保健医療対策事業費

① 8020運動推進特別事業（47都道府県で実施）総額 454,902,000円
（1県平均 8,827,000円）

② 介護保険等対応歯科保健医療推進事業（47都道府県で実施）　総額 63,866,000円
（1県平均 1,358,000円）

③ 要介護者等歯科治療連携推進モデル事業（16道府

表7-1　平成14年度都道府県歯科医師会実施事業一覧

	委員会・協議会	普及・啓発	調査研究	イベント等	う蝕予防	診断・相談・指導	研修会・講習会	歯周疾患対策	要介護高齢者摂食・嚥下	その他
北海道							歯科ドック普及啓発			
青森県	8020委員会	歯科保健普及啓発					在宅歯科衛生士再教育			マウスガード，口臭測定器
岩手県		思春期歯科保健						就労者歯周病予防		
秋田県	保険医療問題検討会	歯科保健知識		歯の健康フェア			歯科保健医療関係者		要介護高齢者	
宮城県					フッ化物応用推進	お口の健康相談	歯科保健推進員，ヘルパー，介護支援専門員			学校歯科保健連携推進
山形県	歯科保健医療推進協議会							成人歯科保健対策		ヘルシーティース2010，出張歯ピカ隊
福島県		歯っぴぃライフ8020写真展		ヘル歯ーライフ8020フェア				歯周病予防		
茨城県	歯科保健推進協議会	歯科保健ホームページ		地域職域推進フォーラム		定期歯科健診定着事業	歯科保健ボランティア養成，保健事業従事歯科衛生士研修			
栃木県	8020運動推進協議会	リーフレット作成						歯周疾患健診推進事業		
群馬県	8020推進会議	8020ホームページ		70歳からのよい歯のコンクール	フッ化物洗口モデル事業		歯周病とリスクファクター調査研究，成人歯科保健			事業所歯科
千葉県	8020運動推進運営協議会		8020データバンク		第一大臼歯保護育成			歯周疾患予防システム		
埼玉県	8020運動推進運営協議会	歯科保健データベース			フッ化物洗口実態		市町村職員研修会	成人歯科保健		
東京都	8020運動推進運営委員会		島しょ地区実態調査		フッ化物応用			禁煙支援		
神奈川県					フッ化物応用					
山梨県					フッ化物応用		8020推進研修会	成人歯科保健モデル事業	介護施設調査	咬合育成モデル事業，マウスガード
長野県							節目健診支援事業			
新潟県										ヘルシースマイル21，市町村計画策定
静岡県	8020健康静岡21推進会議				水道水フッ素化啓発事業		8020推進員育成，歯科保健推進研修会			8020里づくり，8020診療所の育成
愛知県	関係機関調整会議				フッ素洗口，6歳臼歯保護育成					
三重県	地域8020推進協議会，歯科疾患予防対策検討会等	健康だよりの発行	全身状態と口腔衛生の関連度調査				歯科疾患予防対策研修会等			
岐阜県		歯科保健推進マニュアル					8020推進員の育成	成人定期健診推進		
富山県		県民への情報提供，保健関係者への情報提供								歯科疾患予防推進
石川県	歯科保健計画策定，8020推進会議						歯科保健担当者研修会			自己管理チェック表，口臭予防
福井県		地域行政歯科保健普及啓発，8020歯科保健教室					歯科保健指導者研修会			歯科保健・医療の体制整備
滋賀県	障害者歯科医療対策検討会	歯科保健情報システム，8020運動啓発事業		家族でよい歯のコンクール	フッ化物応用		歯科衛生士研修	歯周疾患予防啓発資料		難病患者対策，産業歯科保健推進
和歌山県				県民歯科保健大会						
奈良県		パンフレット等の作成		歯科保健大会，図画ポスターコンクール，いい歯のコンクール	児童むし歯予防推進		歯科健診結果活用研修	歯周疾患事業所担当者研修		

県で実施）　総額 85,501,000 円
④歯科保健推進事業
成人歯科保健事業　　17 道県で実施
かかりつけ歯科医機能支援事業　　5 都府県で実施
障害者等歯科保健サービス基盤整備事業　　12 道府県と 5 政令市・特別区で実施
（2）都道府県歯科医師会実施事業

日本歯科医師会がまとめた，平成 14 年度の都道府県歯科医師会の事業は**表 7-1，2**のようであった．

ここがポイント
厚生労働省からのメニュー事業に関する都道府県からの意見・要望
・県の自由裁量による事業費の活用が必要である
・事業計画を立案する時間的余裕が必要である
・事業の継続性が必要である（特に予算措置として）

4．平成 15 年度歯科関係予算要求の重点（医政局歯科保健課）

1）健康増進事業実施者歯科保健支援モデル事業の創設（新規）（図 13）

健康増進法の制定を踏まえ，歯科における健康づくり，疾病予防の推進を図るため，新たに健康増進事業実施者を対象としたモデル事業を創設する．要旨として，
（1）歯科における予防対策の重点
歯周病予防，歯の喪失予防（8020 の実現）
（2）現状の問題点
・全国の自治体，保険者，事業所で歯科健診は未実施のところが多く，また実施していても歯科健診受診率は極めて低い
・歯科医療機関との有機的連携が極めて不十分である
（3）モデル事業として実施
・歯科疾患予防関連事業（歯科健診事業）について地

表 7-2　平成 14 年度都道府県歯科医師会実施事業一覧

	委員会・協議会	普及・啓発	調査研究	イベント等	う蝕予防	診断・相談・指導	研修会・講習会	歯周疾患対策	要介護高齢者摂食・嚥下	その他
京都府					フッ化物応用研修会			歯周病予防研究会		
大阪府				大阪歯科保健大会		府民歯科総健診事業				
兵庫県									摂食・嚥下障害対策支援事業	8020 運動推進事業
岡山県				8020 達成者表彰			8020 運動推進員養成	歯の喪失予防対策事業		健康岡山 21 推進事業，歯科保健医療情報システム整備
鳥取県				県民の歯と口の健康フェア	乳幼児巡回歯科保健教育事業	歯科健診普及モデル事業			高齢者巡回歯科保健教育事業	
広島県	8020 運動推進運営委員会				フッ化物応用リーフレット		口腔保健ボランティアリーダー研修			かかりつけ歯科医ハンドブック作成
島根県		事業所パンフレット，口腔ケアマニュアル			フッ化物応用シンポジウム				在宅療養者の口腔と ADL の関係調査，気道感染予防講習会	スポーツ外傷予防協議会，口臭実態調査，8020 モニター
山口県		8020 普及啓発作業委員会						歯周疾患調査モデル事業		マウスガード普及研修
徳島県		かかりつけ歯科医機能推進ポスター		8020 フェスティバル			地域歯科保健指導者講習会	県民に対する歯周病啓発講演会		マウスガード啓発ポスター
香川県	8020 推進協議会									8020 の里づくり
愛媛県	歯の健康づくり推進協議会	県民向けパンフレット	県民歯科保健実態調査	8020 推進イベント	フッ素洗口普及事業		歯科保健担当者研修会			口腔衛生コンサルタント養成事業
高知県		歯科保健啓発事業			フッ化物推進事業，保育所の歯の健康づくり					
福岡県						無料歯科検診				
佐賀県		かかりつけ情報活用事業								学校との連携による地域歯科保健事業
長崎県					フッ素洗口剤普及協力薬局基盤整備事業					8020 地域予防管理ネットワーク事業
大分県			歯科衛生士調査					歯周病等対策普及事業		歯科保健評価検討事業
熊本県		歯科保健情報システムの活用								8020 運動推進体制の整備等
宮崎県		8020 運動普及啓発事業	8020 実態調査				8020 運動指導者養成事業			
鹿児島県	歯科保健施策検討会	歯科保健データブック					健康関連グループの歯科保健研修会等			
沖縄県		マスメディアによる広報		講演会，8020 達成者大会	フッ素洗口事業	8020 健診事業				
合　計	18	22	8	13	19	7	19	18	6	23

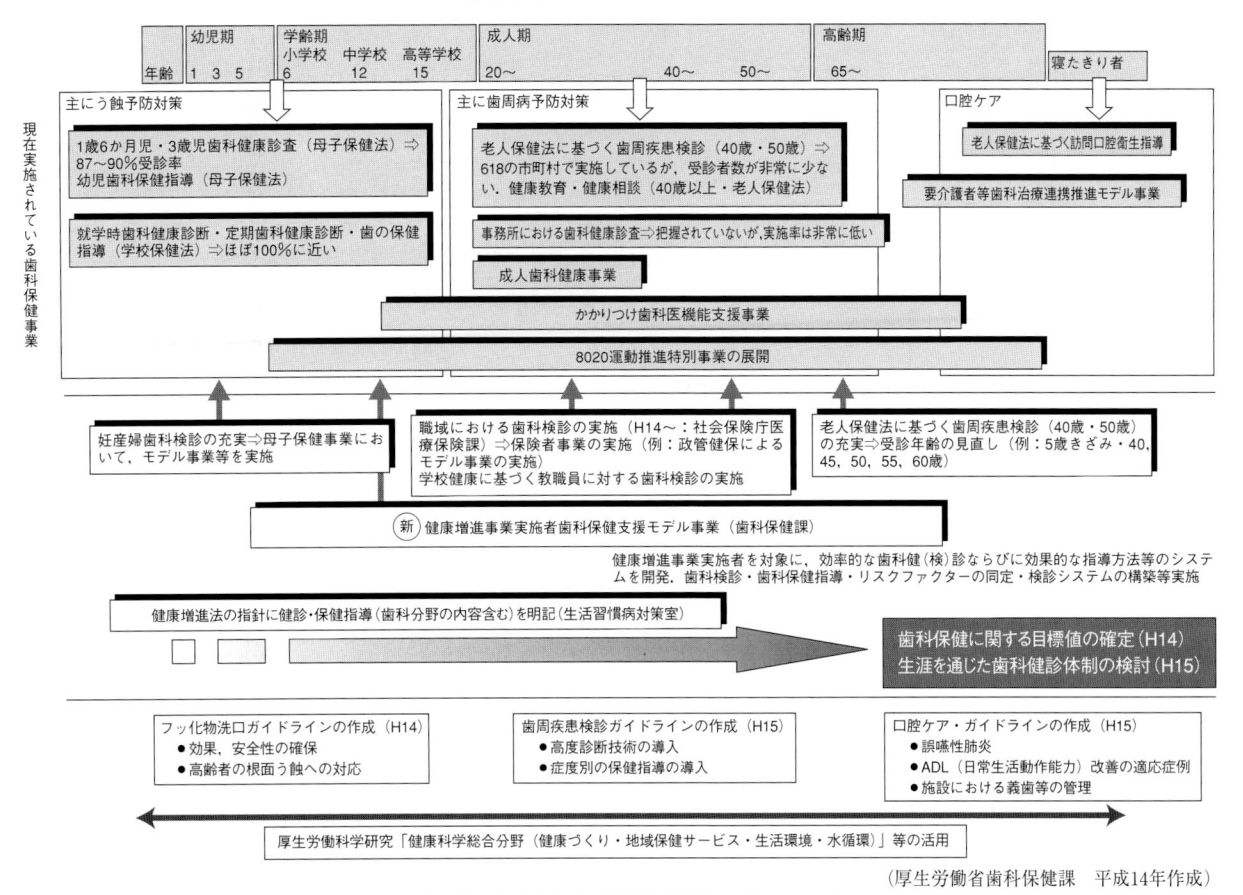

図13　歯科保健対策の基盤整備鳥瞰図（平成14年～）

（厚生労働省歯科保健課　平成14年作成）

域において連携を図るとともに，質的量的に有効な予防対策を図るシステムの構築が優先課題である
・EBMに基づく健診の実施（厚生科学研究の活用）
・歯科医療機関との連携

（4）事業概要

事業概要としては，推進委員会の設置，効果的な歯科健診の在り方調査分析，効率的な歯周疾患の検診方法の構築，効果的な事後評価システムなどの構築を基本とし，補助先は都道府県，市区町村，補助率は1/2となっている．

（5）モデル事業の内容

必須事業として，推進委員会の設置・歯科検診の実態調査・スクリーニング法の検討・検診体制のシステム化，メニュー事業としては特別事業と一般事業がある．

特別事業は，歯科検診（＋唾液の生化学検査等によるリスクファクターの同定），＋重症度別歯科保健指導（個別），＋継続管理があげられており，一般事業では歯科検診，＋重症度別歯科保健指導，＋継続管理となっている．

2）8020運動の推進

平成15年度予算のもう一つの特徴は，8020運動推進特別事業の堅持（補助率10/10）と歯科保健事業の堅持（補助率1/2）である．

3）メディカル・フロンティア戦略

豊かで活力ある長寿社会を創造することを目指して，働き盛りの国民にとっての二大死因であるがんおよび心筋梗塞，要介護状態の大きな原因となる脳卒中，痴呆および骨折について，地域医療との連携を重視しつつ，先端的科学の研究を重点的に進行するとともに，その成果を活用し，予防と治療成績の向上を果たすため，総合的な戦略である「メディカル・フロンティア戦略」を推進する．平成15年度概算要求額は478億円で，ゲノム科学やたんぱく質科学を用いた治療技術・新薬等の研究推進・疾病予防健康づくり対策の推進・質の高いがん医療の全国的な均霑（きんてん）（平等に利益を与えること），心筋梗塞脳卒中の早期治療体制の推進・総合的な痴呆対策の推進と骨折による寝たきり予防対策の充実がその内容である．

4）日本歯科医師会が提案する健康増進モデル事業例

①都道府県歯科医師会から働きかけて特別メニュー事業を行う場合
・都道府県が予算化する→モデル施設として某事業所を選定→職域歯科検診の実施→地域産業保健推進センターと連携→歯科健診・保健指導実施

②郡市区地区歯科医師会から働きかけて一般メニュー事業を実施する場合

- 市町村が予算化→地区歯科医師会に事業委託→モデル地域として市町村の一定地域を選定→歯科健診・保健指導実施
③健康増進法関連事業案
- 乳幼児期のう蝕予防対策（1歳6カ月児を対象に歯科健診・フッ化物歯面塗布・歯科保健指導）
- フッ化物応用によるう蝕予防対策（保育所，幼稚園，小・中学校におけるフッ化物洗口）
- 気道感染予防推進事業（高齢者に対する予防プラン作成と口腔ケアの実施）

> **ここがポイント**
> 健康増進事業実施者歯科保健支援モデル事業のポイント
> - 地域における開業歯科医（かかりつけ歯科医）とヘルス事業の連携
> - 健診による「ふるい分け」と「精密検査」の実施
> - 健診の質的（レベル）・量的（受診率）な有効性を図る

5．老人保健福祉関係予算

1）平成14年度概要

厚生労働省老健局の平成14年度予算案の概要によると，老人保健福祉関係予算は平成13年度予算額1兆7,401億円に対して，平成14年では1兆7,981億円となっている．

このうち介護予防・生活支援事業の着実な推進の一つの新規メニューとして，「食」の自立支援事業がある．

2）「食」の自立支援事業

「食」の自立支援事業の趣旨は以下のようである．「食」は人が生きていくために必要不可欠であるとともに，生活の質（QOL）の向上にとっても重要である．現行のメニューの中の「食」に関するものとしては，「配食サービス」「生き甲斐活動支援通所事業」等がある．これらについて，在宅の高齢者が自立した生活を送るために，十分なアセスメント・その定期的な評価・「食」の観点からの総合的サービス提供へとつなげる，といった一連の取組みが極めて有効である．そこで，これらの既存のサービスを「食」の観点から計画的・有機的につなげて実施するものを，新たに『「食」の自立支援事業』としてメニュー化することとし，これにより，効果的・効率的に在宅の高齢者が健康で自立した生活が送れるよう，食事援助を可能とする．具体的な事業内容としては，
①本人の身体的，精神的，環境的状況に応じ，3カ月から6カ月程度の食関連サービスの継続プログラムを作成する．
②配食サービスからスタートし，プログラムに沿ってサービス内容を調整する．
③「食」に関する地域の情報の提供（会報誌作成などによる）

であり，実施主体は市町村，負担割合は国1/2・都道府県1/4・市町村1/4となっている．

> **ここがポイント**
> 老健局の主要事項（平成14年度）
> 介護保険制度の安定運営の確保，ゴールドプラン21の着実な推進，介護支援専門員に対する支援等によりサービスの質の向上，要介護認定の仕組みの検討，介護報酬見直しに向けた取組み，福祉用具・住宅改修の普及・適切な活用の促進，介護予防・生活支援事業の着実な推進，保健事業の推進

6．都道府県保健医療計画

16ページで触れたように，都道府県においては5年ごとに保健医療計画を策定することになっている．社会環境は急激な変化をするものであるから，5年ごとの見直しは有益である．都道府県における保健医療計画を知ることは，都道府県の考え方や取組み方を理解した上での歯科保健医療の関わりにとって必要不可欠のことである．都道府県における「保健医療計画」とはどのような内容なのであろうか．参考までに大都市圏における保健医療計画として，東京都の「平成14年度保健医療計画改定骨子」をみてみる．

1）東京都保健医療計画（平成15～20年）

計画は，医療供給体制の変革，健康管理体制の変革，サービス選択体制の選択の3つの柱からなり，それぞれが中項目，小項目に分けられて記述されている．これらの内容は，5年前に作成された保健医療計画の成果を評価した上で，今後5年間に必要と思われる事項を検討して立案されたものであるが，ここでは参考までに項目のみ列挙しておく．この計画の検討段階においては，検討委員会の委員として東京都歯科医師会より1名参加しており，歯科の立場から活発な発言を行っている．

3つの柱は，医療供給体制の変革，健康管理体制の変革，サービス選択体制の変革である．この計画のポイントは，東京構想2000，精神科救急の整備，東京都健康推進プラン21，個別健康課題への対応，健康危機管理体制の充実，地域医療の充実の7項目からなっている．

また，東京健康推進プラン21では以下の項目が示されている．

地域保健：保健所の充実，保健所と市町村の連携強化，市町村保健センター整備支援
母子保健：育児など健康支援，SISD対策等
学校保健：児童生徒の健康づくり推進，私立学校など

の保健対策の充実等
成人保健：生活習慣病対策の強化
職域保健：健康，安全などに関する普及啓発の充実
歯科保健：生涯を通じた歯科保健対策の充実（表8）

2）東京都歯科医師会の考える歯科保健

これに対して東京都歯科医師会では，日本歯科医師会の8020達成イメージ図を踏まえて，平成14年度において，ライフステージに沿った一貫性のある歯科保健に関する鳥瞰図を作成し，傘下の地区歯科医師会に送付した．

表8　2 健康管理体制の変革（1）ニーズに応じた健康作りの社会的推進

□東京構想2000　　□衛生局アクションプラン　　□新規事業　　　　施策名：都民の健康な長寿の実現（歯科保健対策）

区分	現行計画（平成10年度改定）	改定要因	改定計画案（平成14年度改定予定）
現状と課題	1　都は，平成5年に「東京都における西暦2000年の歯科保健目標」を設定し，歯科保健医療事業を展開してきた． 2　平成9年の地域保健法の全面施行により，歯科保健対策は，区市町村が主体となって実施されており，都は地域の特性に応じ，支援・調整の役割を果たすことが求められている． 3　障害者や在宅要介護高齢者等は身近な地域で十分な歯科医療を受けることが困難な状況にある．専門的な歯科医療の提供体制についても十分には整備されていない．	【法改正，答申・報告，関連計画，各種調査等】 1　「西暦2000年の歯科保健目標」の到達年である平成12年度に目標の到達度調査を実施．その結果を基に平成12年8月に「西暦2010年の歯科保健目標」を策定した． 2　障害者や在宅要介護高齢者等が身近な地域でかかりつけの歯科医を持つことが出来，また，一般歯科診療所と専門歯科医療機関との連携体制の整備を図るため，「東京都歯科医療連携推進事業」を平成11年度より開始した．	1　「西暦2010年の歯科保健目標」については，「東京都健康推進プラン21」（国の「健康日本21」の地方計画版）の歯科保健分野として盛り込まれる． 本目標の達成のため，区市町村で実施する具体的な施策の展開については「歯科保健対策推進協議会」において引き続き検討していく必要がある． 2　平成16年度までに島しょ地区を除くすべての区市町村において，本事業が導入されるよう引き続き推進していく．
施策の方向	1　生涯を通じた歯科保健対策の充実 2　障害者・高齢者等歯科保健医療体制の整備	【知事発言，都議会，区市町村の要望，都政モニター等】	1　生涯を通じた歯科保健対策の充実 2　障害者・高齢者等歯科保健医療体制の整備
当面の方策	1　生涯を通じた歯科保健対策の充実 ①「西暦2000年の歯科保健目標」の到達度調査 ②「いい歯いきいきキャンペーン」の展開 ③市町村母子歯科保健事業の支援 2　障害者・高齢者等歯科保健医療体制の整備 ①歯科医療連携推進事業	【その他・社会背景等】 1　生涯を通じた歯科保健対策の充実 ①「西暦2000年の歯科保健目標」の到達度調査については，「西暦2010年の歯科保健目標」の設定により終了した．今後は，「西暦2010年の歯科保健目標」の達成を目標とした歯科保健対策を推進していく．	1　生涯を通じた歯科保健対策の充実 （1）「西暦2010年の歯科保健目標」の推進 ①「西暦2010年の歯科保健目標」中間評価の実施 ②普及啓発行事の実施 ③歯科保健普及啓発事業費補助 　東京都歯科医師会の実施する「かかりつけ歯科医機能普及啓発事業」に対し補助を行う． ④8020運動推進特別事業（平成13年度新規事業） ・幼児期・学齢期の歯科保健普及啓発資料作成 ・成人期・高齢期の歯科保健普及啓発資料作成 ・島しょ地区歯科保健普及啓発資料作成 （2）市町村母子歯科保健事業の支援 （3）歯周疾患改善指導事業 2　障害者・高齢者等歯科保健医療体制の整備 （1）歯科医療連携推進事業（再掲） 　かかりつけ歯科医の定着・促進の支援

（平成14年度東京都保健医療計画改定骨子より p.38）

第1章　歯科保健医療を取り巻く環境

図14に示したように歯科保健を，「生涯を通じた歯科健診事業」「生涯を通じた歯科健康教育と食の支援事業」「障害者等に対する歯科保健事業」の3つの分野に整理して，それぞれのライフステージに必要と考えられる事業を列記したものである．

さらに各事業の目的，関与する歯科医師，関連職種，

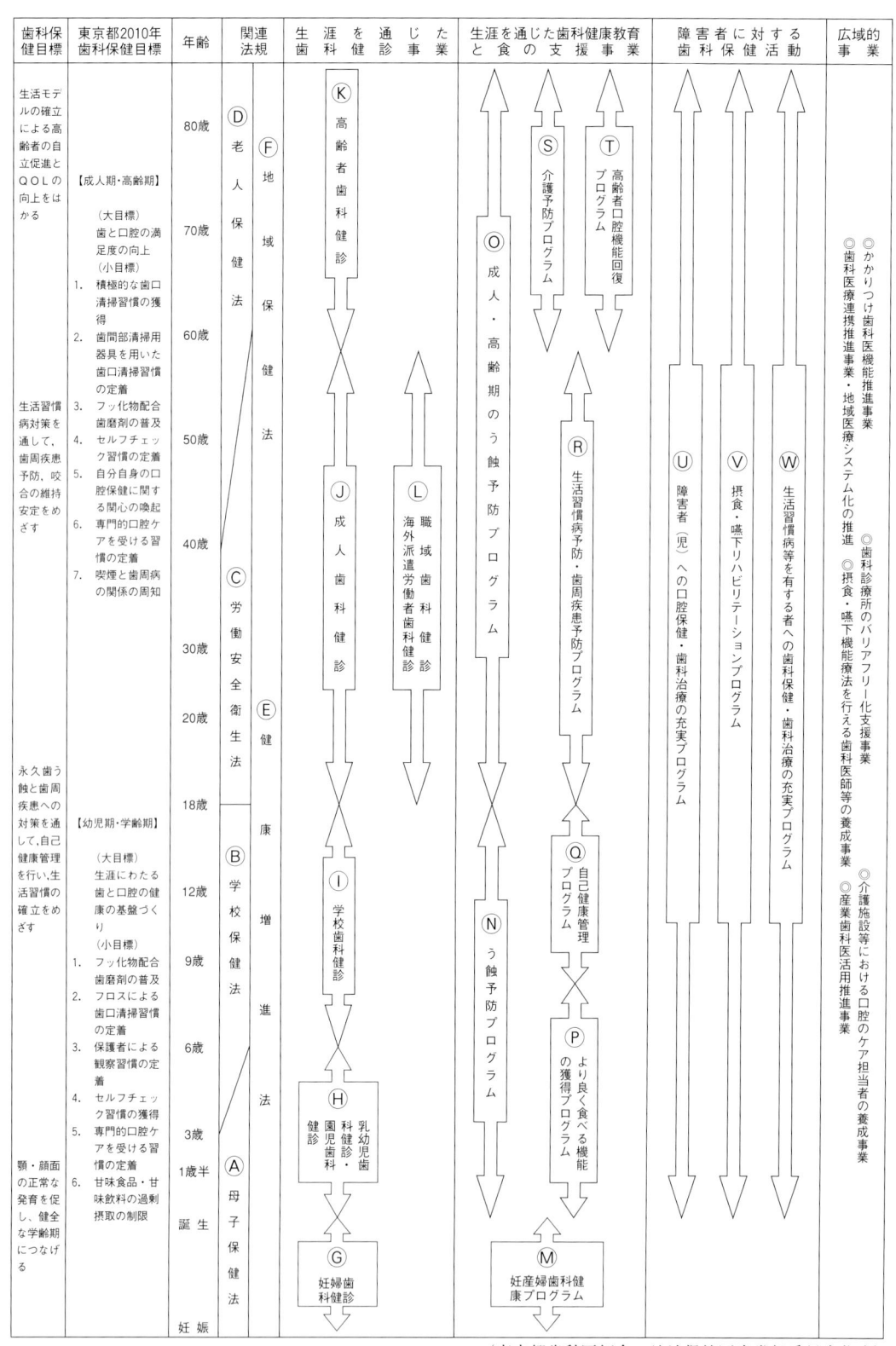

（東京都歯科医師会　地域保健医療常任委員会作成）
図14　ライフステージに沿った歯科保健（総括）

個人が必要とする歯科保健行動についても解説を加えている．ここに記載された事業は，実際には実施されていないものも多く含まれているが，現段階における考え得るすべての施策を拾い上げたものである．

> **ここがポイント**
>
> ········ 東京都保健医療計画の中の歯科の立場 ········
>
> 　東京都保健医療計画の中に記述されている歯科の項目は，医療計画の一部として医科の項目に包括されてしまう部分がかなり多いため，歯科単独の項目はそう多くはない．
> 　このような場合は医科に関わる計画の文言の中に，必ず歯科を併記するなどの手だてが必要である．例えば，かかりつけ医という言葉が記述される場合は，かかりつけ歯科医も併記するなどである．具体的には歯科保健対策は，健康日本21を踏まえた目標設定がなされている．
> 　なお，歯科における災害時医療体制の整備・初期医療体制としては，「歯科医療救護班の編成――特に身元確認作業の重要性」・生活復興の保健医療機能では「口腔保健センター等を利用する歯科医療体制の必要性」があげられている．

7．地域における行政の役割

　地域保健医療における行政の役割は大きい．地域保健医療に関わる多くの職種間のコーディネーターとしての役割，地域住民に対する普及啓発，事業への予算措置などがその役割としてあげられる．コーディネーターとしての役割の一例として，地域ケア会議がある．ここでは東京都大田区における大田北地域行政センター地域ケア会議を紹介する．

（1）ケア会議とは

　高齢者に対する保健・福祉・医療等のサービスを総合的に調整し，その推進を図ることを目的として，関係団体と区が連絡調整を行うと同時に，具体的な事例に即したサービスの提供の方策を検討するために，大田区が各地域行政センター（大田区には4つの地域行政センターがある）ごとに設置した会議で，年2回開催される．

（2）構成団体（大田北地域行政センター地域ケア会議における）

　大森医師会・大森歯科医師会・大森薬剤師会・民生委員協議会・大田区福祉協議会・老人保健施設・老人福祉施設（特養）・大田区福祉公社・訪問看護ステーション・在宅介護支援センター（6カ所）・大田区

（3）会議の内容（大田区地域ケア会議だより No.3 より）

①在宅介護支援センターの平成14年度事業計画
・ケアマネージャーとの連携・支援
・民生委員との情報交換・連携・支援
・閉じこもり予防グループ活動や家族介護者教室の開催

口 腔

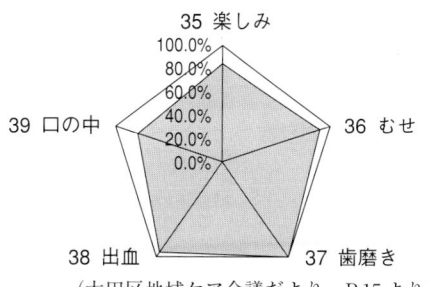

（大田区地域ケア会議だより，P.15 より）
図15　ひとり暮し高齢者の口腔の問題点

・ひとり暮らし高齢者の実態調査と介護予防サービスの実施

②平成13年度大森地区ひとり暮らし高齢者調査報告
　調査対象者は75～77歳の1人暮らし登録をしており，介護認定を受けていない調査対象者448名のうち，調査不可能者140名を除いた308名を対象に訪問・電話調査を実施し，口腔の問題については**図15**の結果を得た．

③事例（物忘れがはげしく，金銭管理も困難，受診日も忘れて結果的に複数の病院を受診してしまう高齢者）を通して保健・福祉・医療の連携を話し合った．

> **ここがポイント**
>
> ········ 地域ケア会議（事例検討）における歯科からの発言 ········
>
> 　歯科的問題がない場合は敢えて発言する必要はなく，他職種それぞれの立場を尊重する
> 　歯科的問題がある場合は，口腔領域の専門家としての意見をしっかり述べる

8．関連統計

1）保健福祉動向調査（厚生労働省大臣官房統計情報部）

平成11年度歯科保健調査の概要

（1）調査の概要

・目的：国民の歯科疾患の予防の状況，受療の状況，歯科医療に対する要望等について実態および意識を把握し，今後の歯科保健対策の基礎資料を得る

・対象および客体：全国の世帯員を対象とし，平成11年国民生活基礎調査の調査地区から層化無作為抽出した300地区内における満15歳以上のすべての世帯を客体とした

・調査期日：平成11年6月3日

・調査事項：歯の状態，歯や口の中の悩みや気になること（自覚症状），歯や歯ぐきの健康のための注意，歯みがきの状況，歯間部清掃器具の使用状況（**図16**），歯みがき指導および歯科健康診査の状況，受療の状況，義歯（入れ歯，ブリッジ）の作成および

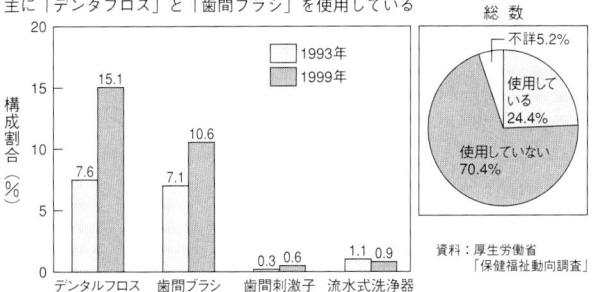

図16 歯間部清掃用器具を使用している者の推移（複数回答）

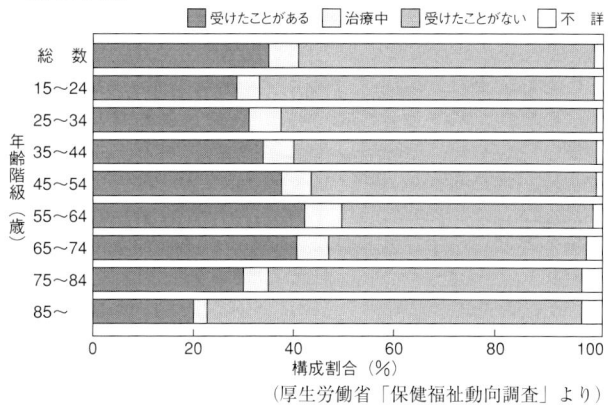

図17 年齢階級別にみた歯科の受療状況（1999年）

使用状況，歯科医療に対する要望，寝たきりなどで在宅で介護を要するようになったときに望むサービス，健康意識
・調査の方法：調査員があらかじめ配布した調査票に，被調査者が自ら記入しそれを調査員が回収する留置自計方式によった
・集計客体数：33,427
（2）結果の概要
・歯が「殆ど揃っている」者は74.2％，「半分くらいある」は11.9％，「殆どない」は7.8％，「まったくない」は5.8％，80歳以上で殆ど揃っている者は9.1％
・歯や口の中に「悩みや気になことがある」者は69.6％
・ふだん，歯や歯ぐきの健康について「注意している」者は78.0％
・歯を「毎日みがく」者は95.4％
・歯間部清掃用具を「使用している」者は24.4％
・歯みがき指導を「受けたことがる」者は19.7％
・歯科健康診査を「受けたことがある」者は17.9％
・この1年間に歯科で診療を「受けたことがある」者は35.1％（図17）
　主な診療内容は「ムシ歯の治療」が59.1％
　歯科診療所を選ぶ理由は「かかりつけだから」が46.5％
　歯の治療途中で「治療を止めたり転医したことがある」者は27.4％
・「義歯を作ったことがある」者は41.7％
　とりはずしのできる義歯を「常時使用している」者は78.9％
・歯科治療に対して「要望がある」者は76.6％
・「必要な時在宅で治療が受けられる」が63.3％
・自分の健康状態を「よい」若しくは「まあよい」と思っている人は約半数
　また，現在残っている歯の数は，40～44歳で28本，50～54歳で24本，60～64歳で20本，80歳では8.2本（推定値）であった．

2）平成11年度歯科疾患実態調査（厚生労働省健康政策局歯科保健課）の概要
（1）調査の概要
・目的：わが国の歯科保健状況を把握し，今日まで行われてきた種々の対策の効果について検討を行い，今後の歯科保健医療対策の推進に必要な基礎資料を得る
・対象：全国を対象として，平成11年度国民生活基礎調査地区より設定された単位区から，無作為に抽出した300単位区の地区内の世帯および世帯員のうち満1歳以上の世帯員すべてを調査客体とした
・調査期日：平成11年11月中
・主な調査事項：
　現在歯の状況（う蝕の有無，処置の有無等；う蝕の検出に関して基準を改定）
　喪失歯およびその補綴状況
　歯肉の状況（診査方法を改定）
　歯列・咬合の状況（追加項目）
　歯ブラシの使用状況
　フッ化物の塗布状況
・調査の方法：厚生大臣が都道府県知事，政令市長並びに特別区長に委託
・診査基準：歯科疾患実態調査必携に定める基準によったが，近年内外でう蝕の診断に短針を用いることの是非論があることを踏まえ，検診方法および未処置歯の診断基準を改めた．さらに永久歯の未処置歯の診断に関しては，'97年のWHOの基準変更に伴い，う蝕の国際比較が変化していくことに対応するため「別に示す基準」を設定し，上記の基準と併せて診査を行った
（2）調査結果の概要　（被調査者数は男2,865人　女4,038人）

今回の調査でも,乳歯は,1〜10歳までのう蝕有病者率のさらなる低下が著明.永久歯では,30歳までの若い年齢層のう蝕有病者率が低下しているが,それ以降は依然高いう蝕有病者率を示している

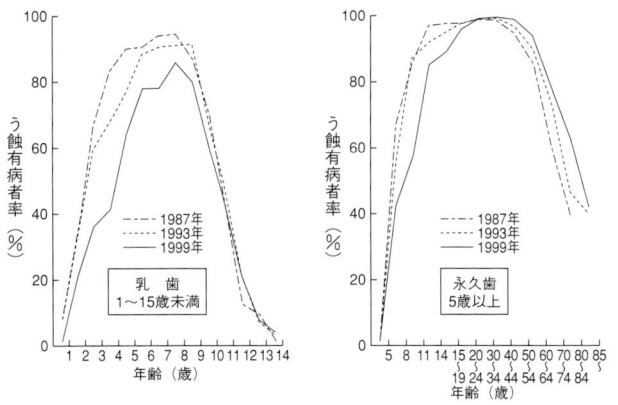

一人平均現在歯数は,20〜24歳が28.6本で最も多く,60歳代から減少が著しく,80〜84歳で7.4本,なお,1993年の調査と比べ,永久歯では処置歯の増加が著明にみられる(7.47本→8.56本)

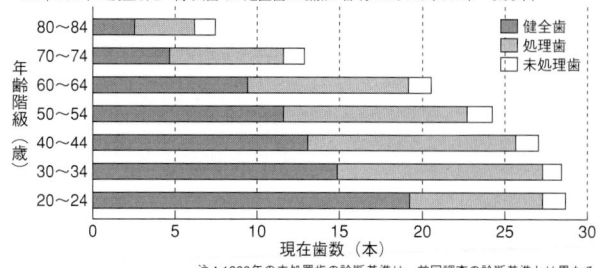

注:1999年の未処置歯の診断基準は,前回調査の診断基準とは異なる
(厚生労働省医政局:平成11年歯科疾患実態調査報告,口腔保健協会,2001)

図18 う蝕有病者率の推移(年齢別)

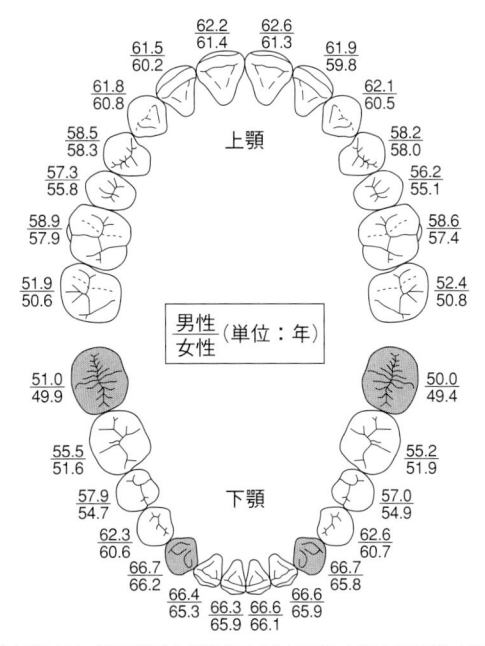

注:1999年の未処置歯の診断基準は,前回調査の診断基準とは異なる
(厚生労働省医政局:平成11年歯科疾患実態調査報告,口腔保健協会,2001)

図19 永久歯の一人平均現在歯数(1999年)

一人平均DMF歯数は,40歳ごろまでは,処置歯が増えたことにより増加しており,一方40歳後半からは喪失歯が増えたことにより増加している

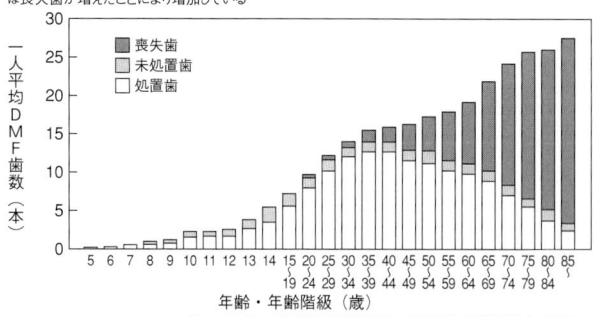

注:1999年の未処置歯の診断基準は,前回調査の診断基準とは異なる
(厚生労働省医政局:平成11年歯科疾患実態調査報告,口腔保健協会,2001)

図21 一人平均DMF歯数(1999年)

平均寿命が最も長い歯は,下顎犬歯(男性:左右側とも66.7年,女性:左側65.8年,右側66.2年),最も短い歯は下顎第二大臼歯(男性:左側50.0年,右側51.0年,女性:左側49.4年,右側49.9年)である.

(厚生労働省医政局:平成11年歯科疾患実態調査報告,口腔保健協会,2001)

図20 歯の平均寿命(1999年)

①う蝕有病者率(**図18**)
乳歯(1〜5歳未満)の総数では45.20%(前回は56.87%)
永久歯(5歳以上)の総数では85.86%(前回は85.64%)
乳歯+永久歯(5〜15歳未満)の総数では78.34%(前回は90.41%)
前回と比較して永久歯におけるう蝕罹患率は依然低いが低年齢層では11歳の57.50%(前回は86.93%)より30ポイントの著明な減少であった

②処置完了者の率
乳歯の総数では41.48%(前回は30.53%)
永久歯の総数では51.32%(前回は42.71%)
乳歯+永久歯では41.89%(前回は34.99%)
前回と比較して処置状況に改善が見られた

③歯肉に所見のある者
総数は72.88%
プロービング後に出血した者は11.33%
歯石が沈着している者は29.06%
歯周ポケット4mm以上6mm未満の者は25.36%(歯石沈着は11.48%)
歯周ポケット6mm以上の者は7.14%(同4.07%)
年齢が高くなるにつれ歯肉所見のある者は増加するが,45〜54歳の年齢階級層では88.44%と最高値を示した

④一人平均現在歯数(**図19**)
各年齢層で増加傾向にある
80歳では8.21本(前回は5.93本),20本以上有する者の割合は15.25%(前回は10.85%)であった

⑤歯の平均寿命(**図20**)
最長は男:下顎左右の犬歯で66.7年,女:下顎右側犬歯で66.2年

最短は男：下顎第二大臼歯で50.0年，女：下顎大二大臼歯で49.4年
年次推移ではどの歯種も過去12年間で歯の寿命は5～9年延びた

⑥一人平均DMF歯数（図21）
総数で15.67本で前回14.98本と比較して0.69本増加している
40歳未満までのDMF歯数は減少している

⑦喪失歯数の状況（永久歯）
喪失歯のある者の割合
総数で60.06％（58.04％），男性57.91％（54.59％），女性61.55％（60.56％）
一人平均喪失歯数
総数で5.91本（5.89本），男性5.59本（5.20本），女性6.13本（6.40本）

⑧補綴の状況（図22）
15歳以上の補綴（完了53.56％，未完了18.76％）

⑨歯列・咬合の状況（12～20歳）
叢生の状況：上下顎20.27％，上顎13.71％，下顎12.55％
空隙の状況：上下顎3.47％，上顎9.27％，下顎3.28％
オーバージェット：0.5～4mm 59.27％，4～6mm 23.17％，6mm以上8.30％
オーバーバイト：0.5～4mm 61.66％，4～6mm 20.81％，6mm以上7.51％

⑩フッ化物の塗布状況（15歳未満）
受けたことのある者42.01％（38.16％）

⑪歯ブラシの使用状況
毎日みがく96.16％，時々みがく2.55％，みがかない1.29％

⑫8020について（図23）
75～79歳の一人平均現在歯数9.01本（前回は6.72本）
80～84歳のそれは7.41本（前回は5.14本）

3）学校保健統計調査
（1）調査の概要
①調査目的
児童・生徒および乳児の発育および健康状態を明らかにし，学校保健行政上の基礎資料を得ることを目的とする

②調査の周期・期日
昭和23年から毎年実施，今回は平成12年4月1日から6月30日までの間に実施された学校保健法による健康診断の結果に基づき調査

③調査の対象
小学校，中学校，高等学校，幼稚園の合計9,165校
調査対象者数は：発育状態について695,600人
健康状態について1,179,865人
抽出率は：発育状態が全児童，生徒および乳児の4.3％
健康状態が同じく7.2％

④調査事項
発育状態（身長，体重，座高）
健康状態（栄養状態，眼の状態，結核の状態，耳鼻咽喉疾患，心臓の疾病，歯・口腔の疾病・異常の有無等）

（2）健康状態
①疾病・異常の罹患度別状況
いずれの学校段階においても，「むし歯（う歯）」が最も高かった．
幼稚園（60～70％），小学校（70～80％），中学校（70～80％），高等学校（90％未満）

②むし歯（う歯）の推移および処置完了者の割合
・平成12年度のむし歯罹患率は，幼稚園64.4％，小学校77.9％，中学校76.9％，高等学校85.0％となっており，いずれも前年度よりは低下している．
・むし歯の罹患率の推移は，30年前（昭和45年度）には，各学校段階で90％となっており上昇傾向に

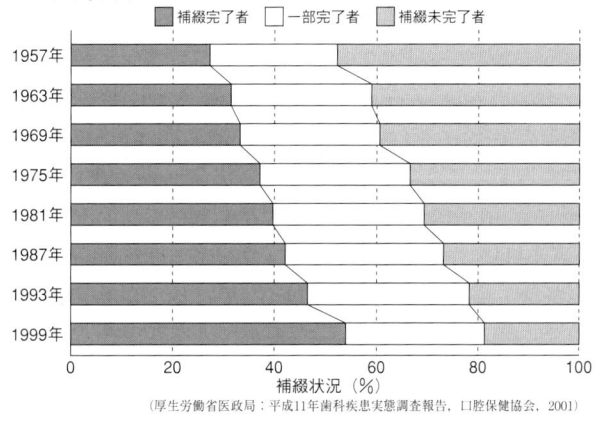

図22　補綴状況の推移（15歳以上）

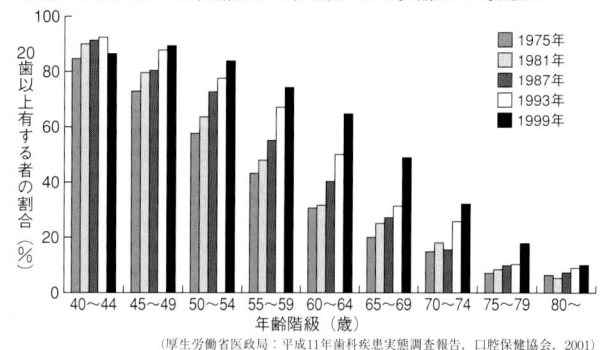

図23　20歯以上ある者の割合の推移（8020割合）

あったが，ここ数年間において低下傾向にある．
・むし歯の年齢別罹患率は，5～7歳，10～13歳を除く各年齢層で80％を超えており，17歳が87.2％と最も高い．
　また処置完了者の割合は9歳以降未処置歯のある者の割合を上回っている．
・「むし歯，う歯」の男女別罹患率は，5～10歳までの男子のほうが多いが，11歳以降は女子のほうが高い．特に17歳の女子は89.0％と最高であった．

ここがポイント

必要な治療を受けている者は約半分

平成11年度保健福祉動向調査によると，歯や口の中に「悩みや気になることがある」者の割合が69.6％であるのに対して，この1年間に歯科で診療を「受けたことがある」者の割合は35.1％と約半分である（図17参照）．

9．関係法規

保健医療福祉の分野における法律はかなり多くあるが，このうち歯科に関係する法規には以下のものがある．

1）歯科関係法規

（1）歯科医師法

第1条には，「歯科医師は，歯科医療及び保健指導を掌ることによって，公衆衛生の向上及び増進に寄与し，もって国民の健康な生活を確保するものとする」と規定されており，公衆衛生，地域保健活動を行うことが明記されている．

（2）児童福祉法（昭和47年公布）

・趣旨：児童福祉の理念及びそれを保護する理念を明らかにするとともに，児童の健全な育成とその生活を保障する
・児童福祉施設最低基準（昭和23年厚生省令第13条）：（入所した者および職員の健康診断）児童福祉施設の長は，入所した者に対し，入所時の健康診断，少なくとも1年に2回の定期健康診断を，学校保健法に規定する健康診断に準じて行わなければならない．

（3）母子保健法（昭和40年公布）

・趣旨：母性並びに乳児及び幼児の健康の保持及び増進を図るため，母子保健に関する原理を明らかにするとともに，母性並びに乳児及び幼児に対する保健指導，健康診査，医療その他の措置を講じ，もって国民健康の向上に寄与する．
・母子保健法による歯科健診
　第10条（保健指導），第12条（健康診査），施行規則第2条（健康診査），第16条（母子健康手帳）等によって，1歳6カ月児，3歳児歯科健診はこの法律で規定されている．
・1歳6カ月児歯科健診：厚生省児童家庭局長通知によって昭和52年より実施
・3歳児歯科健診：昭和23年施行の保健所法に，3歳児健康診査を保健所にて行うことが規定されていたが，後に母子保健法（昭和40年）に移管された．

（4）学校保健法（昭和33年公布）

学校環境衛生，健康診断，事後措置，健康相談，予防措置，学校歯科医の職務などの，学校における保健管理および安全管理に関し必要な事項を規定している．

（5）労働安全衛生法（昭和47年公布）

第13条には「産業医による健康管理」が，第66条の2には「健康診査の結果に対して事業者が医師，歯科医師から必要な意見を聴く義務」が規定されている．

（6）老人保健法（昭和57年公布）

・趣旨：老後の健康保持と適切な医療の確保のため，疾病予防，治療，機能訓練などを総合的に実施し，もって国民保健の向上及び老人福祉の向上を図る．
・規定されている保健事業：健康手帳の公布，健康教育，健康診査，医療，機能訓練，訪問指導の7事業，市町村が主体となって昭和58年から実施．
・歯科に関する事項：健康教育，健康相談，健康診査として歯周疾患（40歳及び50歳）がある．

（7）地域保健法（平成6年公布）

近年の急激な人口の高齢化と出生率の低下，慢性疾患の増加による疾病構造の変化，地域住民のニーズの多様化，食品の安全性，ごみ・地球環境等の生活環境問題への住民意識の高まり等に対応し，サービスの受け手である生活者の立場を重視した地域保健の新たな体系を構築する法律．

（8）介護保険法（平成9年公布）

これまで個々に実施されてきた，保健・医療・福祉のサービス体系を再編成し，給付と負担の関係が明白な社会保険方式により社会全体で介護を支え，利用者の選択によりサービスを利用できる法律．

2）歯科関係法規の問題点

（1）労働安全衛生法

①問題点

「これからの産業保健のあり方に関する検討委員会報告」（労働省労働基準局長諮問委員会：平成7年4月）では，産業保健サービスの提供体制として，歯科医師の位置づけを明確化する意見を出したが，平成8年6月の同法一部改正では，この意見は採択されなかった．

②労働安全衛生法改正の必要性

・酸取り扱い職場等における健康障害防止のための歯

科検診の実施と，事後指導に関わる歯科医師の職務とその位置づけを明確にする必要がある．
・職場での健康づくりとして，歯科医師の積極的関与と歯科衛生士の活用を図り，口腔保健を推進する必要がある．

(2) 学校保健法
①問題点
「口腔保健に関する健康教育の必要性」に関して具体的に明記されていない．
②学校保健法改正の必要性
学校教育の授業時間を利用して，「口腔保健の重要性，全身の健康と口腔の関係についての教育等についての講義と実習を義務づける」必要がある．

(3) 関係法規の一本化の必要性
①一体化が必要な理由
・法律並びに行政組織が分散しているため，ライフステージに沿った一貫性のある口腔保健を実施するための対策が十分行われていない．
・歯科医療と歯科保健が異なる法律制度，実施主体であるので，総合的な効果が上がっていない．
②対策
・健康増進法の効果的な運用
・歯科保健法（仮称）の制定による効果のある歯科保健の実行

3) 歯科保健法を制定するとしたら
(1) 歯科保健法をめぐる経緯
①昭和初期における運動
昭和3年：「六歳臼歯保護法」にむけての検討・答申が日本歯科医師会で行われた．
昭和6年：学校歯科医令の公布
昭和10年代：う蝕予防思想普及に関する件通牒
昭和21年9月：「学校歯科施設の振興」（文部次官通牒）
②産業歯科に関わる法規の経緯
昭和6年：「工場又は事業所に新たに雇用する者に対する歯牙に対しての歯科医師による健康診断を施行する制度を作るよう当局に対し建議する」（日本歯科医師会総会決議）
昭和28年労働基準法改正：一定の事業所での定期的な歯科医師の健康診断が導入
昭和47年労働安全衛生法（省令）：産業歯科医がおかれたが義務ではなかった．
③むし歯予防法案要綱の作成（昭和28年）
林　了（衆議院議員・歯科医師）が国会に提案しようとした．
④う蝕予防法（仮称）制定推進（昭和41～45年）
昭和40年日本歯科医師会理事会：「う蝕予防法」の制定推進の承認
昭和42年第39回代議員会：同法法制化の検討の承認
昭和42年12月：う蝕予防法（仮称）制定臨時委員会設置
昭和45年：答申案の提出
⑤「う蝕対策推進の立法化に関する答申」（昭和45年）
歯科保健問題懇談会（厚生大臣諮問機関，昭和46年設置）の中間答申として，「むし歯防止緊急措置法要項（案）」が出された．
⑥歯科保健対策基本法（仮称）（昭和60年）
「公衆歯科衛生の現状と将来（日本歯科医師会）」の中で，同法の必要性が述べられている．
⑦「歯科保健法」実現の提言（平成11年）
日本歯科医師会地域保健委員会答申として，「国民健康基本法」と「歯科保健法」の実現を提言した．
⑧総合的な歯科保健医療対策のあり方検討会報告（平成11年）
総合的な歯科保健医療の積極的推進のためには，「歯科保健法（仮称）」のような根拠法が必要であるとしている．

(2) 歯科保健法の必要性
①ライフステージに沿った一貫性のある歯科保健の実施のため
・乳幼児期における歯科健診率の向上・う蝕罹患率の減少・予防処置の徹底のための根拠法として
・学童期における学校授業時間での歯科保健教育・第二大臼歯保護育成ための根拠法として
・成人期における歯科健診の受診率向上・勤労者の歯科健診の義務化等の根拠法として
②効果のあがる歯科保健の実施のため
・法律並びに行政組織が多岐にわたっているので一貫した施策がなされていない
・歯科医療と歯科保健が異なる法律制度や実施主体であるため総体的な効果が上がっていない
・個人・歯科医師・歯科医師会・行政が一体となり歯科保健を有機的に実施できる根拠法が必要

(3) 歯科保健法に何を盛り込むか
目的
　生涯を通じた一貫性のある歯科保健の円滑かつ効果的な達成のための法律
歯科健診（従来の健診に加えて）
　4～6歳児，18～65歳の定期健診の義務化
　産業歯科医の位置づけと企業歯科健診の義務化
予防措置
　6歳臼歯，12歳臼歯保護のための施策
　学校における洗口場の設置
早期治療

健康教育
障害者歯科保健
研究機関
データバンクの構築
協議会等の設置
医療圏ごとの口腔保健センターの設置
歯科医師・歯科衛生士の活用
その他

（4）歯科保健法に記載すべき任務

「総合的な歯科保健対策のあり方検討会」の歯科保健法骨子には，以下の任務が必要と答申されている．

- 国の任務：3年ごとの歯科保健実態調査，歯科保健対策基本指針，地域歯科保健推進事業
- 都道府県・市町村の任務：歯科保健協議会設置，知識の普及，保健所・市町村保健センターの活動，歯科保健指導員，口腔保健センター
- 歯科医師・歯科衛生士の役割：地域において歯科保健の推進に努めること
- 国民の自己管理：歯科保健管理（手帳）カード，医療保険との関連

（5）歯科保健法制定に留意すべき事項

- 基本法が良いのか事業法が良いのかを検討する
- 歯科保健の現状における問題を整理する
- 口腔と全身の健康を根幹とした歯科保健の推進を考慮する
- 健康増進法との整合性をとる
- 現行関連法規の一部あるいは全部を移管するための注意事項の把握
- 関係方面との密接な連携を行う
- 「国民健康基本法（日本医師会が検討中）」との整合性をとる
- 政府立法か議員立法かの検討をする

（6）歯科保健法制定に向けての現在の動き

日本歯科医師会地域保健委員会にて答申案作成（「仮称・歯科保健法の制定に向けて」平成13年）

10．まとめ

厚生労働省が推進する歯科保健医療対策事業のうち，8020運動推進特別事業，歯科保健推進事業はかかりつけ歯科医に直接関わっている事業であり，地区歯科医師会における重点事業でもある．日本歯科医師会が都道府県歯科医師会に対して行ったアンケート調査からもわかるように，8020運動推進特別事業は，各地域においては創意工夫をもって事業が推進されている．

平成12年より始まった本事業は，今後も継続すべきであり，厚生労働省もそのような意向であると思われる．健康日本21の根拠法として健康増進法が制定されたが，その運営面に関して，健康増進事業実施者歯科保健支援モデル事業が平成15年に開始されている．都道府県および地区歯科医師会は，8020運動推進特別事業と抱き合わせることにより，日本歯科医師会の提案する事業事例を参考にしながら，積極的にこの事業に取り組み，さらに大きな歯科保健の推進を図るべきである．また，老人福祉政策の一環として，「食の支援」が打ち出されたことは，歯科医療・歯科保健推進に大きな追い風と考える．

歯科保健の推進に対する，都道府県や地域自治体の果たすべき役割は大変大きいが，地域の歯科医師会がイニシアティブをとることにより，歯科医師会主導の地域保健・地域医療を推進すべきである．このような地域保健推進の実をあげるためには，関係法規を再度整理するとともに，活動の根拠法となる歯科保健法の検討を視野に入れることも必要であると考える．

ここがポイント

法規の種類

法律：国会で制定された規範
政令：内閣が制定する命令
　・執行命令（憲法・法律の規定を実施するための命令）
　・委任命令（法律の委任する事項を定めるための命令）
省令：各省大臣が所掌する行政事務に関し制定する規則
通達：上級機関が所管の機関，地方自治体等に対して発する通知
条例：地方公共団体が地方議会の議決により制定する規則
条約：国家間の合意，議定書・覚え書き・協定・憲章等

第2章　生涯を通じた一貫性のある歯科保健医療

この章ではライフステージを乳幼児期・学童期・成人期・高齢期と職域・障害に分けて，それぞれの段階における保健政策の経緯，現状と問題点を整理してみた．

1　母子歯科保健

1．母子保健
1）母子保健の歩み
日本における近年の母子保健の歩みをまとめてみる．草創期では，乳幼児死亡率が高率のため大正5年には保健衛生調査会による母子衛生実態調査が行われた．昭和に入り保健所法が制定され（昭和12年），母子保健を行政が担当することとなった．昭和13年に厚生省が設置され，母子保健行政が公衆衛生・社会福祉の両面から整備されることとなった．昭和17年には妊産婦手帳規定の公布・施行，昭和22年には厚生省児童局設置（母子保健課が設置され所管となる）された．

その後，児童福祉法制定（昭和22年，妊産婦・乳幼児の保健指導，3歳児健診を規定），3歳児健診開始（昭和36年），母子保健法制定（昭和40年，妊産婦以前の女性の健康管理も含めた総合的保健行政），1歳6カ月児健診開始，昭和52年）を経て，平成6年の母子保健法改正（身近な母子保健サービスを提供するため），平成7年のエンゼルプラン（緊急保育対策等5カ年事業），平成9年の3歳児健診等を市町村が行う等の経緯を辿ってきた．

2）日本における母子保健施策
母子保健の施策には以下の4つがある．
①保健指導
・妊娠届（母子保健法第15条による）および母子手帳の交付（同法第16条による）
・妊産婦および乳幼児の保健指導（市町村が実施，婚前・新婚・両親・育児学級等）
・市長村が行う事業（両親学級，妊婦健診，訪問指導，1歳6カ月児・3歳児健診等）
②健康診査
妊婦健診（市町村委託の医療機関にて妊娠前期と後期各1回，必要なら精密検査実施），乳幼児健診（1歳6カ月児・3歳児健診を市町村が行う）

③医療救護
妊娠中毒症医療救護，未熟児（出生児体重2,000g以下）養育医療，小児難病対策（小児慢性特定疾患），周産期医療対策（平成7年エンゼルプランの一環として）
④基盤整備
母胎保護法（平成8年），障害を通じた女性の健康支援事業（平成8年）等

> **ここがポイント**
>
> ……… 母子歯科保健の歴史 ………
>
> 昭和23年：歯科衛生に関する事項が規定される（保健所法による）
> 昭和40年：3歳児歯科健診開始（母子保健法による）
> 昭和52年：1歳6カ月児歯科健診開始（厚生省児童家庭局長通達による）
> 平成6年：1歳6カ月児・3歳児歯科健診は市町村主体となる（地域保健法，母子保健法の改正により）

2．妊婦歯科保健と乳幼児歯科健診
1）妊婦歯科保健
口腔疾患の原因菌は，両親を中心とした家族からの伝播であることから，妊婦の口腔環境を改善するために，妊娠のできるだけ早期に歯科健診（妊婦歯科健診）を受診することは重要なことである．

また妊娠の各時期における胎児の成長に関する栄養摂取や，母胎の健康維持のための口腔ケアの必要性等に関して指導（妊婦歯科健康プログラム）を受けることも重要である．

2）妊婦が注意すべきこと
・体調不良による口腔ケア不足を，フッ化物・抗菌剤含有の洗口剤で補う
・間食は回数を一定にし，甘味食品でなく野菜・果物類や代用糖含有の甘味に変える

- 唾液のphが低いのでイオン飲料は避ける
- 妊婦歯科健診の受診（妊娠の前期と後期）
- 十分な栄養摂取
- 妊娠16週までの投薬・歯科治療は控える（胎児の催奇形をさけるため）
- 妊娠17～28週のX線撮影，麻酔による観血処置は良い
- 投薬は催奇形性を考慮して産婦人科医と相談するのが良い

3）妊婦がう蝕に罹患しやすい理由
- 妊娠による日常動作の緩慢→口腔清掃の不十分→う蝕，歯周病の発生
- 子宮拡大により胃を圧迫→1回の食事量減少による間食が頻回→カリエスリスク拡大
- つわりによる栄養の偏り→甘味食品に偏る傾向→カリエスリスク拡大
- estrogen, progesteronによるホルモン変化→妊娠性歯肉疾患発症→う蝕を併発

4）1歳6カ月児・3歳児歯科健診

（1）1歳6カ月児歯科健診

①目的

運動障害，視覚障害，精神発達の遅延障害を持った幼児を早期に発見し，適切な指導を行い，心身の障害の進行を未然に防止するとともに，生活の自立，う蝕の予防，乳児の栄養の適正化を図るとともに，育児全般に関する指導を行い，もって乳児の健康の保持増進を図る．

②1歳6カ月健診での要点
- 問診による以下の危険因子を発見する
  父母以外が養育している，母乳を与えている，哺乳ビンを使用している
  清涼飲料水をよく飲む，間食は時間を決めてない，歯を磨かない
- う蝕の罹患型への保健指導
  O_1型：う蝕なし，口腔環境良い→予防処置を勧める
  O_2型：う蝕なし，口腔環境悪い→口腔清掃，間食指導，予防処置，6カ月後の再健診
  A型：上顎前歯部のみ，または臼歯部のみう蝕あり→う蝕進行阻止剤塗布，哺乳ビン使用禁止，O_2型と同じ指導
  B型：上顎前歯部と臼歯部にう蝕あり→定期健診の受診，A型と同じ指導
  C型：臼歯部および前歯部すべてにう蝕あり，または下前歯部のみにう蝕あり→う蝕治療，小児科医受診，O_2型と同じ指導

（2）3歳児歯科健診

①目的

1歳6カ月健診にて，危険因子があると判断された者の改善状況およびその効果を確認する．

②3歳児健診によるう蝕の罹患型と指導の要点

O型：う蝕なし→口腔清掃の継続，年数回の健診，間食について指導

A型：上顎前歯部，または臼歯部のみう蝕あり→う蝕治療，矯正も検討

B型：臼歯部および上顎前歯部にう蝕あり→定期健診，甘味食品について指導

C_1型：下前歯部にう蝕あり→う蝕治療，その他すべての指導

C_2型：下顎前歯部を含むすべての部位にう蝕あり→う蝕治療，全身疾患を疑う等

ここがポイント

・・・・・・1歳6カ月・3歳児歯科保健の目標・・・・・・

1歳6カ月児
上顎中切歯の近心隣接面・歯頸部にう蝕が発生しやすい時期
保護者が歯の成熟・脱灰・再石灰化を理解する時期
保護者が口腔清掃，食生活について学ぶ時期

3歳児
乳歯う蝕罹患感受性の個体差が出始める時期
口腔の健康保持のための良い習慣を身に付け始める時期

3．乳幼児期における歯科保健

1）歯科保健の意義

乳歯は消化器官の一部として重要であるばかりでなく，乳歯の歯冠崩壊・喪失は永久歯に悪影響を与える可能性がある．また，乳児期は歯・顎・顔面の発育期であり咀嚼・食習慣のしつけがなされねばならない．さらにこの時期は言葉を覚える時期でもあるので，健全な口腔状態を維持することは正しい発音に関係する．

2）歯科保健目標

顎・顔面の正常な発育に必要な咀嚼・栄養などの指導を通じて，口腔機能の健全な育成を促し，学童期につなげる．

3）現状

乳歯う蝕は3歳児で，昭和60年には一人平均2.9歯，有病者率56.2％であったが，平成10年には一人平均1.8歯，有病者率40.5％で，減少傾向を示している．また平成11年度歯科疾患実態調査によると，乳歯（1～5歳未満）のう蝕有病者率の総数では，45.20％（平成5年度は56.87％），乳歯の処置完了者総数は，41.48％（平成5年度は30.53％）であった．また，平成12年度学校保健統計調査によると，幼稚園における眼，結核，耳鼻咽喉，心臓等の疾患別状況では，う蝕が最も多く，60～70％の数値であった．また幼稚園児のう蝕罹患率は

64.4％であった．

4）問題点

乳歯う蝕の有病者率は確実に減少してはいる．しかし未だ有病者率が40～45％あることや，幼稚園における疾患ではう蝕が最も多いという原因は，いくつか考えられる．

第一は，歯科健診に対する受診率が低いことであろう．義務づけられている1歳6カ月児，3歳児歯科健診ですら実施率は100％に達してはいない．さらにう蝕に対する免疫力が低下するといわれている3歳以降，すなわち4～6歳児歯科健診は任意のものとなっている．さらに1歳6カ月児，3歳児歯科健康診査の受診率においても地域差が認められる．歯科健診の受診率を100％にするあらゆる方法が，すでに実行されているにも関わらず達成されないのは，歯科健診に法的強制力がないからと思われる．

第二には，乳歯う蝕では都道府県別の有病者率に大きな差があることや，個人差があることである．いかなる地域であっても，健診，指導，早期治療の一連の保健行動があって有病者率を低くすることが可能である．

第三には予防処置の実施である．年2回のフッ素塗布，6歳臼歯の保護育成治療の義務付けが有効な手段と考えられる．

第四には，妊婦に対する更なる口腔保健教育の必要性である．妊娠初期における母親学級等はすでに行われてはいる．しかしそれに参加する妊産婦は必ずしも多いとはいい難い．厚生労働省の提唱している，少ない子どもを大切に育て上げる「エンゼルプラン」には，歯科保健は不可欠の要因と思われる．

ここがポイント

・・・・・・・・乳幼児期における必要な課題・・・・・・・・

口腔清掃，食生活，早期発見・早期処置・フォローアップ

4．児童虐待

近年，児童虐待が大きな社会問題としてクローズアップされている．児童虐待については社会の一員として看過すべきではないが，歯科の立場からは児童虐待を発見するなどの観点から，これに関わることができると考えられる．ここでは児童虐待についての一般的知識を整理しておく．

1）児童虐待とは

（1）定義（平成12年11月施行の児童虐待防止法による定義）

①保護者（親権を行う者，未成年後見人その他の者で児童を現実に監督，保護している者）が行うものであること

②児童（18歳に満たない者）に対するものであること

③次に掲げる行為をすること

・児童の身体に外傷が生じ，または生じるおそれのある暴行を加えること
・児童にわいせつな行為をすること，または児童をしてわいせつな行為をさせること
・児童の心身の正常な発達を妨げるような著しい減食，または長時間の放置その他の保護者としての監護を著しく怠ること
・児童に著しい心理的外傷を与える言動を行うこと

（2）児童虐待の種類とその例

①身体的虐待

・打撲傷，あざ，骨折，頭部外傷，火傷等の外見的傷害を生じる行為
・首を絞める，殴る，蹴る，投げ落とす，熱湯をかける等の外傷を生じさせる行為

②ネグレクト（放置，怠慢）

・子どもへの健康・安全への配慮を怠る
・子どもに対して継続的に無視し続けるなど，子どもにとって必要な情緒的要求に応えていない
・食事，衣服，住居などの極端に不適切で健康状態を損なうほどの無関心・怠慢

③心理的虐待

・ことばによる脅かし，脅迫
・子どもを無視したり拒否的な態度を示す
・子どもの心を傷つけることを繰り返し言う
・子どもの自尊心を傷つけるような言動をする
・他の兄弟とは著しく差別的な扱いをする

④性的虐待

・子どもへの性交，性的暴行，性的行為の強要・教唆
・性器や性交を見せる
・ポルノグラフィーの被写体などに子どもを強要する

2）児童虐待の実態

「児童虐待の実態－東京都の児童相談所の事例に見る－」によると，その実態の概要は以下のようであった．

（1）児童虐待の概況

虐待を受けた児童は1,000人当たり0.7人．相談件数はこの10年間で15.4倍に急増．平成12年度の相談件数は1,940件で，このうち実質の虐待を受けた子どもは1,242人．

児童虐待を受けた子どもの6割は2～8歳で，男女比はほぼ同じ．1年以上虐待を受けた子どもは全体の約43

％．「軽度虐待」などの比較的軽症のものが全体の約54％．一方「生命の危機あり」のケースが36件もあった．

（2）虐待を受けた子どもの特徴

子どもの何らかの特徴によって虐待を受ける場合は約36％で，「問題行動（非行，盗み等）」「知的発達の遅れ」「親と分離体験」「望まれずに出生」の順であり，これまで「望まれずに出生」が虐待につながりやすいとされきたが，それほどでもない．

虐待を受けた子どもは，不安，うつ状態など情緒的・心理的問題を示すことが多い．実父母の場合は他の兄弟にも虐待を行うことが多いが，養・継父母など血縁関係がない場合は，特定の子どもだけに虐待を行う場合が多い．虐待を受けても虐待した親と同居を希望する子どもが多い．

（3）虐待を行った保護者等の要因

虐待者は実母が約59％，実父が24％と実父母が多い．虐待を行ってもそれを認めない者が多い（特に実父）．虐待者の生育歴で決定的な要因は見当たらず，被虐待体験のある者は約1割．実父母とも有業率が低く，実母は家庭にいる者が約5割．

父親による虐待は母親より重症のものが多い．母親による虐待は継続的な傾向が高く，父親によるものは散発的なものが多い．

（4）虐待が行われた家庭の特徴

三世代の家庭は極めて少ない（7.2％）．「経済的な困難」と「親族・近隣・友人からの孤立」が鍵となっている．集合住宅に住む家族が7割と比率が高い．

（5）児童相談所の処遇内容から見た児童虐待の特徴

子どもと身近に接する保育所，学校等が第一発見者になることが多いが，3割程度であり，さらに関心と理解を深めることが必要である．1/4にあたる301人の子どもを一次保護した．

指導・援助に応じる者は4割にすぎない．4割以上の者に指導・援助の効果が現れている．「育児疲れ」によるもの，「虐待を認めて援助を求めている」者には効果が大きい．

（6）実態分析を終えて

子どもの身近な機関による虐待の早期発見のための取り組みの強化の必要性，虐待防止に向け求められる地域のネットワークの構築，「虐待につながるリスク要因」は子ども側には少なくむしろ多くは虐待側，「虐待者の世代間連鎖」など生育歴による虐待要因に強い関連性はみられず複合的な要因で虐待は引き起こされる．困難な「虐待を認めない親」に対する対応，急がれる「虐待を認め援助を求めている」母親への家庭全体を視野に入れた支援，子どもと親との再統合に向けたプログラムの確立の必要性，親子の間のあたりまえの関係を結びつけることの重要性．

（7）歯科との係わり

以上のような児童虐待の実態から，虐待を単なる犯罪として捉えるだけでなく，虐待に至らざるを得ない理由を把握し，適切な対応を行うことが重要である．更には虐待を早期に発見し，よりひどい虐待に至らないよう努力することも必要である．

特に歯科からの係わりはかなり有効と思われるので，かかりつけ歯科医の機能の一端として注意を向けるべきであろう．

3）児童虐待への対応

（1）児童虐待に係わる法的制度

①児童福祉法

子どもの虐待に関連するものとして，発見通告・立入調査・一時保護・施設入所・親権喪失宣言等以下の措置が規定されている．

・要保護児童の通告義務（法25第）
・立入調査（法第29条）
・児童の一時保護（法第33条）
・保護者の児童虐待等の場合の措置（法第28条）
・親権喪失宣告の請求（法第33条の6）

②民法

民法第820条には「親権を行う者は，子の監護及び教育を有し，義務を負う」と規定されており，親権の内容にも幾つかある．このうち，子を監護及び教育する権利義務，子の居所を指定する権利，必要な範囲で子を懲戒する権利が，虐待と関係する．

③児童の権利に関する条約（平成元年11月20日）

・児童に対する措置の原則（条約第3条）
  児童に関するすべての措置は，公的若しくは私的な社会福祉施設，裁判所，行政当局または立法機関のいずれに行われるものであっても，児童の最善の利益が主として考慮される．

・父母等の責任，権利及び義務の尊重（条約第5条）
  親や保護者が有する子どもへの指示および指導の責任，権利および義務を尊重すべきである．

・父母からの分離についての手続（条約第9条）
  親の意思に反する親子の分離の禁止と，司法審査に従うことを条件に分離が可能である．

・虐待からの保護（条約第19条）
  子どもが虐待を受けている場合，その子どもを保護するための措置をとることの規定

（2）児童相談所（児童福祉法第15条によって設置される）の業務

・児童のあらゆる問題について家庭その他から相談を受け，必要に応じて医療機関を紹介する
・児童およびその家庭について，必要な調査並びに医

学的，心理学的，教育学的，社会学的および精神保護上の診断を行い，その判定に基づいて指導する
・必要に応じて児童を児童福祉施設に入所させ，または里親等に委託して児童の健全な育成を図る
・緊急に児童の保護が必要な場合に児童を一時保護する
・必要に応じて定期的に通所，宿泊を通しての治療指導，不登校等で家に閉じこもりがちな子どもに，ボランティアの青年（メンタルフレンド）を派遣する
・必要に応じて巡回相談，出張相談を行う（因みに，東京都には児童相談センターが1カ所と，児童相談所が10カ所ある）

4）被虐待児童の口腔内状況

東京都衛生局の調査によれば，東京都の平成13年度の被虐待児は2,098名で，10年前の20.2倍となっており，子ども1,000人に対し0.7人である．また，被虐待児の多くは乳幼児・学童児の子どもであるが，この時期には1.5歳児・3歳児歯科健康診査や，乳幼児歯科相談，学校歯科健診が行われ，歯科医師がこれらの被虐待児に接する機会も多いと思われる．これらの健診を通して，多数歯のう蝕やう蝕治療をしないまま放置している事例が見うけられるが，その原因の一端として児童虐待における「養育の放棄」が考えられる．この養育放棄と，生活習慣に起因すると考えられる口腔内状況の関連を明らかにするため調査を行った．方法は，東京都内5カ所の児童相談所と8カ所の乳児院に一時保護で入所，入院している18歳未満の乳幼児・児童の内，被虐待児の多い12歳までの170名について，調査票に基づく虐待の概要および生活習慣の問診と，口腔内健診を行った．

虐待の概要は，生年月日，性別，身長・体重，虐待の分類，主な養育者，主な虐待者等であり，生活習慣に対する問診としては，食習慣，入所前の生活習慣，悪習癖等であり，口腔内診査は，う蝕・修復・喪失等の歯の状態，破折・動揺等の外傷，歯垢沈着，歯肉炎を診査項目とした．

（1）結果の概要
①虐待に関して
・調査対象になった児童数は170名で，内訳は男性107名，女性63名．
 0～12歳児において，最も多い養育放棄・養育困難（いわゆるネグレクト）は全体の62.9％であり，低年齢に多くみられるものの，すべての年齢において高い率を示している．次に多かった身体的虐待45.3％においても，すべての年齢に平均して発生しているが，5，6歳児においてやや多い傾向にあった（図24）．
・虐待者別分類
 主な虐待者は，全体では実母によるもの58.2％が最も多く，ついで実父によるものが17.1％であった．虐待の分類のうち，最も多くみられる養育放棄・養育困難においても，実母によるものが最も多かった．
②う蝕の状態
今回の口腔内調査結果を，5歳以下は「平成14年度版東京の歯科保健」および6歳以上は平成13年度版「東京都学校保健統計書」を対照として比較すると，0～5歳までのう蝕有病者率（図25）および一人平均dmf歯数（図26）は，いずれの年齢においても，被虐待児の方が多かった．特に2歳児では，41.18％がう蝕を所有しており対照の約3倍であった．またう蝕の本数でも2歳児では3.53本であり，対照の0.48本と比べ約7倍であった．なお，う蝕以外の口腔内状態のうち，歯垢・歯石沈着については差異は認められな

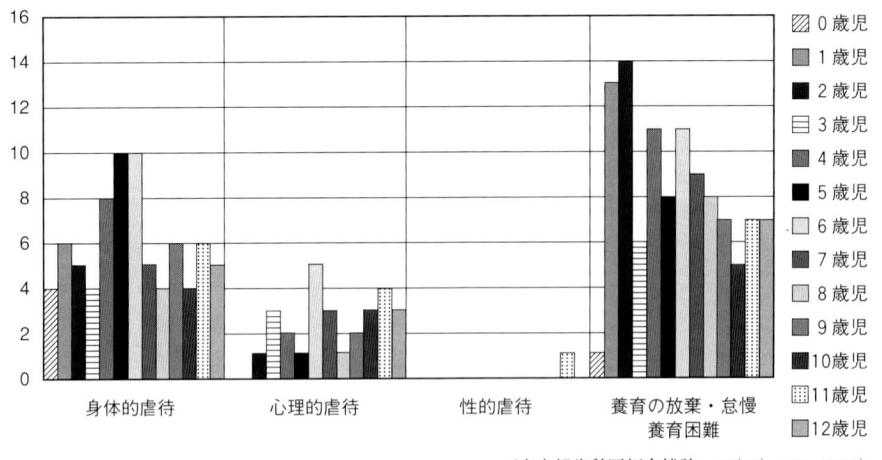

(東京都歯科医師会雑誌 12(51)：20, 2003)

図24　虐待の分類と児童数

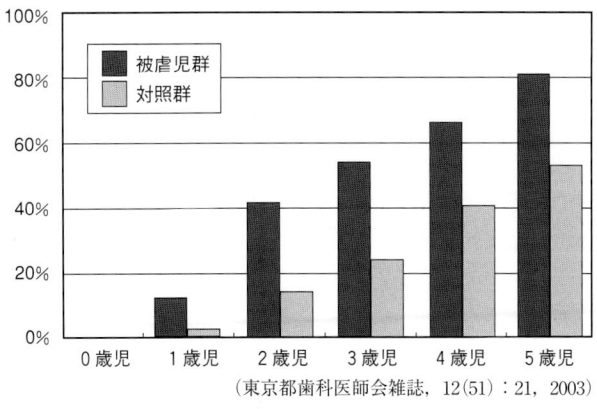

図25 う蝕有病者率
（東京都歯科医師会雑誌，12(51)：21, 2003）

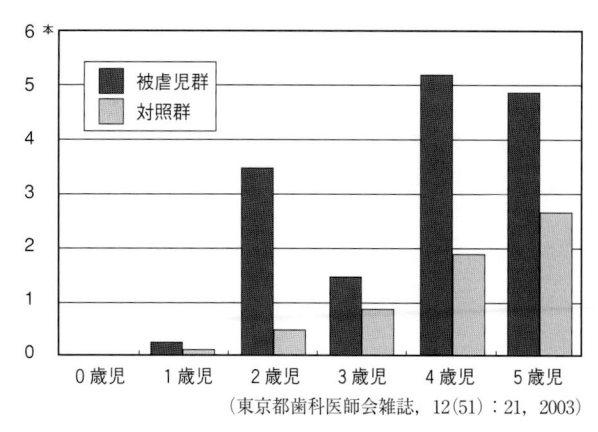

図26 一人平均dmf歯数
（東京都歯科医師会雑誌，12(51)：21, 2003）

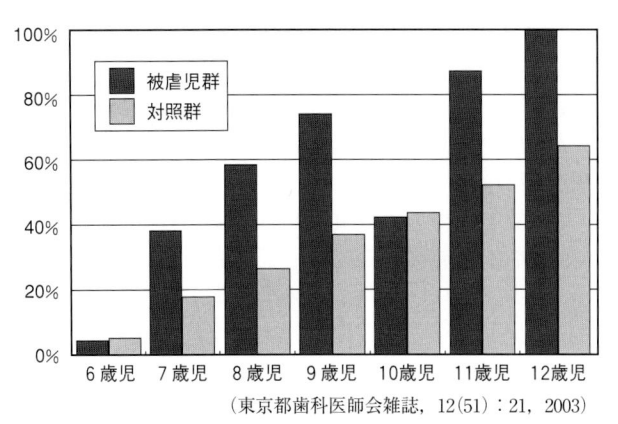

図27 永久歯う蝕有病者率
（東京都歯科医師会雑誌，12(51)：21, 2003）

かった．

　0〜5歳児における被虐待児の一人平均未処置歯数は2.69本であるが，これは対照群の0.44本に比較しかなり高い数字となっていた．未処置歯所有率はいずれの年齢においても対照群を上回っていた．6〜12歳までの永久歯う蝕有病率（図27）では，6歳児と10歳児を除いて，被虐待児は対照群よりかなり高率であった．

　11，12歳児の一人平均DMF歯数を対照と比較したが，11歳児のう蝕数4.2本は対照群1.57本の2.7倍であり，12歳児の6.89本は対照群2.19本の3倍以上であった．また，永久う蝕処置率を比較したものであるが，11歳児での処置率12.7％は対照群73.89％の2割以下，12歳児における処置率24.19％は対照群71.69％の約3割であった．

（2）結論

　被虐待児のうち，特に養育放棄・養育困難とされるいわゆるネグレクトを受けている者のう蝕有病者率やう蝕歯数および処置率等で，対照群と明らかな差異がみられたことは，乳幼児や学童の歯科健康診査に際して，単にう蝕の早期発見だけでなく，必要に応じて家庭における養育の放棄・養育困難などの生活環境要因も検討すべきと考えられた．

　また，身体的発育状況が対照群に比べて，やや劣っている傾向があることから，さらに身体的発育状況と口腔内状態の関連性について今後検討する必要があると思われた．

　以上から結論として，乳幼児歯科健康診査，学校歯科健康診査では，養育放棄・養育困難等が疑われる場合は，家庭における生活環境の調査も行う必要があることと，今後児童虐待と歯科の関わりをさらに明確にする必要があることが示唆される．

ここがポイント

虐待通告の義務

児童福祉法第25条では，「保護者のない児童又は保護者に監護させることが不適当であると認める児童を発見した者は，これを福祉事務所又は児童相談所に通告しなければならない」と規定されている．歯科医師は職務上，虐待を発見する場合が考えられるので，児童虐待に関する知識を十分習得し，その責務を果たす必要がある．

5．まとめ

　母子歯科保健は妊娠と同時に始まる（妊娠以前から始まると考えても良いが）．妊婦は，妊娠の各段階（前期，中期，後期）において，歯科健診や歯科保健指導（出生前歯科保健指導，両親学級等）を受けることは大変重要である．また出産後も，産後ケア，母子栄養管理等を通じて，口腔保健に対して積極的に関心を持つことも重要である．

　乳幼児期は口腔保健の出発点であるので，この時期に適切な歯科保健行動がなされれば，生涯にわたって良好な口腔状態を維持することが可能である．乳歯萌出時期の歯科健診，1歳6カ月・3歳児歯科健診の受診は当然

として，4～6歳においても毎年誕生月等に歯科健診を受けることが必要であるので，保護者は受診の努力をすべきである．

また健診だけでなく，幼児期におけるう蝕予防や食べる機能を獲得するためのプログラムを受けることも必要である．幼稚園・保育園における歯科健診の他に，7，5，3歳の節目の時期を捉えての食事の取り方・ブラッシングの仕方・口腔習慣習癖のチェック等を受けることは有意義である．

これらの口腔保健行動は，保護者の責任においてなされるべきものであるが，行政機関からの普及啓発活動や財政的支援も不可欠である．そしてかかりつけ歯科医がこれらの機能を推進することにより，母子歯科保健の目的を達成することが可能である．さらに近年大きな社会問題となっている児童虐待についても，歯科からの役割を社会に対して果たすことができると考えられる．

2 学校歯科保健

1．学校保健
1）保健活動
（1）学校保健法の目的
「学校における保健管理及び安全管理に関し必要な事項を定め，児童，生徒，学生及び職員の健康の保持増進を図り，もって学校教育の円滑な実施とその成果の確保に資すること」

（2）学校保健活動
昭和22年に学校教育法が公布され，教育課程の中に保健教科が導入された．昭和33年には学校保健法が公布され，学校の保健管理の体系化が行われた．学校保健における活動は大きく分けて次の2つになる．
①保健管理──学校保健法に関係する
　a．対人管理
　　健康管理──健康診断，健康相談，疾病予防，健康観察・健康調査，事後措置等
　　生活管理──通学関係，学級編成，休憩時間，精神衛生，時間割編成等
　b．対物管理
　　環境管理──環境点検・安全点検，清掃・美化，飲料水管理，施設・設備管理等
②保健教育（安全教育）──学校教育法に関係する
　・保健（安全）学習──保健科，保健体育科学習，理科・社会科学習での知識
　・保健（安全）指導──学級活動・学校行事・日常生活等における指導

（3）事後措置
健康診断の結果は総合判定後3週間以内に本人または保護者に通知し，必要に応じて疾病の予防処置をとり，必要な医療・検査・予防接種等を受けるように指示し，療養の指導をする．

（4）学校保健委員会の構成メンバー
校長，教頭，保健主事，養護教諭，体育主任，特活主任，安全主任，給食主任，学年主任，児童保健委員会代表，児童代表委員会代表児童，学校医，学校歯科医，学校薬剤師，PTA（正・副会長，常任理事，各専門部長，保健部部長），教育委員会，保健所，地区町会長

（5）小学校における保育教育の実施
保健指導は6学年の特別活動において，保健学習は5，6年の体育科において実施されている．

2）健康診断
（1）学校における健康診断の種類
①小学校就学時前健康診断（市町村教育委員会が実施）
②定期・臨時健康診断（学校が実施）
③特別健康診断（大気汚染地域学校での呼吸器疾患などの健康障害に対する健診）
④職員への定期・臨時健康診断（学校の設置者が行う）

（2）健康観察の方法
担任教諭や養護教諭による健康状態の継続的な把握で，毎朝の出欠調査と同時に健康観察結果を記録することになっている（morning inspection）．

（3）疾病予防の方法
学校での集団感染の予防は大変重要である．学校保健法では，
・学校伝染病患者あるいは疑いのある者に対する学校医の判断による出席停止
・関係機関への届出
・消毒措置等
が義務づけられている．

（4）学校病（他人に感染させたり，学習に支障をきたすおそれのある疾病）
トラコーマ，結膜炎，近視，白せん，疥癬，膿痂疹，副鼻腔炎，アデノイド，**う蝕**，寄生虫病，結核であるが，最近の学校病としては，心疾患，腎炎，脊柱湾曲症等が多く見られる．

（5）学校職員の健康診断の必要性
学校職員の健康診断は，本人の疾病の発見だけでなく感染症がある場合に，児童・生徒への感染予防の意味合いもあるので，職域保健に準じた歯科保健が必要である．

> **ここがポイント**
>
> **定期および就学前歯科健康診断の検査項目**
>
> ・項目：「歯および口腔」
> ・発見される疾病異常：う蝕歯周疾患，咬合状態・開口障害，顎関節雑音・発音障害等
> ・義務規定：幼稚園，就学時，小学校，中学校，高等学校
> ・専門学校，大学は検査項目から除くことができるので，歯科健診の義務規定はない

2．学校歯科保健

1）学校歯科保健の歩みと現状

日本で最初の定期的集団歯科健診は，明治31（1898）年頃（公立学校に学校医がおかれた時）であり，学校歯科医が法的に義務づけられたのは，学校保健法（昭和33年）においてである．

現在，幼児・児童・生徒に対する定期健診は毎年6月30日までに行うことになっている．また学童期に多く見られる歯周疾患は，単純性歯肉炎，思春期性歯肉炎，歯肉増殖症（ダイランチン，ニフェジピン等による抗てんかん剤の副作用），若年性歯周炎等である．う蝕検出に関してのWHOの最近の見解（1997年）では，探針でなくCPIプローブ（Emslieの621プローブ）の使用を推奨している．

2）学校歯科医の職務（学校保健法施行規則）

・学校保健計画の立案に参画すること
・歯の健診に従事すること
・う蝕その他の歯疾の予防処置に従事し，および保健指導を行うこと
・歯に関する保健相談に従事すること
・就学前児童の歯の検査に従事すること
・必要に応じ，学校における健康管理に関する専門的事項に関する指導に従事すること

3）歯・口腔の健診

（1）検査項目

・歯列・咬合・顎関節の状態
・歯垢の状態
・歯肉の状態
・歯の状態（現在歯，う歯，喪失歯，要注意乳歯および要観察歯の状態）
・その他の疾病および異常

（2）歯列・咬合・顎関節の状態の検査法（平成6年の学校保健法施行規則の改正で新設）

①歯列（問診，視診，触診による）
　0（異常なし）
　1（要観察）開口時の顎の偏位，軽度の不正咬合，顎関節に軽度の異常あり
　2（要精検）顎関節雑音・偏位，開口制限・開口障害，重度の不正咬合

②歯垢
　0（良好）
　1（若干の付着）歯面の1/3以下に歯垢あり，刷掃指導が必要と判断される者
　2（相当の付着）歯面の1/3を超えて歯垢あり，生活習慣に問題あり，健康相談が必要な者

③歯肉
　0（異常なし）異常なし
　1（要観察）軽度の炎症症状があり，定期的観察が必要
　2（要精検）歯科医師による診断が必要な歯周疾患が認められる者

（3）歯の状態の検査法

①診断方法（歯鏡と探針による）
探針による触診での触診圧は，小窩裂溝は150～250 g，平滑面は50～150 g．

②臨床的う蝕
咬合面・頰面・舌面の小窩裂溝は探針先端にエナメル質の軟化した実質欠損のあるもの，平滑面では白斑，褐色斑，変色，粗造面，着色があってもエナメル質の実質欠損がない場合はう蝕としない．

（4）歯周疾患
視診によるが必要に応じて探針，ピンセットを使用し歯石・歯垢の有無，歯の動揺を診査する．歯科医師による診断と治療が必要な者はGとする．

（5）健康診断票に記入する歯の状態の記号
現在歯＼（たとえば A , C , E など）　処置歯○　未処置歯C　要注意乳歯×　要観察歯CO

4）就学時健診と臨時健診

（1）就学時健診
う蝕の有無，口腔の疾病異常について診査し，就学時健康診断票（学校保健法施行規則第6条第1号様式）に結果を記入する．個々の歯の状態の記入は不必要だが，未処置歯を入学前に治療すること，歯の清掃が不良な者は指導を行う．

（2）臨時健診
処置を勧告された者が完了したか否か，指導を受けた者のその後の状態，CO，GO者の経過観察，歯列等の検査項目が要観察となっていた者に対する健診を行う．

5）健診時の注意点

・萌出途上の第一，第二大臼歯で低位にあって咬合面に多量の歯垢が付着している場合は特に十分な指導を行う
・小窩裂溝塡塞（シーラント）はすべて健全歯とする

・フッ化ジアミン銀（サホライド）塗布歯については未処置歯とする
・充塡処置のないう窩は未処置歯
・う蝕を検知できない場合は健全歯または要観察歯

> **ここがポイント**
>
> .... CO と GO ....
>
> CO（questionable cariess for observation）
> 小窩裂溝においてエナメル質の軟化した実質欠損は認めないが，褐色窩溝および粘性が探針で蝕知されるもの，または，平滑面において歯質脱灰を疑う白濁や褐色斑がみとめられるがエナメル質の実質欠損の確認ができないもの
> GO（gingivitis for observation）
> 歯肉に軽度の炎症症状がみられるが歯石沈着はなし，ブラッシングにより改善されると思われる者

3．学童期における歯科保健

1）歯科保健目標

小学校低学年の永久歯う蝕発生期，高学年のう蝕多発期，中学・高校の歯周疾患発生期への対策を通じて，自己健康管理教育，生活習慣の確立を目指す．

2）現状

平成11年度歯科疾患実態調査によると，う蝕罹患率では永久歯（5歳以上）の総数で85.86％（平成5年度は85.64％），乳歯＋永久歯（5〜15歳）の総数では78.34％（平成5年度は90.41％）であった．また処置完了者は，永久歯の総数では51.32％（平成5年度は42.71％），乳歯＋永久歯の総数では41.89％（平成5年度は34.99％）であった．12歳児の一人平均う蝕数は2.9歯である．

また，平成12年度学校保健統計調査によると，疾病・異常の被患度別状況ではいずれの学校段階でも，う蝕が最も多かった（小学校70〜80％，中学校70〜80％，高等学校90％未満）．同じくう蝕罹患率は，小学校77.9％，中学校76.9％，高等学校85.0％であった．う蝕の年齢別罹患率では，5〜7歳，10〜13歳を除く各年齢で80％を超えており，17歳が87.2％と最も高い．さらにう蝕の男女別罹患率では，5〜10歳までは男子の方が多いが，11歳以降では女子の方が高い．特に17歳の女子は最高であった．

3）問題点

第一は，平成11年度歯科疾患実態調査から得られたデータは，確かに平成5年度のそれよりは向上してはいるが，まだ目標とする数値とはかなり開きがある．また平成12年度学校保健統計調査においても，他の疾患に比べていずれの学校段階でもう蝕が最も多いことは，由々しき問題である．

第二に，平成11年度歯科疾患実態調査からもわかるように，学校期（小学校から高等学校）においてう蝕が最大の疾患であり，その罹患率が80％前後であることを考えると，もはや従前の対策では改善が困難な状況といえる．特に第二大臼歯保護のための予防処置は，強制的な方法も一考すべき問題である．中学生の場合は，歯周疾患発生期にもあたる大変重要な時期であるから，歯科保健教育は優先されるべき事項である．このように未だう蝕が口腔疾患の代表になっている現状を改善するには，う蝕予防を中心とした口腔保健活動を推進しなければならない．

第三には，すでに多方面から指摘されていることではあるが，食生活の乱れも問題である．口腔機能の健全な発育にとっても，正しい食生活を行うことは不可欠である．そのための食生活をも含めた，自己健康管理教育を学校の授業時間を利用して行うべきである．さらに，学校教職員に対する口腔保健普及啓発を強化することは，学校歯科保健の目標達成にとって不可欠と思われるが，現行の学校教育体系の中ではその実施は不可能である．教育カリキュラムに関わる対応には，法的根拠を持たせなければ実現不可能である．さらに，歯科医師会と学校歯科医会の密接なる連携も必要であると指摘されている所である．さらに昨今の学校歯科保健を取り巻く環境も無視できない．学力偏重主義，塾化傾向，学級崩壊，歯科保健に対する専門的知識を有する人材の不足，自己健康管理教育が実行されていないことなどが指摘されよう．

> **ここがポイント**
>
> .... 日本学校歯科医会の基本方針（1963年）.........
>
> 「現今の我が国における基本方針としては，予防処置の実施に重点をおかず，治療の指示に重点を置くことが，一般的に妥当である」としているが，現状では治療の指示が必要な場合よりも，予防に係わる指示を行うべき場合が多いと考えられる

4．まとめ

歯科疾患実態調査からわかるように，学齢期（小学校，中学校）・高等学校におけるう蝕罹患率はかなり高い数字である．また歯周疾患も多く見られることから，学校歯科保健に対する更なる努力が必要であると考えられる．

第一は，学校の授業時間の中で口腔保健に関する充実した教育がなされなければならない．う蝕・歯周疾患の原因，予防法などに関する基礎的な教育と，口腔清掃の実習などが不可欠である．

第二には，健康づくりを基本とした自己健康管理教育の実施である．これは学校や家庭ばかりでなく，歯科診

療所等の医療機関においても行われる必要がある．

第三には，保育園医，幼稚園医，学校歯科医の役割である．嘱託医はそれぞれの部署において，健康教育の充実や自己の研修を継続させる努力を行うべきである．

3 成人歯科保健

1．成人歯科保健

1）成人歯科保健の施策

平成7年の老人保健法「保健事業実施要項の一部改正」（第2次5カ年計画）により，老人保健事業の一環として総合健康診査の検査項目に歯周疾患検診が加えられた．ただし，40歳と50歳の節目のみであり，またこれを採用するかどうかは，市町村の判断による．

2）成人の歯科保健行動

成人歯科保健に関する根拠として多くの研究がなされている．「成人歯科保健事業の評価と効果的な成人歯科保健対策の進め方に関する研究報告書（8020への歯科保健戦略）」によると，歯の喪失は健康に対する自己評価，受療状況，自覚症状と有意な関連を有することが明らかとなった．また，歯周疾患に関する自覚の有無が，高血圧，糖尿病，胃炎，肝炎・肝硬変，腎臓病，貧血・造血器疾患などの慢性成人疾患と有意な関連を有することも明らかとなった．

高野らの「口腔内状況が食品摂取におよぼす影響に関する研究」によれば，比較的喪失歯の少ない20～50歳台においては，食品摂取に及ぼす影響は歯肉の状況が最も大きく，少数の喪失歯，未処置歯であっても生ずることが示され，8020を達成し生涯を通じて楽しい食生活を営むため，20歳台から50歳台にかけては歯肉の健康保持を主体とする歯科保健教育と歯周病予防の重要性が示された．また最近ではアメニティーの観点から，特に口臭の問題が大きく取り上げられている．

口臭は食事（唾液分泌）と大きく関わっているばかりでなく，口腔ケアが不十分であるために，口臭を引き起こすことがわかっていることから，口腔ケアを含めた口腔保健行動を推進するべきである．

さらに，歯周病が生活習慣病として位置づけられていることや，喫煙と歯周病との関係が指摘されていることを考慮すると，成人期における歯科保健はますます重要となってくる．辻らによる「適切な口腔清掃指導の方法についての研究」によると，口腔清掃の重要性を理解して行動移行が容易なグループは，そうでないグループに比べて，「歯科治療が完了している」「喫煙しない・禁煙した」「生活が規則的である」「運動を定期的に行う」「健康診断を受診している」者が多く認められ，成人に対する口腔清掃の教育指導に際してグループ分けが必要であるとしている．同様に，関口らの論文によれば，「歯周疾患に関心のある受け入れグループの選択には，「歯科治療が完了している」「何でもよく噛める」「週1回以上も運動習慣がある」「喫煙しない／禁煙した」「健康診断を受診している」のような保健対処行動が目安となる．

この結果，歯周疾患の教育指導においては，関心受け入れグループと無関心放置グループに区分して，動機づけを行うことが効果的であるとしている．男性勤務者における，喫煙・飲酒・夕食の時間・睡眠時間・運動の生活習慣と健康との関連性について井上らの研究によると，健康に良い生活習慣を多く実施している者に良好な口腔清掃状態が認められた．

参考文献

・辻　恵一，末高武彦，小松崎明：成人男性における口腔清掃行動と各種保健対処行動との関連性に関する研究，口腔衛生会誌，46（3）：261～280，1996．
・関口文裕，小松崎明，末高武彦：成人男性における歯周疾患と各種保健行動との関連性に関する研究，歯学，83（5）：1159～1176，1996．
・井上克也，小松崎明，末高武彦，辻　恵一，三谷　寧，土肥陽一，金沢紀子：男性勤務者における生活習慣と口腔清掃行動，口腔内状況との関連性について，日歯医療管理誌，31（3）：300～306，1997．

ここがポイント

・・・・・・・・成人期の2大歯科保健・・・・・・・・

健診・相談（成人歯科健診）と健康教育（う蝕予防，歯周疾患予防，生活習慣病予防）

2．成人期における歯科保健

1）歯科保健目標

歯周疾患予防，咬合の維持安定を通じて，全身の機能低下を防ぎ，健康な高齢期につなげる．

2）現状

平成11年度歯科疾患実態調査によると歯の平均寿命の最短は，男女とも下顎第二大臼歯で，それぞれ50.0歳，49.4歳であった．また，一人平均DMF歯数は，総数で15.67本，喪失歯数のある者は総数で60.06％（男57.91％，女61.55％），一人平均喪失歯数は総数で5.91本（男5.59本，女6.13本），歯肉に所見のある者は総数で72.88

％，歯石沈着が見られる者は29.06％，歯周ポケット4mm以上6mm未満の者25.36％，6mm以上の者7.14％であった．これらの歯肉所見では年齢が高くなるにつれ増加するが，45～54歳の年齢階層で88.44％と最高値であった．

3）問題点

平成11年度歯科疾患実態調査によると，35～44歳年齢層で88.27％，45～54歳年齢層で88.44％，総数では72.88％が歯周病に罹患しているにもかかわらず，平成11年度保健福祉動向調査では，「歯磨き指導を受けたことのある者」は19.7％，「歯科健診をうけたことがある者」は17.9％，「歯間部清掃用具を使用している者」は24.4％にしかすぎない．これは，歯科健診に対する受診行動の低さからくるものであって，今後抜本的な方策によらなければ，これらの状況を改善することはできない．

また，15歳以上の者について自分の健康状態を「よい」若しくは「まあよい」と思っている人と，「よい」と思っている人は，約半数（48.3％）という結果が出ている．歯の状態別にみると，よいと思っている者は，歯が「全部ある」では61.5％，「ほとんどある」48.4％，「まったくない」では28.1％となっている．同様に65歳以上の者についてみると，よいと思っている者は30.0％となっている．これを歯の状態別にみると，よいと思っている者は，歯が「全部ある」では46.0％，「ほとんどある」では37.4％，「まったくない」では26.6％となっている．このような結果は，歯の状態についてかなり健康意識に自信が持てないことの表れである．

また，う蝕に関しては根面う蝕とくさび状欠損があげられる．根面う蝕は，20～50歳までは加齢による増加傾向があり，50歳台がピークで，60歳からは漸次減少傾向を示す．くさび状欠損は，50歳台がピークであるが，20，30，40歳台ではそれぞれ，根面う蝕の約2倍を示す．

> **ここがポイント**
>
> ········· 成人歯科保健の現状 ·········
>
> 平成11年歯科疾患実態調査では，歯周疾患罹患者は72.88％であるが，平成11年度保健福祉動向調査では，歯みがき指導を受けたことのある者19.7％・歯科健診を受けたことのある者17.9％・歯間清掃用具を使用している者24.4％であって，歯科保健行動に大きな問題点がある．

3．まとめ

成人期は生活習慣病が発症する時期であり，特に糖尿病と歯科疾患の関係が指摘されていることを考えると，歯科からの生活習慣病予防プログラムの確立が重要となってくる．根面う蝕やくさび状欠損などを予防するう蝕予防プログラムや，歯の喪失防止のための歯周疾患予防プログラムの実施が不可欠となってくる．

平成11年度の歯科疾患実態調査と保健福祉動向調査における，成人期の歯周疾患罹患率と歯科保健行動の乖離からもわかるように，歯科健診と健康教育の充実をさらに図っていく必要があり，この点においてもかかりつけ歯科医の役割は重要である．

4　職域歯科保健

1．職域保健

1）主な労働衛生施策の経緯

職域保健（ocupational health）・産業保健（industrial health）は，あらゆる産業の現場で就労している人の心身の健康を管理し保持・増進を図る実際的な活動のことをいい，労働衛生と同義である．労働衛生の歴史を振りかえってみると，明治44年には工場法が制定（大正5年施行）されたが，これは中小企業の長時間労働，女工・年少工の就労環境の改善のための法律であった．

昭和22年には労働基準法制定・施行があり，賃金，労働時間，労働衛生，災害補償等の最低基準が定められた．その後，昭和47年に労働安全衛生法が制定・施行され，労働者の生命と身体を守るための規定がなされた．

2）職域保健の目的（ILO／WHO合同委員会が1950年に採択）

①すべての職業に従事する労働者の身体的，精神的および社会的健康を最高度に保持増進すること→健康保持増進のための措置

②労働条件に起因する健康障害を防止すること→業務上の疾病防止管理

③健康に不利な諸条件から労働者を保護すること→労働適正管理

④労働者の生理的・心理的特性に適合する作業環境を配置しそれを維持すること→労働能力損失管理

3）衛生管理と健康管理

（1）衛生管理体制

①環境管理：作業環境中の様々な有害因子等を除去し快適な作業環境を維持する
　　　　　　→個人防護対策，設備対策

②作業管理：有害物，有害エネルギー，手指作業に対する健康障害の防止
　　　　　　→職業病の予防

③健康管理：健康診断を継続的に実施し衛生管理の改善，向上を図る
　　　　　→健康診断（定期，特殊）の実施

（2）健康管理
①目的
・労働者の健康の保持増進を図る
・健康を障害する因子を発見除去する
・労働者の健康を継続的に観察し，健康障害の早期発見・治療をする
・障害者を速やかに社会復帰させる

② THP（total health promotion plan）
　就業形態の多様化，技術革新によるストレス等の労働者の心の問題が，身体的障害を惹起することが考えられるので，労働安全衛生法の改正（昭和63年）においてTHPを提唱した．
　これは健康診断の測定結果に基づき，産業医が中心となって運動指導担当者（ヘルスケア・トレーナー）らが他の健康づくりスタッフとともに，心身両面から健康指導を行う．

（3）安全衛生教育
　雇い入れ時，配置転換および特定の有害業務への就業の際に衛生教育を実施することを労働安全衛生法において義務づけている．

4）健康診断
（1）一般健康診断
　雇い入れ時の健診，1年以内ごとの健診，配置替えの際の健診，結核健診，給食従業員の検便．

（2）特殊健康診断
　粉塵作業，有機溶剤，特定化学物質を扱う業務等ではそれぞれの規則・法律より行う．

（3）二次健康診断給付（厚生労働省，都道府県労働局，労働基準監督署）
　平成13年4月1日から労災保険制度において新しい保険給付が開始した．
　（目的）
　　業務によるストレスや過重負担により脳血管障害および心臓疾患を発症し，死亡または障害に至る件数の増加がみられるので，発症前の段階における予防を行う．
　（要件）
　　一次健康診断において，血圧の測定・血中脂質検査・血糖検査・BMIの測定のすべてで異常所見がみられる場合．
　（給付内容）
　　二次健康診断：空腹時血中脂質検査，空腹時血中グルコース量検査，頸部超音波検査等特定保健指導：栄養指導，運動指導，生活指導．

5）労働安全衛生法における管理者設置義務等
（1）総括安全衛生管理者
・安全管理者と衛生管理者を指揮する
・屋外労働業種100人以上，工業的業種300人以上，その他1,000人以上の事業所

（2）衛生管理者
・衛生に関する技術的事項の管理のため，常時50人以上の労働者を使用する事業所
・労働安全衛生法の衛生管理者の資格は，医師，歯科医師，労働衛生コンサルタント，その他厚生労働大臣が定める者

（3）安全衛生推進者（衛生推進者）
・常時10人以上50人未満の労働者を使用する事務所で，野外的産業，工業的職種の場合には安全衛生推進者，その他の職種では衛生推進者を選任することが義務

（4）産業医
・常時50人以上の労働者を使用する事業所には産業医を置く
・1,000人以上の規模の事務所または厚生労働省令で定める，有害業務に常時500人以上が従事する事業所の産業医は専属であること
・常時3,000人を超える場合は2人以上の産業医が必要

（5）作業主任者
　高気圧作業，電離放射線作業，鉛作業，四アルキル鉛作業，特定化学物質作業など，衛生上特に有害な作業場には国家試験合格者または技能講習修了者を作業主任者として選任．

（6）衛生委員会（労使が協力して保健問題を審議する機関）
　総括安全衛生管理者またはこれに準ずる者，衛生管理者またはこれに準ずる者，産業医，該当事業所の労働者で衛生に関し経験のある者により構成し，健康障害防止対策・健康保持増進・労働災害の原因や再発防止対策・その他について診査審議する．

ここがポイント

産業医の業務

・健康診断の実施，その他労働者の健康管理に関すること
・衛生教育や労働者の健康の保持増進のため，医学的専門知識が必要なものに関すること
・健康障害の原因調査と再発防止のための医学的措置に関すること
・上記事項について事業所または総括安全衛生管理者に勧告，衛生管理者に指示助言
・毎月1回職場を巡回し，作業方法や環境等に健康障害を起こすおそれのある場合必要な防止措置を指示する

2．職域歯科保健（産業歯科保健）

1）職業性歯科疾病

職業性歯科疾病は，労働者が一時的に有害要因に暴露することにより起こる災害性疾病と，長期の慢性的な暴露によって起こる職業病の2つに分けられる．また一般的な職業疾病の他に，作業以外の要因が関与して起こる作業関連疾患（労働関連疾患）がある．

2）口腔に症状を現す職業病の原因物質

表9に見られるように，取り扱う物質によって，各種の口腔症状が発現する．

3）歯牙酸蝕症

細菌（プラーク）が直接的に関与することなく，酸の化学的作用によって歯の腐食ないし実質欠損を来すもの．作業環境中に発生した酸のガス，蒸気，ミストなどが硬組織である歯面に接触することにより，歯の脱灰，溶解が起こる．酸蝕症が報告されるのは，メッキ・バッテリー・肥料・染料・化学繊維・火薬・酸製造・硫黄鉱山などの産業である．また平均的な発生率は20〜40％といわれている．

4）海外派遣者の歯科健康管理の実態

東京都歯科医師会が行ったアンケート調査の結果によると

（1）一般企業96社に対して
- 派遣前に歯科健診を実施または推奨している企業は44社（51％）
- 同行する家族へ歯科健診を実施または推奨している企業は33社（38％）
- 海外で歯科受診をさせている企業は67社（74％）

（2）海外赴任経験者273名に対して
- 着任前に歯科健診を受診した者は143名（52％）
- 着任後歯科医療を受診した者は161名（59％）
- 赴任地において歯科医療受診が必要になった者は100名（37％）

（3）考察として

海外赴任者に対しては，着任前に国内で歯科健康診査を受けさせ，必要に応じて口腔保健指導や歯科治療を受けさせてから赴任させることが，企業にとっては対価効果は少なくてすみ，また，赴任者および家族にとっても時間や費用，言葉の問題などの心配をせずに安心して海外で活動することが出来ると考えられる．

（4）結論

海外派遣を行っている企業における歯科健康診査の重要性は，産業保健活動の一貫として重要性の認識を高める必要がある．

さらに法的な面から，海外派遣労働者の健康診断について，労働安全衛生規則第45条の2「本邦以外の地域に，6カ月以上派遣しようとする時と，6カ月以上派遣した労働者を本邦の地域内における業務に就かせる時に行わなければならない」とあるが，健康診断の項目に歯科健康診査を加えることが極めて重要であると考えている．

> **ここがポイント**
>
> 歯科医師による健康診断が義務づけられている職種
>
> （労働安全衛生法第66条第3項）
> 塩酸，硫酸，亜硫酸，フッ化水素，黄燐その他歯の支持組織に有害なもののガス，蒸気または粉塵を発散する場所における業務

3．産業（職域）歯科保健の最近の経緯（東京医科歯科大学歯科同窓会総合企画委員会「地域包括医療」より）

1）「これからの産業保健のあり方に関する検討委員会報告」答申（平成7年4月）

① （前略）特に循環器疾患，歯周疾患等に対する検診については，既に事業場において実施されている場

表9　口腔にみられる主な職業性疾患 参12）

取り扱い物質	主な職場	口腔症状
塩　　　酸	合成樹脂製造	歯の酸蝕症，口腔粘膜の出血
硝　　　酸	火薬製造，メッキ	歯の酸蝕症
硫　　　酸	染料製造，バッテリー製造	歯の酸蝕症，口内炎
亜　硫　酸	冷凍，漂白	歯の酸蝕症
塩　　　素	消毒，塩化物電解	歯の酸蝕症
フッ化水素	アルミニウム製造，鋳物清浄	口腔粘膜の炎症，歯の変色
黄　リ　ン	花火	歯肉の腫脹，歯の脱落，顎骨壊死
金　属　水　銀	水銀アマルガム製造，電光ニュース	口内炎，歯肉炎
アルキル水銀	腐敗剤製造	口唇知覚異常
カドミウム	電池製造，メッキ	前歯のカドミウム黄色環
三酸化ひ素	ガラス製造，農薬	歯肉炎，口内炎

（口腔保健学　p.267）

合もあるが，必要な検診を行う体制の整備を図ることが求められ（中略）現状では，歯科医師は，酸取り扱い職場等での健康障害防止に従事しているが，この職場の位置付けを明確化するとともに，労働者の健康管理の目的から，事業場における口腔保健への歯科医師の関与が望まれる．（後略）

② （前略）（イ）歯科医師の位置付けの明確化（ロ）酸取り扱い職場等における歯科検診を徹底し，健康障害を防止する（ハ）健康づくりとしての口腔保健を推進する．このため歯科医師の積極的関与を図るとともに，歯科衛生士の活用を図る．成人病対策として歯科（歯周疾患）の節目検診を推進する．（後略）

2）労働大臣への建議書答申（平成8年1月）

（前略）歯周疾患に関する健康診断については，事業場においてその機会が提供されることが望ましい．（後略）

3）労働安全衛生法の一部改正（第66条の2）（平成8年6月）（図28）

4）法令の改正に伴う労働基準局長の通達（平成8年9月）

（前略）今回の労働安全衛生法の改正及びこれに伴う労働安全衛生規則の改正は，労働者の健康確保対策の充実を図るために行われたものであるが，このほかにも高齢化に伴う労働者の健康確保対策の重要な課題として，歯周疾患の予防対策がある．歯周疾患の予防対策としては，事業場を通じて，労働者がこれに取り組むことが効果的であることから，適時，歯周疾患に関する健康診断の機会が事業場において提供されることが望ましい旨の啓発指導に努めること．（後略）

ここがポイント

産業歯科医の位置づけ

産業歯科医の位置づけについては，前記1）で議論されたが，2）ではトーンダウンしてしまった．結局3）のように法制化は実現しなかったが，4）にあるように通達として文言で残すことができたことは一歩前進である．

4．まとめ

医療保険における医療費支出のうち，歯科疾患に対して支払われる割合は，臓器別では多くの場合1位か2位を占めているが，以下の理由により費用対効果に問題があると考えられる．すなわち，成人期の中で職域保健に該当する人がかなり多いにもかかわらず，職域における歯科健診は，特殊な職種以外は義務づけられていないため，ほとんど放置されていることである．

またこの時期は，生活習慣病等の発症する時期であることを考慮すると，健康教育が職場においてもなされる必要がある．健康増進法による法的根拠が確立されたとはいえ，職域歯科保健においては，労働安全衛生法の抜本的改正により産業歯科医の位置づけを明確にし，歯科健診・健康教育をさらに充実させる必要がある．

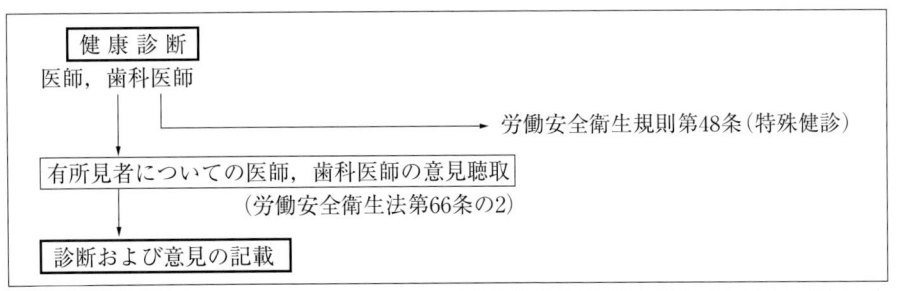

図28　労働安全衛生法第66条の改正の要点

（東京医科歯科大学歯科同窓会「地域包括医療」より）

5 高齢者歯科保健

1．高齢者保健
1）老人保健対策の歩み
（1）高齢者保健・医療・福祉の歩み

昭和38年に老人福祉法が制定された．昭和44年の市町村における寝たきり老人健診実施制度，昭和47年の老人福祉法改正（老人医療費支給制度），昭和57年の老人保健法制定以降，昭和61年の改正（老人医療費の一部負担金の改正，老人保健施設創設），平成2年の改正（老人保健計画と老人福祉計画の統合策定），平成3年の改正（老人訪問看護制度創設）を経て，平成9年には介護保険関連3法案が制定され，平成12年の介護保険法施行の経緯を辿っている．

（2）老人保健法について
①老人保健法に定められている7保健事業とは

- 健康手帳の交付，健康教育，健康相談，健康診査，医療等，機能訓練，訪問指導
- 市町村が実施主体
- 昭和58年より実施
- 医療の対象者は70歳以上の者と65～69歳の寝たきり者
- 医療以外の対象者は40歳以上の者
- 費用は国・都道府県・市町村がそれぞれ1/3ずつ負担する

②保健事業第4次計画とは

平成12年度から平成16年度までの5カ年間において，保健事業を推進していくための基本的方針および全国における事業量に関する現時点での厚生労働省の考え方を示すものであり，各市町村においては，それぞれの地域の実情を踏まえて計画的に事業を展開するよう努めることである．

この中では重点的に取り組む疾患として，脳卒中・心臓病・糖尿病・高血圧・高脂血症，痴呆・骨粗鬆症・**歯周疾患**があげられている．具体的目標は，「健康日本21」に設定された目標値を参考とし，地域の実情に合わせて目標設定することとしている．重点項目として，

- 生活習慣改善等を通じて疾病予防対策の推進
- 介護予防対策の推進
- 健康度評価の実施
- 多様な主体の参画による健康づくり運動の展開
- 計画的な保健事業の展開と基盤整備
- 適切な保健事業の評価等

③各種保健事業実施要項（平成12年3月31日）の内容

第1．健康手帳の交付

第2．健康教育
個別健康教育（高血圧，高脂血症，糖尿病，喫煙者個別教育）
集団健康教育（**歯周疾患**，骨粗鬆症，病態別，薬，一般健康教育）
介護家族健康教育

第3．健康相談
重点健康相談（高血圧，高脂血症，糖尿病，**歯周疾患**，骨粗鬆症，病態別）
介護家族健康相談
総合健康相談

第4．健康診査
基本健康診査（問診，理学的検査，循環器等）
歯周疾患検診
骨粗鬆症検診
健康度評価事業
受診指導

第5．機能訓練：A型（基本型——歩行，食事，習字，スポーツ等）
　　　　　　　　B型（地域参加型）——レクリエーション，交流会等

第6．訪問指導：保健師，看護師，栄養士，歯科衛生士が担当，OT, PTが協力する

④歯周疾患検診

高齢期における健康を維持し，食べる楽しみを享受できるよう，歯の喪失を予防することを目的とし，検診は問診と歯周組織検査とする．「歯周疾患検診マニュアル」に基づき，「異常なし」「要指導」「要精検」に区分する．（詳細は99ページを参照）

2）老人福祉対策

（1）福祉対策の背景

老人福祉対策の背景は，昭和38年の老人福祉法により，市町村が主体となって老人福祉政策を推進したことから始まり，平成元年の高齢者保健福祉推進10カ年戦略（ゴールドプラン，厚生・大蔵・自治の3大臣の合意事項），平成5年の老人保健福祉計画（すべての市町村・都道府県において地域の高齢者のニーズを踏まえ将来の保健福祉サービスの具体的目標を設定）を経て，平成6年の新ゴールドプラン策定（各種高齢者保健福祉サービスの整備目標の引き上げや今後取り組むべき施策の基本的枠組みを提示）の経緯を辿っている．

（2）新ゴールドプランの内容

①在宅福祉対策

- ホームヘルプサービス：身体介護，家事，相談・助言，平成7年からは24時間ヘルパー（巡回型）を創設
- ショートステイ事業：寝たきり老人を介護者に代わって短期間，老人ホーム等に保護することにより介護者等の負担を軽減する
- ホームケア促進事業：在宅の要介護者と家族介護者を特養ホーム等に短期的に宿泊させ家族介護者に介護の知識や技術を学んでもらう
- ナイトケア事業：痴呆性老人を夜間のみ特養ホームなどに入居させ家族介護者等の負担の軽減を図る
- デイサービス事業：在宅虚弱老人や寝たきり老人を通所や訪問により生活指導，日常動作訓練，健康チェック，入浴，給食サービス等を行う
- 日常生活用具給付等事業：特殊寝台，エアーパッド，腰掛便座，車椅子等を貸与する

②在宅介護支援センター

市町村レベルで介護相談に応じるとともに，サービス提供等について関係機関との調整を行う．特養ホーム等に併設され，24時間対応である．

③寝たきり老人ゼロ作戦（平成2年ゴールドプランの

柱）
・寝たきり老人ゼロへの10カ条の作成やポスター・シンポジウムなどによる啓蒙
・保健事業の推進等による寝たきりの原因となる病気やけがの発生予防
・地域におけるリハビリテーション実施体制の強化
・脳卒中情報システムの整備等による適切なサービス提供のための情報網の整備
・ホームヘルパーや機能訓練等の在宅の諸サービスの拡充
・日常生活用具給付等事業による住環境の整備
④老人訪問看護制度（平成3年，老人保健法改正）
・老年者が長年住み慣れた家庭や地域社会で，在宅のまま安心して療養生活を送ることができるよう，かかりつけ医との連携の下に訪問看護サービス（訪問看護ステーションから）を提供するシステム
・実施主体は地方公共団体，医療法人，社会福祉法人，厚生大臣が定めるもののうち，一定の基準により都道府県知事の指定を受けた者で，人員配置は常勤換算で2.5人以上の保健師，看護師，准看護師を配置し，常勤の管理者（保健師・保育士・看護師）を配置する

（3）福祉施設とは
①老人福祉法による施設
特別養護老人ホーム（65歳以上，身体上・精神上の障害で常時介護が必要な場合）
養護老人ホーム（65歳以上，身体上・環境上・経済上居宅生活が困難な場合）
軽費老人ホーム
　A型：60歳以上，身よりがないまたは家族との同居が困難，利用料の2倍以上の資産がある場合
　B型：60歳以上，住宅事情等で自宅生活が困難，食事は原則自炊
ケアハウス：身体的機能低下等で独立生活が困難な場合
②老人保健法による施設
老人保健施設：病状安定期でリハビリ・看護・介護が必要な寝たきり者
③医療法における施設
療養型病床群：長期にわたり療養が必要な患者

2．高齢期における歯科保健
1）歯科保健目標
医療モデルから生活モデルへの転換を基本に，高齢者の自立の促進とQOLの向上を図る．

2）現状
平成8年から始まった「口腔保健と全身的な健康状態の関係についての研究」の一貫として行われた8020者データバンク構築のための疫学調査によると，高齢者の健康調査において全身の健康と口腔状態に相関性が見られた項目は以下のものであった．フェイススケールによるQOLと咀嚼能力の関連が他の諸要因から独立して有意であった．

体力測定項目のうち，有意性が認められた項目は，開眼片足立ち（現在歯数，咀嚼能力），ステッピング（現在歯数），脚伸展パワー（咀嚼能力）であった．また，平成4年から6年に行われた老人保健法に基づく「歯周疾患検診」のための，歯周疾患予防モデル事業を実施し以下のことが明白となった．

・「ほとんどの食品がかめる者」において喪失歯が少なく，また，歯周病有病者も少なく，全年齢，ほとんどの年齢階級で有意な差が認められた
・健康状態でも，喪失歯数，歯周病有病者とも全年齢で有意な差が認められ，口腔の状況が健康な生活の質に影響を及ぼすことが認められた
・歯周疾患を放置状態にしていた受診者全体の20％程度が，歯科健康診査の実施により早期発見かつ早期治療に結びつき，歯科健康診査に寄与したといえる
・歯科健康診査群ではコントロール群と比較して，未処置う蝕歯数と要治療う歯率が減少し，歯周病有病者率も減少率が高く，特に歯肉の状況ではほぼ半数に改善がみられ，歯科健康診査の効果が明らかに認められた
・歯科保健意識・行動においても，歯科予防処置群，歯科保健指導群に比べ歯科健康診査群で良好な変容が認められた
・歯科健康診査の適用性については，歯科健康診査は遅くとも40歳から実施する必要がある
・治療費だけについてみると歯科健康診査受診により，

ここがポイント

高齢に関するあれこれ

1. 高齢社会とは，人口に占める高齢者の割合が増大する社会のことで，日本では通常65歳以上を高齢者とする．全人口に占める65歳以上の高齢者の割合が7％を超えた時を高齢社会と呼ぶことが多い．
2. 百歳人口とは，百歳以上の人口のことで，昭和38年は153人，平成6年は5,000人超，平成12年は10,000人超である．
3. 高齢期の細分（1997，嵯峨座）
   65～74歳を高齢前期，75歳以上を高齢後期とする分類と，65～74歳を高齢前期，74～84歳を高年期，85歳以上を老年期とする分類がある．
4. がん検診は，平成10年から保健事業からはずされた

未受診に比べ約30～65％費用を節約できる

3）問題点

昭和62（1987）年に厚生省が実施した歯科疾患実態調査によれば，成人の歯の平均寿命は42～53年とされ，永久歯の萌出時期が5～10歳であるとすると，人生80年のうち，最後の20年間を「歯」なしで過ごすこととなる．これは歯科医療費が老人医療費額のわずか2～3％であることを考慮すると，平均寿命と歯の喪失状況との乖離は，歯科受診率の低さと関わりがあると想像される．このような高齢者の，歯科受診の実状を踏まえたあらゆる施策を出していかなければならない．

次に高齢者の健康と歯の関係についてのある調査によると，「自分の歯があるほど，また，歯のない場合は義歯を使っているほど，健康状態は良好である」との結果が出ている．このような調査結果の他にも，歯科治療によって「寝たきり」が起きられるようになったとか，咀嚼力が改善されることによる痴呆防止効果，骨折，貧血予防効果，唾液によるガン予防効果等が指摘されている．

さらに，高齢者における口腔ケアと健康に関する研究の一つに市川哲雄らの基礎的研究がある．本研究は，若年者，高齢者，介護を要する高齢者の3群を被験者として，咽頭細菌数，唾液機能，運動機能（最大咬合力，嚥下時間，嚥下時の舌の押しつけ力，嚥下時の最大連続反復発音試験等）を調査することによって，個人の「口腔健康度」を評価し，それに対する適切な口腔ケアを実施しようとするものである．この論文の中で，口腔ケアは，細菌数を減らすのではなく，比較的病原性の強く，日和見感染をおこしやすいカンジダ，緑膿菌等を減少させ，健全な細菌叢を形成する事が重要であるとしている．さらに舌機能，唾液機能，咽頭細菌数等の改善により，感染症予防，健康の維持が期待できるとしている．

このような基礎的あるいは臨床的研究はやっと緒に付いたばかりであり，今後の研究の成果が待たれる所ではあるが，口腔ケアの重要性は今更強調するまでもなく，その実践方法等についての普及啓蒙等の社会的支援が不可欠である．平成11年度に日本歯科医師会が都道府県に対して行った地域保健関係アンケート調査によると，老人保健法に基づく「総合健康診査」を実施しているが，「歯周疾患検診」を実施していない市町村のある都道府県数は18もあった．また，平成12年度に日本歯科医師会が都道府県歯科医師会に対して行った「介護保険制度に関するアンケート」では，

・主治医意見書の「訪問歯科診療」にチェックされる割合は
   平成11年度4月調査では　2.4％
   平成12年度調査では　千葉（4％），埼玉（2.7％），福島（2％），徳島（1.4％）以外はすべて1％以下であった．
・認定調査票の
   嚥下の見守り，出来ないの割合は　20～30％
   食事摂取の見守り，一部介助，全介助の割合は25～40％
   口腔清潔の一部介助，全介助の割合は35～50％であった．

以上の2つの調査からも，高齢期における歯周疾患検診や介護認定の実態に関して，口腔保健活動が十分行われているとはいい難い．これらは高齢期における歯科保健活動の問題点の一端である．

参考文献

- 市川哲雄，寺田容子，弘田克彦，三宅洋一郎，細井和雄：高齢者における口腔ケアと健康に関する基礎的研究，日歯医学誌，19：75～80，2000．
- 正村一人，吉田英世，小野桂子，井奈波良一，岩田弘敏：高齢者の主観的咀嚼満足と残存歯数および健康観との関連性，日本公衛誌，43（9）：835～843，1996．
- 平井敏博，田中　収，池田和博，矢島俊彦，富田喜内：高齢者の咀嚼機能と精神活動，口外誌，37（3）：562～570，1988．
- 高野喜則，小松崎明，末高武彦：口腔内状況が食品摂取におよぼす影響に関する研究，口腔衛生会誌，45（2）：231～242，1995．

ここがポイント

高齢期の歯科保健のポイント

健康高齢者には，節目健診・食支援・介護予防による健康維持を
要介護高齢者には，訪問口腔健診・食支援によるQOLの向上を

3．まとめ

新ゴールドプランの意図する所は，整備目標の引き上げ（在宅サービスにおけるホームヘルパー，ショートステイ等，施設サービスにおける特養ホーム，ケアハウス等）とサービス基盤整備・支援施策（かかりつけ医の充実強化，ケアプラン策定，緊急通報システムの普及等，施設の基準面積の拡大，施設機能の近代化等，地域リハビリテーション事業の実施，市町村保健センターの整備，痴呆性老人の治療・ケアの充実，マンパワーの養成確保，福祉用具の開発・普及，民間サービスの活用，住宅対策・まちづくりの推進等）である．

一方，高齢期の歯科保健を考える時，健康な高齢者と要介護高齢者に分けて整理した方が理解しやすいと思われる．健康高齢者は，その健康な状態をできるだけ維持するための歯科保健に重点をおけばよい．具体的には，

60歳還暦・70歳古希・80歳傘寿・90歳卒寿等の節目健診の実施と歯科保健の普及啓発，栄養・食事指導等の食支援，介護予防・社会参加への歯科からの支援である．また，要介護高齢者には在宅・施設への訪問口腔健診・指導の実施，摂食・嚥下障害者への食支援等である．これら歯科保健の推進にあたっては，特に関連職種や高次医療機関との連携や，かかりつけ歯科医機能の定着も不可欠である．

6 障害者(児)歯科保健

1．障害とは

1）障害者施策

近年のわが国の障害者に対する施策は，平成5年の「障害者基本法」(昭和45年の心身障害者対策基本法を改正)により，障害者の完全参加・平等の理念・雇用に関する民間事業者の責務・公的施設における障害者への配慮が規定された．また，児童福祉法により，知的障害児施設，療育施設に関する規定と，障害を有する者も含めたすべての児童に関する相談判定指導等を行う児童相談所の規定がある．

その後平成5(1993)年には「障害者に関する新長期計画－全員参加の社会作りをめざして－」，「障害者プラン－ノーマライゼーション新7カ年戦略」が策定された．

2）ICIDHからICFへ

発達期に発病する脳性麻痺，発達遅延，自閉症候群や，老年期に発病する老人性痴呆や脳卒中後遺症は障害である．従来はこれらの障害の階層を3つのレベルに分類していた．上述の疾患から直接派生する障害を一次レベルの障害（機能障害Impairment），一次レベルの障害や疾患から派生する障害を二次レベルの障害（能力障害Disability），二次レベルの障害や疾患から派生する障害を三次レベルの障害（社会的不利Handicap）とした．

これらの分類はWHOが1980年に「国際疾病分類(ICD)」の補助として発表した「WHO障害分類(ICIDH)」である．すなわちICIDHは身体機能の障害による生活機能の障害（いわゆるマイナス面を分類）という考え方であった．これに対して，生活機能というプラス面からみるように視点を転換し，さらに環境因子等の観点を加えた新たな分類が，2001年5月WHO総会において，ICF（International Classification of Functionig, Disability and Health）として採択された．

図29はICFの分類であるが，部門は生活機能・障害と背景因子の2つからなるとした．生活機能・障害は，心身機能・身体構造と活動・参加に分け，背景因子は環境因子と個人因子に分けた．今後はこの分類を使用することにより，障害や疾病の状態に共通の理解を持つことができるようになることや，障害者の調査・統計などの処理に標準的な枠組みを提供することが可能であるなどの便宜があげられる（図30参照）．

3）POD（Person with Oral Disabiity）

身体障害者には身体障害者手帳が交付され，1級から7級までの等級がある．また，療育手帳（愛の手帳）には障害程度に応じた分類がなされている．

これらの障害者がさらに口腔内に障害をもった場合

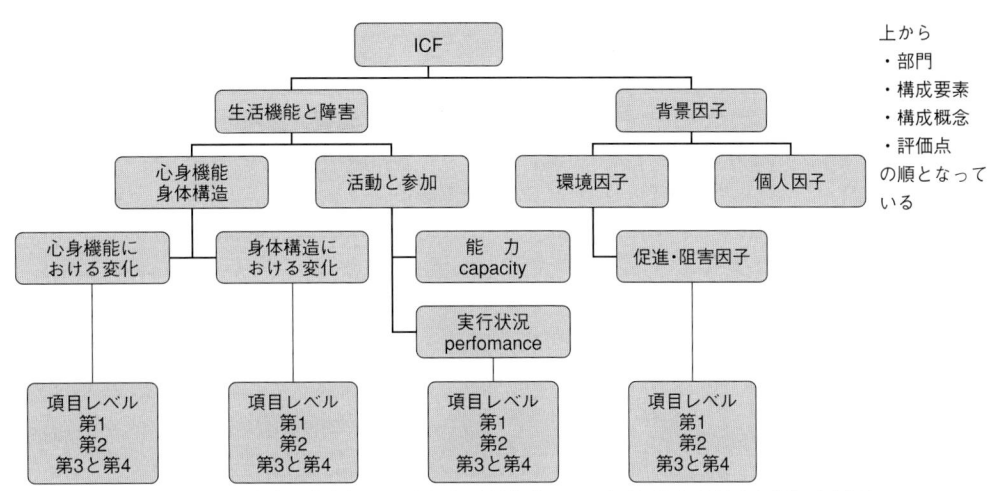

（厚生労働省社会・援護局障害保健福祉部企画課作成：ICF（国際障害分類改訂版）より引用）

図29　ICFの分類

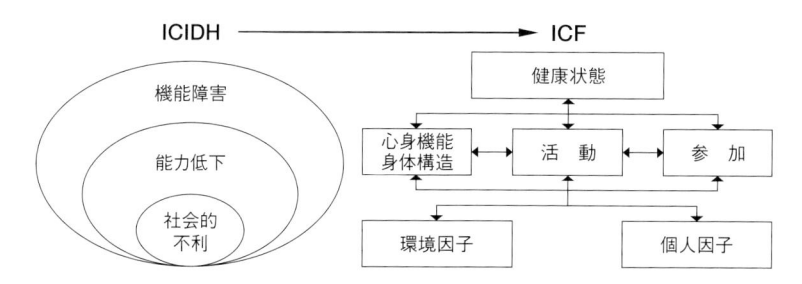

(厚生労働省社会・援護局障害保健福祉部企画課作成：ICF（国際障害分類改訂版）より引用）
図30　従来のICIDHとの改訂版（ICF）との比較
具体的には，心身機能(b)，身体構造(s)，活動と参加(d)，環境因子(e)，の構成要素毎に0〜4の5段階に分け，評価基準に従って数量化し評価点を表している

（予防・治療に対して特別な配慮が必要，あるいは通常の予防治療では口腔状態を健康に保つことができない場合）をPODという．

ここがポイント

ICF分類のポイント

社会活動参加や環境因子など医療福祉分野を包括した評価基準である

2．障害者（児）歯科保健

1）歯科保健目標

ノーマライゼーションを基本に，障害者（児）の各ライフステージに沿ったきめ細かい歯科保健対策を目指す．

2）現状

1996年現在障害者の総数は576万人で，身体障害者が318万人，知的障害者が41万人，精神障害者が217万人と推計されている．障害者治療は対象患者の治療内容（質と量），患者の年齢，体力（全身疾患等），知的能力による所が大きい．口腔ケアは日常生活の一部であるが，セルフケアが十分行われにくいので重度の歯周疾患に罹患しやすい．後期高齢者では免疫力が低下するため，重度の歯周疾患やう蝕になりやすい．

また，バリアフリーなどの要因で歯科診療などを受診する機会に恵まれないことが多いのも現状である．900名の障害者（児）に対して行ったアンケート調査（平成8年，東京都大田区大森歯科医師会，図31-1）によると，「かかりつけ歯科医」ありが72.2％と高率ではあるが，現在の症状としては痛み，腫れ，口臭があること，相談したいこととしては，予防処置，ブラッシング指導が多かった．これは障害者（児）の多くが受診できにくい状況であることを表している．また，同じく東京都大田区大森歯科医師会が会員に対して行ったアンケートでは，障害者の治療を実施しているもの52％，車椅子対応が可能な診療所は43％であった．このように一次医療機関における対応は，未だ十分な状態にあるとはいいがたいのが現状である（図31-2）．

3）問題点

障害者診療には専門的な知識と技術が必要とされるため，それに関わる歯科医師が少ないのが現状であり，障害者は自分の生活の場からかなり離れた特定の場所等において医療サービスを受けていることが多い．障害者診療はその診療程度によって，必ずしも二次医療機関などに頼らなくても行える場合が相当あると思われる．

すなわち一次医療機関と二次医療機関の中間的な施設（口腔保健センター）などが，地域に点在していれば問題解決になりうるであろう．口腔保健センター設立には相当の財政的負担が必要であるが，法的根拠があれば必要な口腔センターを整えることが可能である．また，一次医療の担い手であるいわゆる「かかりつけ歯科医」に対する医学的・心理的知識や治療に関する手技の研修を充実させる仕組みの確立が望まれる．

4）障害者歯科への取組方

身体障害者に対する口腔保健では，上肢や手指の機能障害，口腔過敏が保健行動の妨げの要因になりやすいことを考慮すべきである．知的障害者に対しては指導内容を単純化するなどの工夫が必要となる．精神障害者に対しては服薬中の薬剤に対する考慮が欠かせない．

重度知的障害と肢体不自由を併せ持つ重症心身障害者に対しては，口腔保健，歯科診療は困難である．呼吸嚥下などの生理的障害を併発することが多く，専門的な管理を要することとなる．障害者に対する歯科治療や保健指導に関しては，図32のような心理学的手法などを用いることが有効となる．

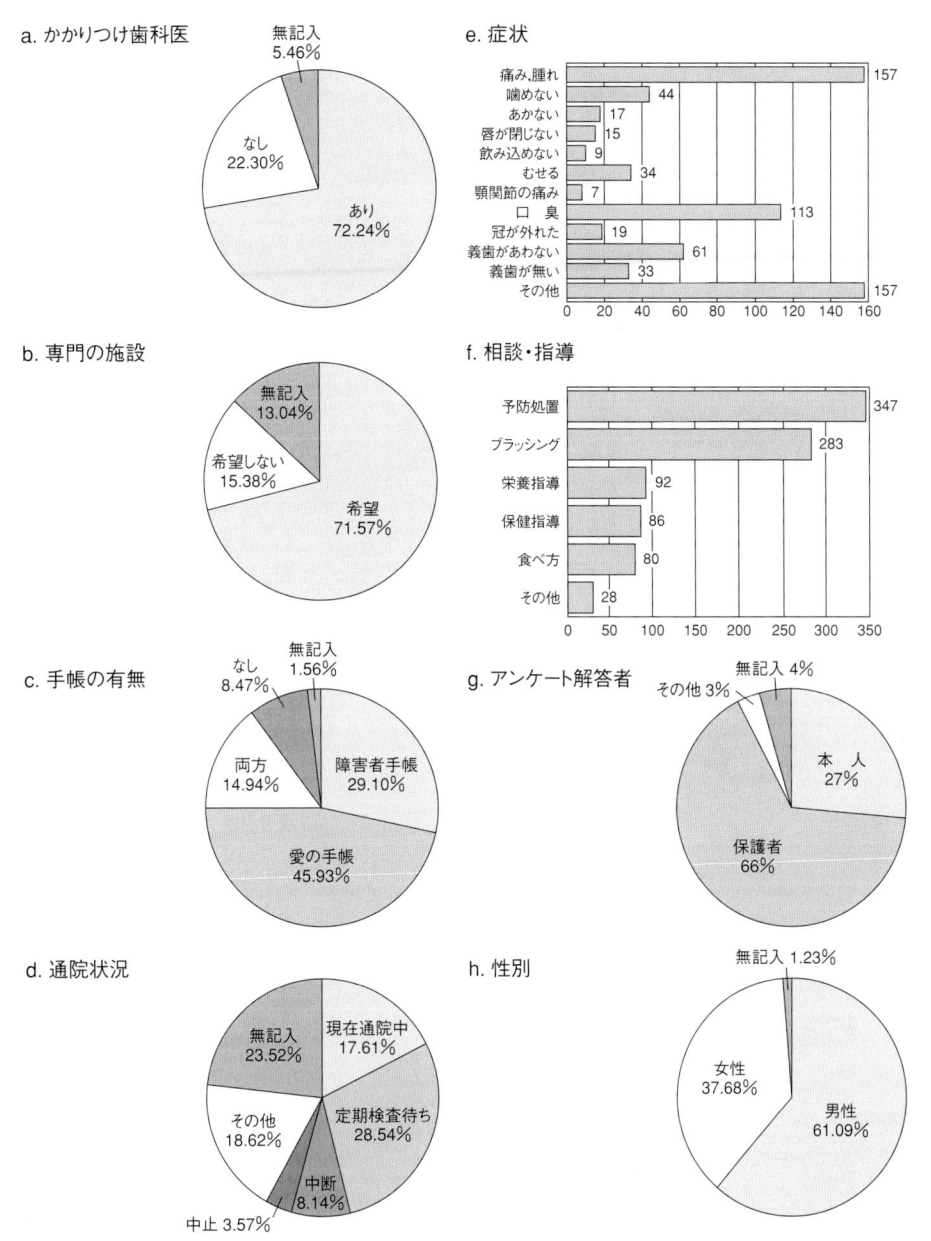

図31-1　大田区福祉団体へのアンケート調査 参10)

3．まとめ

障害者が社会において健常者と同様に生活を享受できるようにすることは，成熟した社会の使命であり，そのために必要な福祉政策をそれぞれの立場において実行していかねばならない．WHOのICFによる障害分類に見られるように，障害への考え方が整理されている今日，歯科の役割としての障害者（児）に対する歯科保健医療対策を，さらに充実させなければならない．

各種アンケート調査からもわかるように，障害者歯科

ここがポイント

重症心身障害者の口腔内の問題点

- 口腔ケアに対して非協力的である（触刺激に過敏で緊張が誘発されやすいので）
- 歯周疾患や口臭が多い（口腔ケア不足のため）
- 嚥下性肺炎をくり返す（呼吸と嚥下の協調ができず嚥下障害をおこしやすいので）

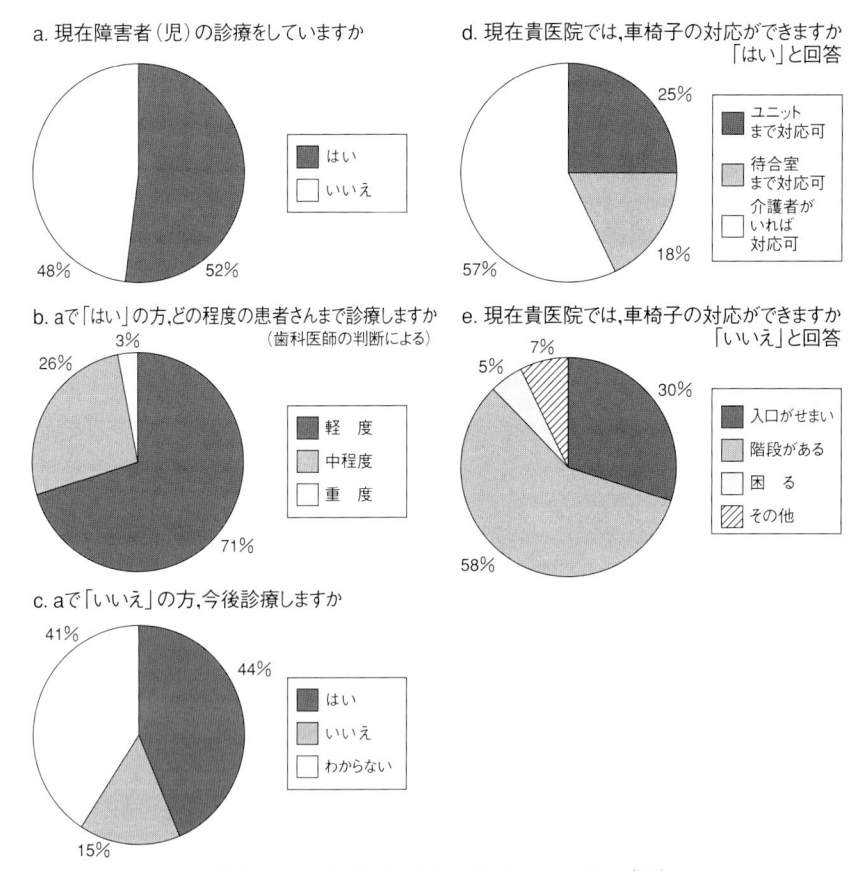

第2章 生涯を通じた一貫性のある歯科保健医療

a. 現在障害者（児）の診療をしていますか
- はい 52%
- いいえ 48%

b. aで「はい」の方，どの程度の患者さんまで診療しますか（歯科医師の判断による）
- 軽度 71%
- 中程度 26%
- 重度 3%

c. aで「いいえ」の方，今後診療しますか
- はい 44%
- いいえ 15%
- わからない 41%

d. 現在貴医院では，車椅子の対応ができますか「はい」と回答
- ユニットまで対応可 25%
- 待合室まで対応可 18%
- 介護者がいれば対応可 57%

e. 現在貴医院では，車椅子の対応ができますか「いいえ」と回答
- 入口がせまい 30%
- 階段がある 58%
- 困る 5%
- その他 7%

図31-2　大田区福祉団体へのアンケート調査 参10)

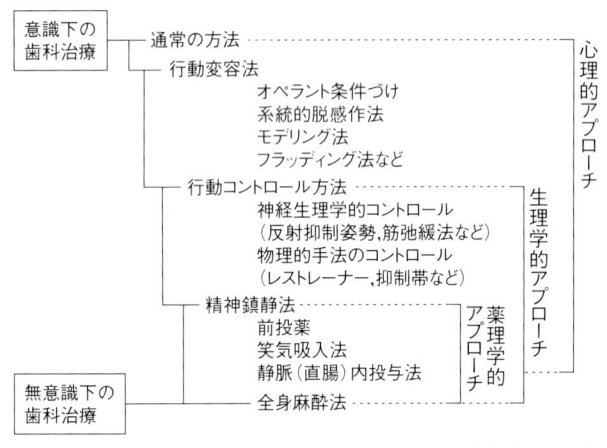

図32　障害者歯科で応用される行動調整の方法（階層的分類）

意識下の歯科治療
- 通常の方法 …… 心理的アプローチ
- 行動変容法
  - オペラント条件づけ
  - 系統的脱感作法
  - モデリング法
  - フラッディング法など
- 行動コントロール方法 …… 生理学的アプローチ
  - 神経生理学的コントロール（反射抑制姿勢，筋弛緩法など）
  - 物理的手法のコントロール（レストレーナー，抑制帯など）
- 精神鎮静法 …… 薬理学的アプローチ
  - 前投薬
  - 笑気吸入法
  - 静脈（直腸）内投与法

無意識下の歯科治療
- 全身麻酔法

（森崎市治郎，他編著：障害者歯科ガイドブック，p.173，医歯薬出版，1999）

はいまだ十分であるとはいい難い．かかりつけ歯科医による一次医療，口腔保健センターの設立等による地域社会での役割の推進が最重要課題であると考えられる．

第3章　地域保健医療の最近の情勢

1　8020運動

1．8020運動に関する経緯

平成元年3月に設置された「成人歯科保健対策検討会」において，今後の成人歯科保健のあり方の総合的検討が行われ，同年12月の中間報告書の中で初めて8020運動の創設が答申された．その後平成4年に「8020運動推進対策事業」が全国都道府県市町村のモデル事業として実施された．平成5年には「8020運動推進検討会」が設置され，平成6年2月には検討会報告書が出された．

内容は，8020運動の概念整理，運動の進め方，歯科医師会の今後の展開，事業の評価，研究，提案等である．平成7年12月の「歯科保健，福祉の在り方に関する検討会では」，かかりつけ歯科医について，かかりつけ歯科医の概念と位置づけ，かかりつけ歯科医の機能，かかりつけ歯科医機能支援への課題，高齢者介護システムにおけるかかりつけ歯科医機能支援推進のための基盤整備が述べられた．平成8年には日本歯科医師会公衆衛生委員会より答申書が出され，運動の方向性，厚生省との関わり，都道府県歯科医師会の役割等が答申された．

平成8年11月の「今後の歯科保健医療のあり方に関する検討会意見」では以下の内容が答申されている．8020運動の充実のためには，市町村を単位とした継続的運動の展開が必要である．そのために検討協議会等の設置，かかりつけ歯科医機能と連動した運動の展開，地域住民の意識調査の実施が必要である．具体策として，かかりつけ歯科医機能モデル事業，地域におけるう蝕予防対策，歯周疾患対策，喪失歯補綴対策をあげている．同年12月の「歯科の保健，福祉の在り方に関する検討会」第三次答申書では，介護保険制度における歯科サービスのあり方と方向についてと，高齢化社会に対応した歯科サービス提供体制のあり方，今後の方向を提言している．平成10年3月の日本歯科医師会地域保健委員会検討会報告書では，歯科疾患の予防・管理料の医療保険導入，歯科医師に対する科学的歯科診療と疾病予防の概念の周知，歯科疾患長期管理システムの導入が答申された．

また平成11年4月の日本歯科医師会地域保健委員会報告書では，8020達成への具体的方策として6つの提言がなされた．平成11年12月の「総合的な歯科保健医療対策のあり方検討会報告」では，国民一人ひとりが自分の健康を自ら守るために必要な支援を国・都道府県・市町村・関係団体が行わねばならないが，そのためには適切な情報提供と対策，地域特性に基づく施策の実施，医療保険制度全体との関連の検討，歯科保健法（仮称）のような根拠法が必要であるとしている．

ここがポイント

・・・・・・・・ 8020運動の経過 ・・・・・・・・

「成人歯科保健対策検討会」の設置（平成元年）→全国都道府県市町村のモデル事業→「8020運動推進対策事業」実施→検討会報告（平成6，11年）→日本歯科医師会地域保健委員会答申書（6つの提言）

2．6つの提言

日本歯科医師会地域保健委員会は平成11年4月の答申書の中で，8020運動達成のための方策として，以下の6つの提言を行った．

1）「国民健康基本法」の制定とそれに基づく「歯科保健法」の実現を

国民皆保険制度→治療から疾病予防への移行を遅らせた
母子・学校・労働・老人保健の縦割り行政
　→健康管理の継続性を阻害した
　　　　　　↓
包括的根拠法である「国民健康基本法」が必要
生涯を通じた歯科保健対策として「歯科保健法」が必要

> 提言1．日本国憲法第25条の精神に基づき「国民健康基本法」を制定し，それに立脚した「歯科保健法」の実現を国に要請する．

2）医療保険に予防管理を導入するための具体的施策

市町村における母子歯科保健事業が不十分
成長期の子供と老化期の成人に対して一緒の施策が必要
介護保険への歯科の対応も必要
↓
少子化への対応，高齢化への対応，介護保険への対応

> **提言2．** 歯科の少子化対策として，妊産婦の教育・相談・健康管理事業と6歳臼歯の保護育成運動（仮称：8020チャイルドプラン）の推進等の地域歯科保健事業及び医療保険に14歳（中学3年）までのむし歯の予防・管理の導入と負担金の無料化を．

> **提言3．** 歯科の高齢化対策として地域住民の基本健康診査への歯科健診の導入，労働安全衛生法における歯科健診の義務化と，歯牙喪失半減運動（仮称：8020シルバープラン）等の地域歯科保健事業並びに医療保険における歯周疾患の予防・管理，及び治療後メンテナンスとしての長期管理の評価，導入．

> **提言4．** 歯科の介護保険対策として，摂食に問題のある在宅療養者への歯科健診と口腔ケアの実施を地域歯科保健事業として推進，要治療者へのかかりつけ歯科医による在宅者歯科医療の推進，咀嚼機能の改善とQOLの向上にかかわる口腔ケアの重要性の啓蒙と実践，他業種のケアマネジャーに口腔ケアプランへの理解と協力を求める．

3）治療中心から予防・管理に重点をおいた施策への転換を図るための具体的方策

国民の36％は歯科の悩みを抱えており，ニーズに答えていない
厚生科学研究を国民に情報提供すべき
治療中心から予防・管理に重点をおくべき
歯科医師の意識改革と専門知識の習得が必要
大学と臨床現場の協力が必要

> **提言5．** 日本歯科医師会の生涯研修事業の中に，かかりつけ歯科医の機能向上のための教育プログラムを組み入れる．同時に全国の歯科大学，歯学部に「口腔と全身の健康」に関わる研修カリキュラムの編成をお願いして全国の会員に参加を呼びかける．

> **提言6．** 厚生科学研究「口腔と全身の健康についての研究」を強力に支援し，拡大・継続できるように「8020推進財団」を早期に設立して，8020運動を国民運動として展開する．

ここがポイント
6つの提言のその後

- 歯科保健法の実現：日本歯科医師会地域保健委員会で「(仮称)歯科保健法の制定に向けて」の答申書が作成された（平成13年3月）
- 少子化対策：未だ進展がみられない
- 高齢化対策：医療保険において歯周疾患継続管理が導入された（平成14年4月）
- 介護保険対策：多少の進展がみられるものの未だ不十分
- 生涯研修：実施中
- 厚生科学研究：継続中，8020推進財団：平成12年1月に設立

3．8020運動推進特別事業

8020運動の事業実施主体は都道府県であるが，都道府県は地域歯科医師会等（都道府県歯科医師会）に事業を委託できる．事業の円滑な推進を図るため，8020運動推進運営委員会を設置し，委員には歯科医師会，保健所などに所属する歯科保健医療を担う者等から構成するものとする．次に掲げる事業から地域の実状に応じて1つ以上の歯科保健事業を計画的に行う．

- 地域の歯科保健医療における課題の把握及び対策の評価などに関する事業
- 効果的・効率的な地域歯科保健情報の収集及び提供に資する事業
- 生涯を通じた歯科保健医療対策の推進に資する事業
- その他8020達成に資するため，8020運動推進運営委員会が創意工夫をもって新たに実施する歯科保健医療事業

都道府県は年度終了時に事業内容をまとめ，医政局長に対して報告する．平成14年度における都道府県歯科医師会の実施事業は，表7-1，7-2（P.23，24）の通りである．

ここがポイント
8020運動の事例

普及啓発運動，調査研究，イベント開催，う蝕・歯周疾患対策，健診・相談・指導，研修会・講習会，介護・高齢者対策，連携システム構築など地域特性がある

4．8020達成イメージ図
1）8020達成イメージ図

日本歯科医師会地域保健委員会では，平成13年度において8020を達成させるために，誕生以前から生涯を終えるまでの各ライフステージを通した，一貫性のある歯科保健医療事業がなされるべきであるとの考えから，また，各歯科医師会（都道府県及び地区歯科医師会）が

事業計画を立案するための参考になるとの観点から，8020達成イメージ図を作成した（**図33**）．このイメージ図に基づき全国都道府県に対して，実際行われている事業を記入してもらうアンケート調査を平成14年度に実施した．このアンケートによるライフステージごとの実施事業は以下のようであった．

2）アンケート結果

（1）受精～誕生

胎児期教室，妊婦教室，妊婦（妊産婦）健診，母親教室，母親学級，妊婦家庭訪問，マタニティ教室，パパママスクール，歯っぴいベビーシステム研究事業

（2）誕生～6歳

保健関係指導者講習会，幼児習慣・機能・カムカム健診，幼稚園・保育園健診，就学時前健診，1歳児・1歳半児・2歳児・2歳半児・3歳児健診，母歯科クリニック，永久歯等対策事業，父親母親教室，育児学級，4歳児・5歳児健診，6歳臼歯保護育成事業，乳歯・永久歯むし歯予防事業（フッ化物応用を含む），巡回歯科保健健康教育事業，子供のための歯科相談，赤ちゃん会，歯っぴいチャイルド推進事業

（3）学童期

歯ぐきフレッシュアップ作戦事業，スポーツ歯学，フ

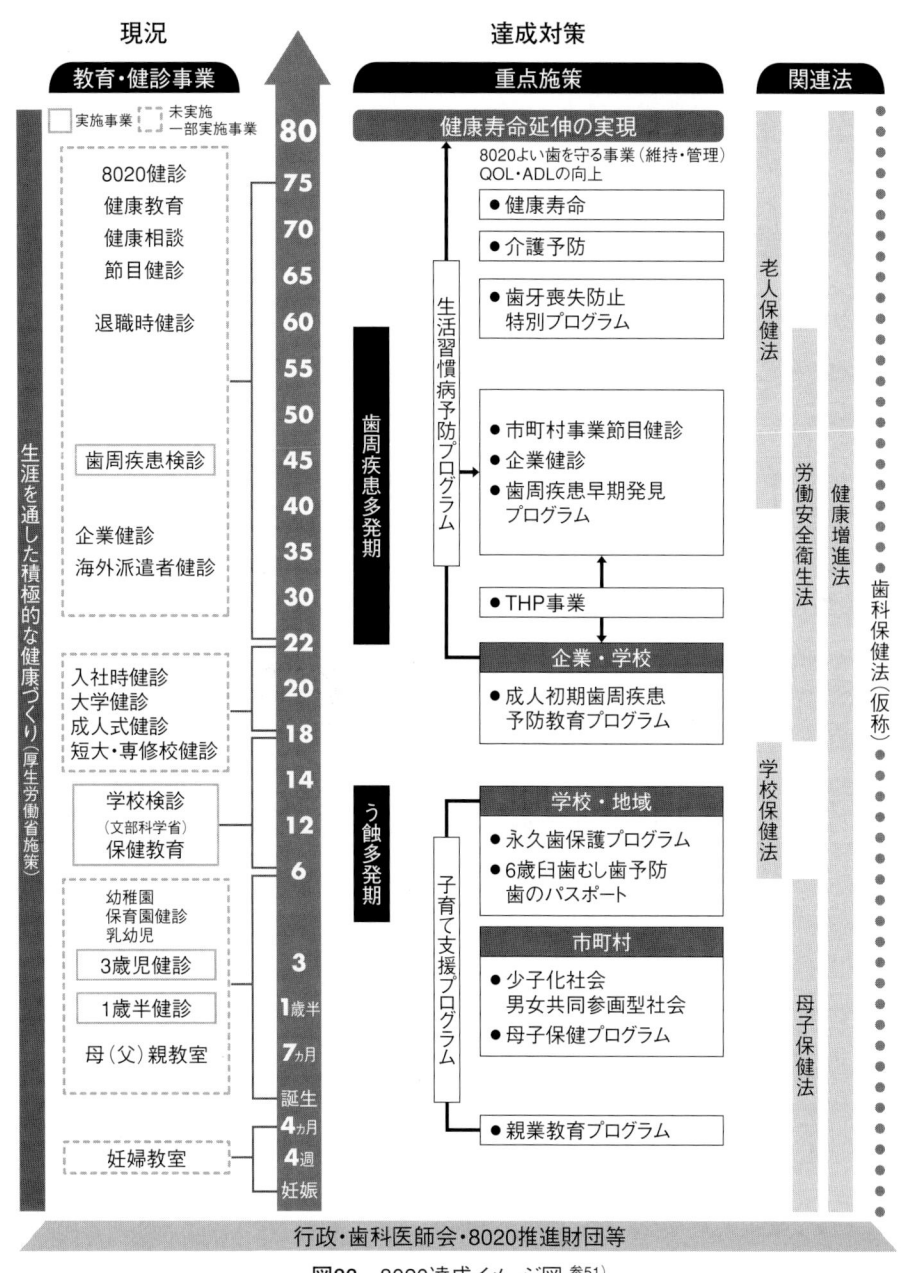

図33　8020達成イメージ図　参51)

ッ化物応用推進事業，学童期支援事業

(4) 18～55歳

成人歯科健診，節目健診，事業所歯科健診（企業健診），歯科ドック，総合健康診査，老健法（健康相談，健康教育，歯周疾患検診），大学・短大・専修学校健診，社会福祉施設歯科健診，新入社員歯科健診（入社時健診），成人式歯科健診，成人口腔ケア，親子健診，歯周病予防教室，中高年健診，若親健診，8020歯科保健教育，住民健診，教職員健診，歯っぴいママ健診，女性健診，誕生日記念健診，歯たちの健診，県庁・警察健診，働きざかり花の実年健診，5525運動

(5) 60歳以上

笑顔還暦健診，8020健診・表彰，摂食・嚥下指導，介護施設入所者健診，老健法訪問口腔衛生指導，60・65歳かかりつけ歯科医定着事業，寝たきり者訪問健診，7521・7021・7022健診，介護保険施設歯科健診，保健教室，歯周病教室，老人保健集団健康教育，高齢者口腔ケア，高齢者いい歯のコンクール応募者健診，高齢者歯科対策推進事業，高齢者巡回歯科教育相談モデル事業，各健康展における健診，個別健診，市民公開講座，6024達成者表彰

ここがポイント

ライフステージに沿った広域的歯科保健事業（東京都歯科医師会より）

かかりつけ歯科医機能推進事業，歯科診療所のバリアフリー化支援事業
介護施設等における口腔のケア担当者の養成事業，産業歯科医活用推進事業
歯科医療連携推進事業，地域医療システム化の推進
摂食・嚥下機能療法等を行える歯科医師等の養成事業

5．「8020運動」と医療費の関係

兵庫県歯科医師会が平成13年に実施した8020運動実績調査は，8020運動の推進に対する根拠となる調査であったので紹介する．

1) 調査の概要

(1) 目的

国保連合会が保有するレセプトデータを活用し，「健康日本21」における歯の健康目標である「8020運動」について，実際に咀嚼機能を有する者とそうでない者の健康状態を比較することにより，歯と健康が身体状態でどのように関わっているのかを検証し，「8020運動」の推進に対する根拠とする．

(2) 調査対象

平成13年6月審査分の歯科の老人保健（70歳以上）レセプト全件（協力を得られた兵庫県歯科医師会会員）

(3) 調査方法

調査協力医療機関から提出のあったレセプトの傷病名部位欄に，8020達成者は○，非達成者は×の記載があり，○・×の表示がある歯科レセプトの老人保険受給者番号と医科レセプトの老人保険受給者番号の突合を行い，医科レセプトの傷病名（主病）等を抽出した．

2) 結果の概要

(1) レセプト件数

歯科レセプト中，70歳未満や同一受給者レセプト等を除外した人数分に相当する医科レセプトは47,128件であり，歯科では複数の医院を受給する患者はほとんどないと考えられるが，医科では一患者1.7件の医院を受診していると考えられるので，医科レセプトと突合した件数は27,472であった．

(2) 平均実日数

医科レセプト：3.13日
歯科レセプト：2.70日
※ 8020達成者では実日数が短く，非達成者では長い傾向にあった

(3) 平均レセプト点数

医科レセプト：2,381.3点
歯科レセプト：1,929.4点
8020達成者医科レセプト平均点数：2,091.2点
8020非達成者医科レセプト平均点数：2,528.9点
※ 達成者に対して非達成者点数は120.9％であった

(4) 歯科レセプトから見た8020達成率

70歳以上全体では：32.87％
80歳以上全体では：18.20％

ここがポイント

8020運動が医療費に与える影響

8020達成者は非達成者より他科受診の実日数も少なく，医療費も20％程度少ない

6．8020推進財団

1) 財団の概要

8020推進財団は平成12年1月設立され，現在歯科医師会・歯科関係団体・企業（サンスター，ライオン，松下電工，ロッテなど）の協力で運営されている．21世紀の国民の積極的な健康づくりに寄与することを目的とし，80歳になっても自分の歯を20本以上保とうという運動（8020運動）を国民運動として展開していくことを目標としている．事業内容は3つに分けられる．

（1）国民運動の推進
①普及啓発
・シンポジウムの開催
・ワークショップの開催
・8020 国民集会の開催
②対外広報
・マスメディアを利用した広報・情報の提供
・ＰＲ用のポスター，小冊子，パンフレットなどの発行
・会誌の発行
③地域保健の支援
・地域保健活動の支援
・地域保健活動現況調査
・地域保健医療の総合的研究
（2）情報の収集・提供
① 8020 データバンクの構築
② 8020 データの内外への情報提供
③海外への情報の提供とネットワークの拡大
（3）調査研究
①疫学研究
②口腔と全身の健康に関する研究
③咬合咀嚼が他臓器に及ぼす影響

また会員は，A 会員（歯科医師会：日本歯科医師会，都道府県歯科医師会，郡市区歯科医師会），B 会員（歯科医師会以外の団体・企業），C 会員（歯科医師，その他）の種別がある．委員会は普及啓発企画，広報・PR，地域保健活動評価，情報収集・提供システム活動を行う調査研究企画・評価委員会（会議は運営会議と事業推進連絡会議がある）がある．連絡先は下記に示す．

　　　財団法人 8020 推進財団事務局
　　　〒102-0073　東京都千代田区九段北 4-1-20
　　　　　　　　新歯科医師会館内
　　　Tel. 03-3512-8020　　Fax. 03-3511-7088
　　　http://www.8020zaidan.or.jp/

2）平成 13 年度の活動状況
①普及啓発事業（「8020 －歯と健康－」シンポジウム）
②広報・対外 PR 事業
・日本歯科医師会作成の小冊子（歯の学校，朝昼晩，歯っぴいスマイル）を送付
・小冊子（食いしんぼダイルのオーラルケアーをいつまでも，いくつになっても自分の歯）を各方面に配布
③地域保健活動事業
・学術フォーラムの開催
・厚生労働省健康科学総合研究事業への協力
「住民参加による地域保健活動の実態と促進に関する研究」
④情報収集・提供事業
・口腔保健に関する情報収集・提供──冊子の作成・発行
・口腔保健に関する国内外の情報収集の調査
・8020 データバンクの構築に向けての検討
⑤調査研究事業
・平成 13 年度 8020 研究事業の研究課題の公募
・厚生科学研究報告書の対外向け普及版作成の検討
⑥会誌発行事業（会誌 8020 の発行）
⑦インターネットホームページ事業
⑧財団運営の基盤構築
⑨財団法人 8020 推進財団ロゴマークの作成および企業商品への表示の検討
⑩賛助会員証の発行

ここがポイント

・・・・・・ 8020 推進財団の使命 ・・・・・・

8020 運動を国民運動とするための司令塔
普及啓発・調査研究等の事業実施
関連企業との連携
歯科医師会と表裏一体

7．まとめ
　厚生労働省と日本歯科医師会が平成元年に提唱した 8020 運動は，日本歯科医師会地域保健委員会などでの検討，8020 運動推進特別事業に関わる厚生労働省の予算化と都道府県歯科医師会の事業実施，8020 推進財団の設立により大きな効果をあげている．今や 8020 の言葉を知らない国民はほとんどいないといっても過言ではない．
　特に日本歯科医師会地域保健委員会による，平成 11 年の「6 つの提言」はかなり具体的な方策であるし，都道府県における 8020 運動が地域特性を考慮して実施されていることは有意義なことである．8020 運動は，基本的にはライフステージに沿った一貫性のある施策をどのように立案し，どのように実践するのかに尽きると考えられる．
　口腔と全身の健康は大いに関係があるという兵庫県の実態調査は，8020 運動の EBH となりうるものであり，このような調査研究を積み重ねながら，8020 達成に向かってそれぞれ（個人，歯科医師，歯科医師会，行政，8020 推進財団等関連団体）が役割分担をしていくべきである．まとめとして以下のことが考えられる．
　・厚生労働省の 8020 運動推進特別事業の継続
　・歯科医師会の EBH に基づく事業実施

- 8020推進財団に対する歯科医師，歯科医師会の積極的支援
- 8020推進財団の地道な活動（特に普及啓発，調査研究）
- かかりつけ歯科医機能の推進と個人の歯科保健行動の確立

2 介護保険と歯科

1．介護保険制度の背景と概要

1）制度の背景

2025年には高齢化率が27.4％になるといわれている超高齢化社会を目前にして，高齢者対策の現状はどうなっているのだろうか．第一には，核家族化による高齢化世帯数の増加があげられる．この核家族化は高齢者の一人暮らしを生みだし，それによるさまざまな問題を提起している．第二には，要介護者の増加と家族介護の限界が浮き彫りにされてきた．第三の要因として考えられるのは，社会保障構造改革である．

第1章で述べたように，医療保険制度の破綻を救う方法の一つとして，それまで医療の一部として包含されていた介護の部分を，独立した一つの制度として運用することにより（すなわち新たに保険料を徴収することなど），国家財源の安定化を図ろうとしたことである．このような背景を踏まえ，＜老後の介護を社会全体で支える・社会保険方式による給付と負担の仕組みを作る・利用者の選択により総合的にサービスを受ける仕組みを作る・介護と医療を分離することによる社会保障構造改革の一歩とする＞という目的をもって平成12年4月1日に介護保険法が施行された．

2）制度の概要

保険者は市区町村である．被保険者には，第1号被保険者（65歳以上の者）と第2号被保険者（40～65歳未満の医療保険加入者）がある．申請後，審査・判定により要介護認定を行う．保険給付として，介護給付（要介護者に対する要介護状態に応じたサービスに対する給付）と予防給付（要支援者に対する要介護状態になるおそれのある状態に応じたサービスに対する給付）がある．また介護保険ではサービスが受けられない場合には，市区町村給付（要介護状態の軽減，悪化の防止またはその予防に資する給付）があり，要介護者を現に介護する者等への支援，要介護状態にならないための予防事業もある．

要介護認定を受けた後は，介護サービス計画の作成が必要で，利用者負担としてかかった費用の1割を負担する．サービスの種類には2種類がある．さらに第三者機関として，都道府県ごとに介護保険審査会が設けられており，保険者である市区町村が行った行政処分に対する不服申し立ての審理・裁決を行う．また2号保険者では特殊な疾患に罹患している場合のみ給付が受けられる．

3）サービスの種類

（1）居宅介護サービス

訪問介護，訪問入浴介護，訪問看護，訪問リハビリテーション，居宅療養管理指導，通所介護（デイサービス），通所リハビリテーション（デイケア），短期入所生活活動（ショートステイ），短期入所療養介護，痴呆対応型共同生活介護，特定施設入所生活介護，福祉用具貸与．

（2）施設サービス

特別養護老人ホーム（介護老人福祉施設），老人保健施設（介護老人保健施設），療養型病床群（介護療養型医療施設）．

4）第2号被保険者の特定疾病（老化に伴う15疾病）

（1）初老期の痴呆

記憶障害，認知障害（失語，失行，失認，実行機能障害）等が発現するアルツハイマー病，脳血管性痴呆など．

（2）脳血管障害

虚血性（脳梗塞症）の脳血栓，脳塞栓と，出血性（頭蓋内出血）の脳出血，くも膜下出血など．

（3）筋萎縮性側索硬化症（ALS）

前核細胞の進行性変性を特徴とする原因不明の運動ニューロン疾患で，筋力低下と筋萎縮がみられる．

（4）パーキンソン病

特発性，緩除進行性の中枢神経の変性疾患で，運動緩慢・減少，筋強剛，安静時振戦，姿勢不安定の4大特徴がある．

（5）脊髄小脳変性症

小脳，脳幹，脊髄，末梢神経，時に基底核の変性による進行性運動失調を特徴とする変性疾患群で，フリードライヒ運動失調症，小脳皮質変性症候群，オリーブ橋小脳萎縮症群などがある．

（6）シャイドレーガー症候群

多系統萎縮症として自律神経不全，小脳性運動失調，パーキンソニズム，皮質脊髄路と皮質延髄路の機能異常，筋萎縮など広範囲の神経病変の兆候が現れる自律神経機能不全症である．

（7）糖尿病性腎炎，糖尿病性網膜症，糖尿病性神経障害

糖尿病の合併症として発症するもので，網膜の剥離や出血のみられる網膜症，ネフローゼ症候群や尿毒症を起こす腎症，末梢性・左右対称性・感覚神経優位の多発性

神経障害などがある．

（8）閉塞性動脈硬化症

冷感，しびれ感，安静時痛，潰瘍，壊死などの症状を呈する．腹部大動脈末梢側，下肢の中等度動脈等の閉塞がみられる動脈硬化症．

（9）慢性閉塞性肺疾患

強制呼気時の気流に対する抵抗の増加がみられる持続性気道閉塞で，肺気腫，慢性気管支炎，気管支喘息，びまん性汎細気管支炎などがある．

（10）両側の膝関節または股関節の著しい変形を伴う変形性関節症

関節症のうち，両側の膝関節にX線所見上，関節裂隙の狭小化，軟骨下骨の骨硬化などの著しい変型を伴うもの．

（11）慢性関節リウマチ

朝のこわばり，同時に3カ所以上の関節腫脹あるいは関節液貯留，手関節の関節炎などの症状を呈する．末梢関節に対称的な炎症が生じる症候群．

（12）後縦靱帯骨化症

四肢のしびれ，痛み，知覚障害，運動障害，膀胱直腸障害，脊柱の可動域制限，四肢の腱反射異常などを伴う疾患．

（13）脊柱管狭窄症

脊柱官の狭窄により，四肢のしびれ，筋力低下，運動障害などを呈し，排尿・排便障害を伴うことがある神経根，脊髄および馬毛を圧迫する疾患．

（14）骨折を伴う骨粗鬆症

単位面積当たりの，皮質骨の厚さおよび海綿骨の骨梁の数と大きさが減少する全身性，進行性疾患で骨折を伴うもの．

（15）早老症

早老性外貌（白髪，禿頭など），白内障，皮膚の萎縮・硬化・潰瘍形成などを主兆候とするホルモン受容機構異常疾患で，ウェルナー症候群，プロジェリア症候群，コケイン症候群等がある．

ここがポイント

介護保険法の目的

「加齢に伴って生ずる心身の変化に起因する疾病などにより要介護状態となり，入浴，排泄，食事等の介護，機能訓練，看護及び療養上の管理その他医療等を要するが，その有する能力に応じ自立した日常生活を営むことができるよう，必要な保健医療サービス及び福祉サービスに係る給付を行う．」

2．要介護認定

1）要介護申請からサービスの給付までの流れ

介護を受けるためには図34にあるような流れにしたがう必要がある．申請は本人・家族または資格を持つ代理人が行う．

2）介護認定審査会資料

（1）認定調査票：訪問調査員が行う（図35）

① 概況調査：現在受けているサービスの状況，障害老人自立度，痴呆性老人自立度

② 基本調査：直接生活介助，間接生活介助，問題行動関連介助，機能訓練関連介助，医療関連行為の合計85項目について聞き取り調査を行う．基本調査は以下の7群から構成されている（麻痺拘縮，移動，複雑動作，特別介護，身の回り，意思疎通，問題行動）．他に特別な医療（点滴，経管栄養など12項目）がある．

③ 特記事項：上記7群と特別な医療について，調査票に記載できない事項について箇条書きにする（図36）．

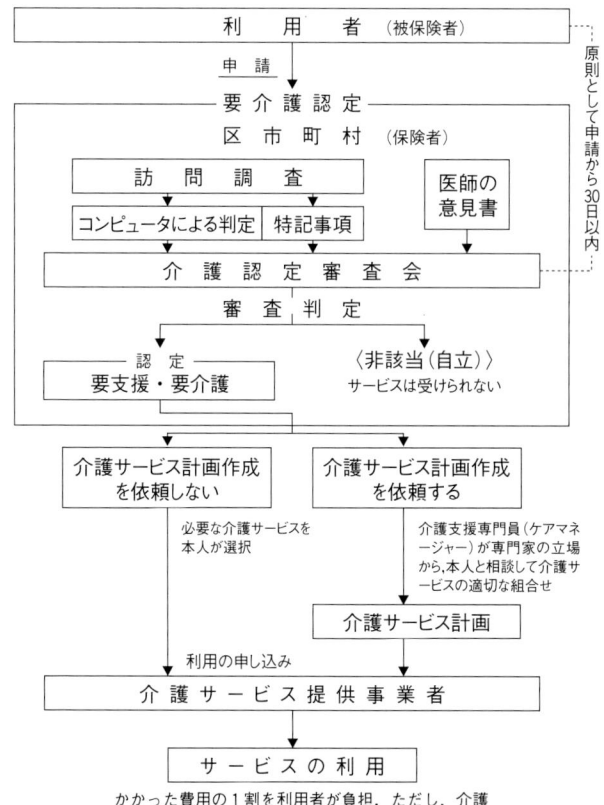

図34 要介護認定とサービス利用のしくみ 参42)

No.

介護認定審査会資料

合議体番号：
平成　年　月　日 作成

平成　年　月　日 申請
平成　年　月　日 調査
平成　年　月　日 審査

申請区分　：
被保険者区分：

年齢 ：
性別 ：
前回の認定審査会結果 ：
前回認定有効期間 ：
前回介護保険審査会結果 ：
一次判定結果 ：　一次判定警告コード：
要介護認定等基準時間 ：　機能訓練＋間接生活介助：

現在の状況	居宅
訪問介護（ホームヘルプサービス）	回/月
訪問入浴介護	回/月
訪問看護	回/月
訪問リハビリテーション	回/月
居宅療養管理指導	回/月
通所看護（デイサービス）	回/月
通所リハビリテーション（デイケア）	回/月
福祉用具貸与	品目
短期入所生活介護	日/月
短期入所療養介護	日/月
痴呆対応型共同生活介護	日/月
特定施設入所者生活介護	日/月
福祉用具購入	品目/　月間
住宅改修	

障害老人自立度：　痴呆性老人自立度：

中間評価項目表

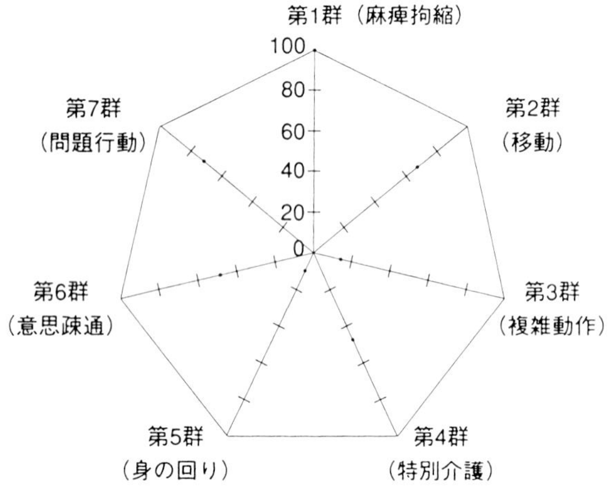

中間評価項目得点

第１群	第２群	第３群	第４群	第５群	第６群	第７群

〈特別な医療〉
1. 点滴の管理 ：
2. 中心静脈栄養 ：
3. 透析 ：
4. ストーマの処置 ：
5. 酸素療法 ：
6. レスピレータ ：
7. 気管切開の処置 ：
8. 疼痛の看護 ：
9. 経管栄養 ：
10. モニター測定 ：
11. じょくそうの処置 ：
12. カテーテル ：

第１群（麻痺拘縮）
1．麻痺（左−上肢）：
（右−上肢）：
（左−下肢）：
（右−下肢）：
（その他）：
2．拘縮（肩関節）：
（肘関節）：
（股関節）：
（膝関節）：
（足関節）：
（その他）：

第２群（　移動　）
1．寝返り ：
2．起き上がり ：
3．両足での座位 ：
4．両足つかない座位 ：
5．両足での立位 ：
6．歩行 ：
7．移乗 ：

第３群（複雑動作）
1．立ち上がり ：
2．片足での立位 ：
3．浴槽の出入り ：
4．洗身 ：

第４群（特別介護）
1．ア．じょくそう ：
イ．皮膚疾患 ：
2．片手胸元持ち上げ ：
3．嚥下 ：
4．ア．尿意 ：
イ．便意 ：
5．排尿後の後始末 ：
6．排便後の後始末 ：
7．食事摂取 ：

第５群（身の回り）
1．ア．口腔清潔 ：
イ．洗顔 ：
ウ．整髪 ：
エ．つめ切り ：
2．ア．ボタンかけはずし ：
イ．上衣の着脱 ：
ウ．ズボン等の着脱 ：
エ．靴下の着脱 ：
3．居室の掃除 ：
4．薬の内服 ：
5．金銭の管理 ：
6．ひどい物忘れ ：
7．周囲への無関心 ：

第６群（意思疎通）
1．視力 ：
2．聴力 ：
3．意思の伝達 ：
4．指示への反応 ：
5．ア．毎日の日課を理解 ：
イ．生年月日をいう ：
ウ．短期記憶 ：
エ．自分の名前をいう ：
オ．今の季節を理解 ：
カ．場所の理解 ：

第７群（問題行動）
ア．被害的 ：
イ．作話 ：
ウ．幻想幻聴 ：
エ．感情が不安定 ：
オ．昼夜逆転 ：
カ．暴言暴行 ：
キ．同じ話をする ：
ク．大声をだす ：
ケ．介護に抵抗 ：
コ．常時の徘徊 ：
サ．落ち着きなし ：
シ．外出して戻れない ：
ス．一人で出たがる ：
セ．収集癖 ：
ソ．火の不始末 ：
タ．物や衣類を壊す ：
チ．不潔行動 ：
ツ．異食行動 ：
テ．性的迷惑行為 ：

図35　介護認定審査会資料 参10)

(2) 主治医意見書：主治医が記載する介護に関する意見書で「傷病に関する意見」「特別な医療」「心身の状態に関する意見」「介護に関する意見」「その他特記すべき事項」等がある．この中に口腔に関連する項目が含まれている（図37）．

3）認定審査会

介護認定審査会は医療・保健・福祉の学識経験者の概ね5名による合議体であり，二次判定を行う．歯科医師は医療の専門家として，積極的に認定審査会委員となるべきである．

4）一次判定

一次判定は基本調査をコンピュータに入力して出された判定である．

(1) 1分間タイムスタディ

3,400人の施設入所者について，2日間にわたり，1分おきにどのような介護サービスが行われているかという

```
調査日____年__月__日  保険者番号_____  被保険者番号_____
認定調査票（特記事項）
1  麻痺・拘縮に関連する項目についての特記事項
  1-1 麻痺等の有無、1-2 関節の動く範囲の制限の有無
      (   )_____
      (   )_____
      (   )_____
2  移動に関連する項目についての特記事項
  2-1 寝返り、2-2 起き上がり、2-3 両足がついた状態での座位保持、2-4 両足がつかない状態
  での座位保持、2-5 両足での立位保持、2-6 歩行、2-7 移乗
      (   )_____
      (   )_____
      (   )_____
3  複雑な動作等に関連する項目についての特記事項
  3-1 立ち上がり、3-2 片足での立位保持、3-3 一般家庭用浴槽の出入り、3-4 洗身
      (   )_____
      (   )_____
      (   )_____
4  特別な介護等に関連する項目についての特記事項
  4-1 じょくそう、4-2 片手胸元持ち上げ、4-3 嚥下、4-4 尿意・便意、4-5 排尿後の後始末、
  4-6 排便後の後始末、4-7 食事摂取
      (   )_____
      (   )_____
      (   )_____
5  身の回りの世話等に関連する項目についての特記事項
  5-1 清潔、5-2 衣服着脱、5-3 介護側の指示への反応、5-4 薬の内服、5-5 居室の掃除、5-6
  金銭の管理、5-7 ひどい物忘れ、5-8 周囲への無関心
      (   )_____
      (   )_____
      (   )_____
6  コミュニケーションに関連する項目についての特記事項
  6-1 視力、6-2 聴力、6-3 意思の伝達、6-4 指示への反応、6-5 理解
      (   )_____
      (   )_____
      (   )_____
7  問題行動に関連する項目についての特記事項：特記事項なし
  7  行動
      (   )_____
      (   )_____
      (   )_____
8  特別な医療についての特記事項：特記事項なし
  8  特別な医療
      (   )_____
      (   )_____
      (   )_____
                         ※本用紙に収まらない場合は，適宜用紙を追加してください
```

図36　介護サービス調査票（特記事項）[参10]

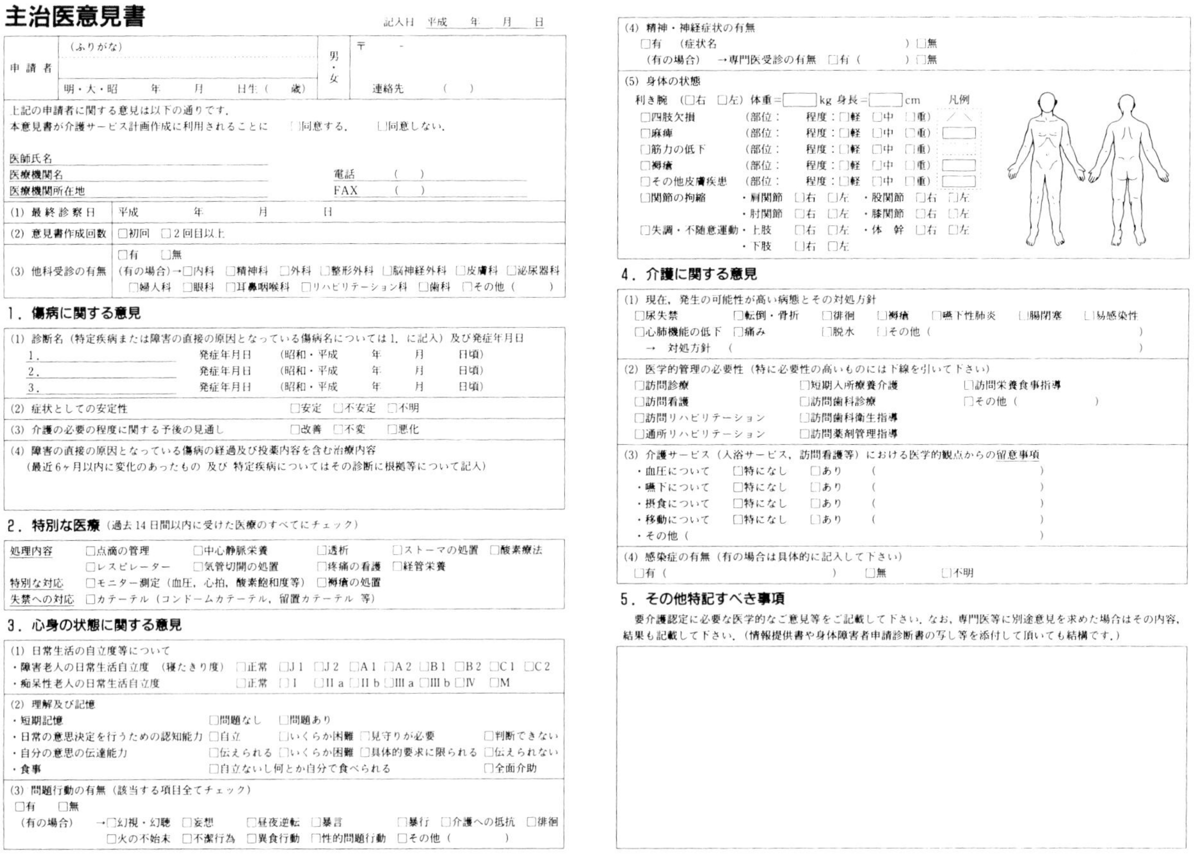

主治医意見書

記入日　平成　　年　　月　　日

申請者	（ふりがな） 明・大・昭　　年　　月　　日生（　　歳）	男・女	〒　　－ 連絡先　　（　　）

上記の申請者に関する意見は以下の通りです．
本意見書が介護サービス計画作成に利用されることに　□同意する．　□同意しない．

医師氏名
医療機関名　　　　　　　　　　電話　　（　　）
医療機関所在地　　　　　　　　FAX　　（　　）

(1) 最終診察日	平成　　年　　月　　日
(2) 意見書作成回数	□初回　□２回目以上
(3) 他科受診の有無	□有　□無 （有の場合）→□内科　□精神科　□外科　□整形外科　□脳神経外科　□皮膚科　□泌尿器科　□婦人科　□眼科　□耳鼻咽喉科　□リハビリテーション科　□歯科　□その他（　　）

１．傷病に関する意見

(1) 診断名（特定疾病または障害の直接の原因となっている傷病名については1．に記入）及び発症年月日
1.　　　　発症年月日　（昭和・平成　　年　　月　　日頃）
2.　　　　発症年月日　（昭和・平成　　年　　月　　日頃）
3.　　　　発症年月日　（昭和・平成　　年　　月　　日頃）

(2) 症状としての安定性　□安定　□不安定　□不明

(3) 介護の必要の程度に関する予後の見通し　□改善　□不変　□悪化

(4) 障害の直接の原因となっている傷病の経過及び投薬内容を含む治療内容
（最近６ヶ月以内に変化のあったもの 及び 特定疾病についてはその診断に根拠等について記入）

２．特別な医療（過去14日間以内に受けた医療のすべてにチェック）

処理内容　□点滴の管理　□中心静脈栄養　□透析　□ストーマの処置　□酸素療法　□レスピレーター　□気管切開の処置　□疼痛の看護　□経管栄養
特別な対応　□モニター測定（血圧，心拍，酸素飽和度等）　□褥瘡の処置
失禁への対応　□カテーテル（コンドームカテーテル，留置カテーテル　等）

３．心身の状態に関する意見

(1) 日常生活の自立度等について
・障害老人の日常生活自立度　（寝たきり度）　□正常　□J 1　□J 2　□A 1　□A 2　□B 1　□B 2　□C 1　□C 2
・痴呆性老人の日常生活自立度　□正常　□I　□II a　□II b　□III a　□III b　□IV　□M

(2) 理解及び記憶
・短期記憶　□問題なし　□問題あり
・日常の意思決定を行うための認知能力　□自立　□いくらか困難　□見守りが必要　□判断できない
・自分の意思の伝達能力　□伝えられる　□いくらか困難　□具体的要求に限られる　□伝えられない
・食事　□自立ないし何とか自分で食べられる　□全面介助

(3) 問題行動の有無（該当する項目全てチェック）
□有　□無
（有の場合）　→□幻視・幻聴　□妄想　□昼夜逆転　□暴言　□暴行　□介護への抵抗　□徘徊　□火の不始末　□不潔行為　□異食行動　□性的問題行動　□その他（　　）

(4) 精神・神経症状の有無
□有　（症状名　　　）□無
（有の場合）　→専門医受診の有無　□有（　　）□無

(5) 身体の状態
利き腕　（□右　□左）体重＝　kg　身長＝　cm　凡例
□四肢欠損　（部位：　程度：□軽　□中　□重）
□麻痺　（部位：　程度：□軽　□中　□重）
□筋力の低下　（部位：　程度：□軽　□中　□重）
□褥瘡　（部位：　程度：□軽　□中　□重）
□その他皮膚疾患　（部位：　程度：□軽　□中　□重）
□関節の拘縮　・肩関節　□右　□左　・股関節　□右　□左
・肘関節　□右　□左　・膝関節　□右　□左
□失調・不随意運動・上肢　□右　□左　・体　幹　□右　□左
・下肢　□右　□左

４．介護に関する意見

(1) 現在，発生の可能性が高い病態とその対処方針
□尿失禁　□転倒・骨折　□徘徊　□褥瘡　□嚥下性肺炎　□腸閉塞　□易感染性　□心肺機能の低下　□痛み　□脱水　□その他（　　）
→　対処方針　（　　）

(2) 医学的管理の必要性（特に必要性の高いものには下線を引いて下さい）
□訪問診療　□短期入所療養介護　□訪問栄養食事指導　□訪問看護　□訪問歯科診療　□その他（　　）　□訪問リハビリテーション　□訪問歯科衛生指導　□通所リハビリテーション　□訪問薬剤管理指導

(3) 介護サービス（入浴サービス，訪問看護等）における医学的観点からの留意事項
・血圧について　□特になし　□あり　（　　）
・嚥下について　□特になし　□あり　（　　）
・摂食について　□特になし　□あり　（　　）
・移動について　□特になし　□あり　（　　）
・その他（　　）

(4) 感染症の有無（有の場合は具体的に記入して下さい）
□有（　　）　□無　□不明

５．その他特記すべき事項

要介護認定に必要な医学的なご意見等をご記載して下さい．なお，専門医等に別途意見を求めた場合はその内容，結果も記載して下さい．（情報提供書や身体障害者申請診断書の写し等を添付して頂いても結構です．）

図37　主治医意見書 参10)

調査に基づき割り出された時間．

（２）中間評価項目

コンピュータによる一次判定では，実際の介護度と異なる場合が多く出ることが指摘されたため，新たに考え出された評価法である．まず73の項目を７つにグループ分け，個別の調査項目の傾向と73項目全体の傾向の深さに応じて，個別の調査項目の選択肢に対して統計的に得点を付し，７つの中間評価項目ごとにそれぞれの高齢者の合計得点を算定する．

（３）樹形モデル

直接生活介助を整容・排泄・食事介助・入浴・移動の５つの分野に分類した樹形図において，申請者の状態に該当する質問項目に沿って辿ると樹形モデルごとの要介護時間が出る．

（４）要介護認定等基準時間

それぞれの高齢者の調査結果をコンピュータに入力すると，その人に対して介護に要すると思われる時間（要介護等基準時間という）が推計できる．算出された時間はあくまでも，介護の必要性を計るものさしであり，実際の介護時間とは連動しないものである．以上73の調査項目と，７つの中間評価項目と，12の特別な医療の積算により，要介護認定等基準時間を算出する．

（５）要介護度

このようにして得られた要介護時間によって，その人の要介護度が決定されることとなる．介護の程度は，要支援と要介護１～５の６段階になっている．

５）二次判定

二次判定は「介護認定審査会資料」「特記事項」「主治医意見書」の３点を総合して行う判定である．コンピュータによって一次判定された要介護度に対し，それが妥当であるか否かを二次判定するが，その際参考となるのが，状態像（要支援，要介護度１～５のそれぞれについて，問題行動のある場合とそうでない場合の状態を表したレーダーチャート）である．しかし，さまざまな状態像を正確に判定することは大変困難であり，不公平になる等の問題が発生しやすい．そのため，要介護度の判定ができるだけ正確になる判定ソフトの改良を，厚生労働省は実施中である．

また一つのアイデアとして，「中間評価項目別得点総計」による要介護度分類の試みが，徳島県美馬郡介護認定審査委員の井上三四郎氏（日本歯科医師会会員）によって提唱されている．これは調査項目のうち73項目を

全体の傾向と関係の深さに応じて，個別の調査項目の選択肢に対して統計的に得点を付与し，7つの中間評価項目ごとにそれぞれの対象者の合計得点を算定するもので，これを「中間評価項目得点総計」とし，この得点総計を利用することにより，より客観的に要介護度を決定することが可能である．

6）審査請求

（1）審査請求とは

介護保険法第183条では，「保険給付に関する処分（被保険者証の交付の請求に関する処分及び要介護認定又は要支援認定に関する処分を含む）または保険料その他この法律の規定による徴収金（財政安定化基金拠出金，納付金及び第157条第1項に規定する延滞金を除く）に関する処分に不服がある者は，介護保険審査会に審査請求することができる」となっている．このため都道府県に介護保険審査会が設置されている．

この審査会は，被保険者を代表する委員3人・市町村を代表する委員3人・公益を代表する委員3人以上から組織される．要介護認定または要支援認定に関する処分に対する審査請求事件は，この委員の中から介護保険審査会が指名する3人の合議体で取り扱う．

（2）審査請求の流れ

保険者からの認定結果の通知に不服のある者（審査請求人）は，介護保険審査会に対して審査請求することができるが，その流れは図38の通りである．

（3）事件例（模擬審査）

どのような案件が審査されているのか，模擬審査をしてみる．

①事件の経過

審査請求人Aは，平成14年○月に調査（第1回目調査）を受け，要支援と認定され介護サービスを受給していた．1年後の平成15年○月に，更新のため申請後調査（第2回目調査）を受けた．この時の調査員Cの調査票に基づき一次判定が行われ，要介護度4と判定された．

4になった理由は第5群（身の回り）の項目，例えば口腔清潔・洗顔・整髪・上衣の着脱・ズボンなどの着脱・金銭の管理等が全介助（第1回目調査では自立または一部介助）になっていたことと，第7群（問題行動）のいくつかが"ある"とされていた（第1回目はすべてなし）ため1年間で要支援から要介護度4になってしまった．

認定審査会では，この第2回目調査と主治医の意見書の整合性に問題があるということで，再調査の結論を出した．数日後，調査員Dが再調査（第3回目調査）を実施した．この調査では，第5群のほとんどは一部介助と判断され，また，第7群も問題行動は全くないとされた．

この結果を踏まえて再度認定審査会が開催され，結果は要介護度1と判定され，このことが保険者Bより審査請求人Aに通知された．第2回目調査から3カ月後，介護保険法第29条に基づいて審査請求人Aより保険者Bに対して区分変更の申請があり，保険者Bは再度調査（第4回目調査）をし，認定委員会ではこの調査結果に基づき今回は要介護度2と認定した．この時点で審査請求人Aが代理人Eを立てて，○○県介護保険審査会

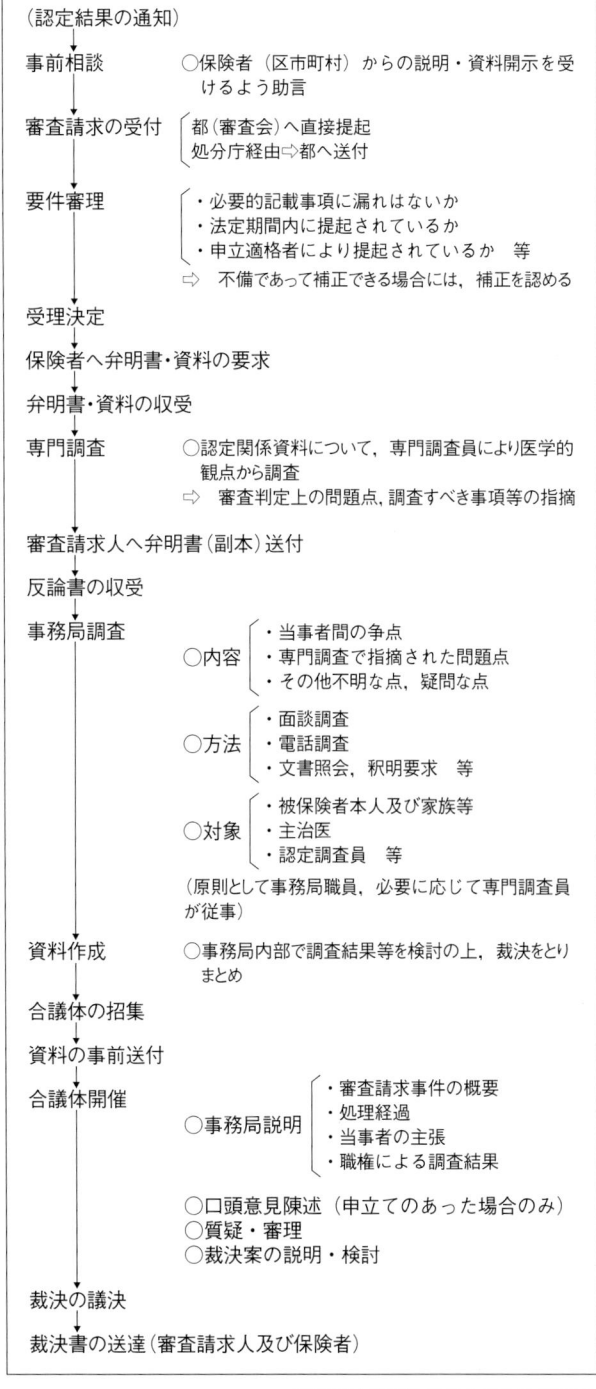

```
（認定結果の通知）
  ↓
事前相談     ○保険者（区市町村）からの説明・資料開示を受
              けるよう助言
  ↓
審査請求の受付  ┌都（審査会）へ直接提起
              └処分庁経由⇒都へ送付
  ↓
要件審理     ・必要的記載事項に漏れはないか
              ・法定期間内に提起されているか
              ・申立適格者により提起されているか　等
              ⇒ 不備であって補正できる場合には，補正を認める
  ↓
受理決定
  ↓
保険者へ弁明書・資料の要求
  ↓
弁明書・資料の収受
  ↓
専門調査     ○認定関係資料について，専門調査員により医学的
              観点から調査
              ⇒ 審査判定上の問題点，調査すべき事項等の指摘
  ↓
審査請求人へ弁明書（副本）送付
  ↓
反論書の収受
  ↓
事務局調査   ○内容 ┬・当事者間の争点
                    ├・専門調査で指摘された問題点
                    └・その他不明な点，疑問な点
              ○方法 ┬・面談調査
                    ├・電話調査
                    └・文書照会，釈明要求　等
              ○対象 ┬・被保険者本人及び家族等
                    ├・主治医
                    └・認定調査員　等
              （原則として事務局職員，必要に応じて専門調査員
              が従事）
  ↓
資料作成     ○事務局内部で調査結果等を検討の上，裁決をとり
              まとめ
  ↓
合議体の招集
  ↓
資料の事前送付
  ↓
合議体開催   ○事務局説明 ┬・審査請求事件の概要
                          ├・処理経過
                          ├・当事者の主張
                          └・職権による調査結果
              ○口頭意見陳述（申立てのあった場合のみ）
              ○質疑・審理
              ○裁決案の説明・検討
  ↓
裁決の議決
  ↓
裁決書の送達（審査請求人及び保険者）
```

（東京都介護保険審査会委員総会資料）

図38　審査事務の流れ（審査請求の受付から裁決まで）

Fに審査請求をした．争点は，第2回目調査から3カ月間の認定処分（要介護度1）の取り消し要求であった．
　②審査請求の理由
　・第3回目の調査を行った理由が納得いかない
　・第1回目の調査時は請求人の体調が悪く介護度は上がっていた
　・第3回目の調査時では審査請求人Aと調査員Dのコミュニケーションがうまくとれているとは思えない
　③○○県介護保険審査会Fの対応の経緯
　・審査庁から保険者Bに弁明要求を行う
　　→保険者Bは調査等に係わる件に関しては落ち度はないと主張
　・審査請求人Aに保険者Bの弁明書を送付
　　→Aより反論書が提出された（保険者Bの弁明書に対して）
　・審査請求人Aに釈明要求
　　→釈明あり
　・諸調査
　　審査請求人Aに対して訪問調査
　　訪問調査員Dに対して訪問調査
　　サービス事業者に対して電話調査
　　訪問介護員に対して電話調査
　・専門調査員（○○県の専属）による認定関係資料調査
　・保険者Bより釈明書入手
　④○○県介護保険審査会F開催
　上記資料に基づき，あらゆる方向から検討議論をし，判断基準として再度一次判定を行った所，要介護度は2と判定された．この結果を踏まえて以下の裁決を行った．
　⑤裁決
　裁決としては以下の3つがある．
　・却下：不服申し立ての利益がないとする
　・棄却：要介護認定等の判定に違法・不当がないとする
　・認容：処分を取り消す等
　今回の裁決は，要介護2が妥当であると考えられる．したがって保険者Bが要介護1とした期間の処分（実際には3カ月であった）を取り消す（審査請求人Aの訴えを認容する）こととした．
　⑥問題点
　訪問調査員CとDの調査結果が著しく異なってしまったのは，調査員の資質の問題ではなく，審査請求人Aの状態が調査時によってかなり差異があったからとも考えられる．また主治医意見書が書かれた時点と，訪問調査が行われた時点でも，要介護者のADL等に大きな差異が生じることもあり得る．
　このように要介護者のADLに，1日の中でも，また1カ月の中でも大きな変化があるので，状況把握は大変困難なことも多い．しかし，主治医の意見書と調査票の整合性がとれていない場合は，認定審査会が指摘するように再調査等が必要となってくる．本件は，半年の間に「要支援から要介護度4」と介護度が急激に変化した調査結果が出たにも関わらず，その後の調査での一次判定が要介護度2であったことを考慮すると，調査方法がマニュアルに則っていなかった可能性も否定できない．

ここがポイント

要介護認定の流れ

申請→訪問調査・主治医の意見書→一次判定（コンピュータ）→二次判定（認定審査会）→認定→サービス計画作成依頼（する・しない）→介護サービス提供事業者によるサービス→更新（原則6カ月）

3．介護保険と歯科の関わり

　介護保険に対して歯科はいくつかの段階で関わってくる．基本調査には3つの口腔関連項目があり，口腔の解剖・機能に精通していなければ，正確な調査が不可能となる．基本調査の項目では表現できない事項については，特記事項に記載することになっているが，これも正確な知識に基づいた記述が要求される．
　主治医の意見書の口腔関連項目に関して，主治医が正確な記載をすることが正しい判定のためには不可欠である．認定審査会では，歯科医も学識の専門家の一人として積極的に参画し意見を述べる必要がある．「かかりつけ歯科医意見書」が，認定審査時または介護サービス計画立案時に必要となってくるケースもかなり多いと考えられる．
　歯科医は，ケアカンファランスには積極的に参加し，専門的な立場から必要な意見を述べるべきである．要介護高齢者の口腔の状態が，現状ではかなり悲惨であることを考慮すると，訪問歯科診療は当然のこととして，介護保険制度における居宅療養管理を積極的に実施していかなければならない．介護保険における歯科の関わりについて図39に示した．

ここがポイント

介護保険に対する歯科からの対応

かかりつけ歯科医意見書の扱い（いかに情報提供するか）
訪問歯科診療にいかにつなげるか
要介護者への口腔ケアの重要性の普及・啓発
かかりつけ歯科医の定着
主治医・ケアマネージャー等との密接な連携

```
事前調査 ─┬─ 基本調査（3つの口腔関連項目）
         ├─ 特記事項
         └─ 主治医意見書（口腔に関連した項目）
   ↓
認定審査会 ─┬─「かかりつけ歯科医意見書」の提出
           └─ 認定審査会委員として参加
   ↓
ケアプラン ─┬─「かかりつけ歯科医意見書」の活用
           ├─ 口腔ケアアセスメント票の使用
           └─ ケアプラン会議への参加
   │
   ├──── 訪問歯科診療
   ↓
居宅療養管理指導
```

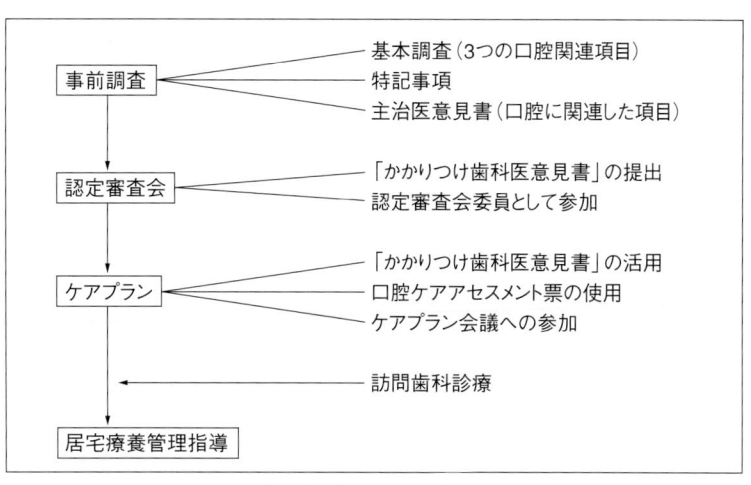

図39　介護保険における歯科の係わり

4．介護保険における口腔関連項目

1）認定調査には次の3項目

嚥下（出来る，見守り，できない）
食事摂取（自立，見守り，一部介助，全介助）
口腔清潔（自立，一部介助，全介助）

2）主治医意見書には次の項目

1. 他科受診の有無
2. 特別な医療　処置内容　　経管栄養
3. 心身の状態に関する意見
   （2）理解及び記憶　食事　□自立ないし何とか自分で食べられる　□全面介助
4. 介護に関する意見
   （1）現在，発症の可能性が高い病態とその対処方針
       □嚥下性肺炎
   （2）医学的管理の必要性　□訪問歯科診療　□訪問歯科衛生指導
   （3）介護サービスにおける医学的観点からの留意事項
       嚥下について　　□特になし　　□あり
       摂食について　　□特になし　　□あり
5. その他特記すべき事項

ここで重要なことは，これらの項目を記載する際に記載者が正確な知識を有している必要があることである．そのために，訪問調査員に対しては指導マニュアルを作成したり，必要に応じて研修会を企画することも良い．主治医意見書には，口腔の専門家としての歯科医師の意見を添付することができる．

主治医意見書の口腔関連項目を正確に記載してもらうために，主治医に対して歯科の専門的知識に関する情報提供が必要である．すなわち主治医に対して歯科，口腔のことを十分理解してもらう必要がある．

ここがポイント

······ 口腔関連項目の正確な把握のために ······

訪問調査員に対しては，指導マニュアルの配布，研修会の開催
主治医に対しては，医師会との連絡会開催時等における意見交換・資料配付

5．ケアマネージャー，アセスメント，関連職種との連携

1）ケアマネージャー（介護支援専門員）とは

要介護者からの相談に応じ，または要介護者等がその心身の状況に応じた適切な居宅または施設サービスを利用できるよう，居宅サービス提供業者と連絡調整を行う者で，以下の職務を行う．

　　介護サービス計画の立案
　　介護サービス提供の管理
　　要介護者等とその家族に介護サービスについての情報提供
　　要介護者等とその家族に介護サービスに要する費用などの説明
　　介護サービス提供業者との連絡調整・情報交換

また，ケアマネージャーの資格取得には，都道府県が実施する実務研修受講資格試験に合格後，要介護認定やケアプランを中心とした演習や実習を計6日間受講することが義務づけられている．

2）ケアプランとは

ケアマネージャーが作成する介護サービス計画のことで，ケアプランに記載すべき内容としては，ケアの目標，曜日別サービス予定，サービス提供機関職種の役割分担，結果の評価がある．ケアプラン作成の流れは以下のようである．

アセスメント→問題領域の選定→問題点（ニーズ）の把握→ケア目標の設定→ケア項目→誰が，いつ，どこで，どのように

ケアプラン作成にあたっては，クライアント（要介護者本人または家族）の意向を十分汲み取る必要がある．また，アセスメントによって各領域から上がって来たニーズをすべてケアプランに組み込むことは不可能である．したがってニーズに優先順位（プライオリティー）をつける必要がある．

3）ケアカンファランス（サービス担当者会議）とは

ケアマネージャーが，アセスメント技法を用いて要介護者の状態を把握し，サービス担当者会議において関連職種の意見を聞いた上でケアプランを作成する．

4）アセスメント（課題分析）とは

ケアプラン作成のために課題を分析する手法として行われるもので，いくつかの方式が推奨されている．アセスメント票には以下のものが使用されている．

　　MDS-HC2.0方式（在宅ケアアセスメントマニュアル）
　　3団体ケアプラン策定研究会方式
　　日本介護福祉会方式
　　日本社会福祉会方式
　　日本訪問看護振興財団方式

5）関連職種との連携

要介護者のニーズは多様なため，有効なサービスを提供するためには関連職種間の連携が不可欠となる．連携に際しては以下の注意が必要である．

　　各職種の専門性の尊重
　　各職種の役割分担の明確化
　　情報の共有化
　　目標の一本化

なお，関連する職種としては，介護福祉士，ホームヘルパー，社会福祉士，理学療法士，作業療法士，看護師，准看護師，保健師，臨床心理士，言語聴覚士などがある．

ここがポイント

………歯科医師のケアマネージャー資格………

歯科医師は基本的には，居宅サービス提供業者を意図しないならば，ケアマネージャーの資格を取得する必要はない．本来の歯科医療の業務の他にケアマネージャーの職務を遂行することは不可能であると考えられる．これに対して，介護保険制度の中で歯科がかなり重要な役割を果たしているということ考えると，歯科衛生士がケアマネージャーの資格を取得することは有効であり，積極的に資格を取得すべきである．

6．口腔ケアアセスメント

1）口腔ケアアセスメント票

口腔関連の介護サービス計画（口腔ケアプラン）を作成するためには，基本的には，「かかりつけ歯科医意見書」で対応できるが，「口腔ケアアセスメント票」を活用した方がわかりやすい．

特に口腔内に多くのあるいは重度の問題点がある場合には，必ず「口腔ケアアセスメント票」を使用すべきである．代表的なアセスメント票には，後述のように口腔内の問題点を評価する項目はあるが，口腔内の状況を把握するには十分ではない．

現在いくつかの口腔ケアアセスメント票が作成されている．アセスメント票には以下の評価項目を含んでいる必要がある．

2）口腔ケアアセスメント票の評価項目

（1）口腔内所見

歯の状態（残存数，むし歯数），歯肉の状態（腫脹，歯石，歯肉出血），口臭，義歯の状態（ある・なし，使用状況，保管状況，清掃状況，適合状況）

（2）口腔清掃の自立度（歯みがき，義歯の着脱，うがい等）

自分で出来る，部分的にはまたは手助けがあればできる，自分では全くできない

（3）口腔清掃状態

良好，不良，舌苔の有無，ジスキネジアの有無

（4）口腔粘膜の状態

異常ある・なし，乾燥ある・なし

（5）栄養摂取方法

経口，経管，経静脈内

食事回数，食事摂取（自立，見守り，一部介助，全介助）

食事形態（普通食，きざみ食，軟食，流動食）

（6）咀嚼機能

普通にかめる，柔らかいものならかめる，ほとんどかめない

（7）嚥下機能

普通に飲み込む，飲み込みに時間がかかる，飲みにくい，嚥下できない，むせ（ない，時々ある，多い）

（8）現在の歯科受診の有無

（9）その他

口腔管理（本人・家族の希望の有無）

通院（可能・不可能）

最近の歯科受診の状況

記入者氏名

3）口腔問題領域の選定表

口腔ケアアセスメント票からいかなる問題点があるのかを見つけだすために，口腔問題領域の選定表を使用する．選定表から以下の問題領域項目について検討するこ

ととなる．
　（1）口腔内の問題
　口腔疾患状況（硬組織，軟組織，顎関節，顔貌）
　口腔機能（食物摂取，食事時のむせ，食事時の姿勢，
　　　　　　捕食，咀嚼，嚥下，味覚，唾液の分泌，発音）
　（2）口腔衛生状態の問題
　口腔内清掃状態，口腔清掃，歯磨き，ぶくぶくうがい
　（3）義歯の問題
　有無，使用状況，具合，着脱，清掃，保管，安定剤の使用
　（4）栄養および食事
　栄養状態，摂取方法，食事回数，食事時間，食事形態，食事量，食事介助
　（5）口腔ケアを妨げる要因の検討
　4）一般的アセスメント票における口腔ケアアセスメント項目
　前述した一般的アセスメント票の中で，口腔関連項目はどの程度扱われているのだろうか．以下に示すようにそれぞれに特徴があるが，すべてのアセスメント票において，口腔関連項目を完全に把握しているとはいいがたい．
　（1）MDS-HC
　L1．口腔状態　すべてにチェック
　　a．咀嚼・嚥下に問題（たとえば，食べている時の痛み）
　　b．食事中に口の中が「かわいている」と感じる
　　c．歯みがき，入れ歯みがきに問題
　　d．上記のいずれでもない
　（2）日本訪問看護振興財団
　1．食事・栄養状態
　　②食べ方の状況
　　　0．固いものも普通に噛める
　　　1．刻み食なら噛める
　　　2．軟食・ペースト状なら飲める
　　　3．咀嚼できない
　　　4．胃瘻，腸瘻，経管栄養のため咀嚼できない
　　③嚥下の状況
　　　0．何でも普通に
　　　1．流動食や軟食・ペースト状なら飲める
　　　2．水や流動食は時々むせるが飲める
　　　3．水や流動食はむせる／誤飲する
　3．歯・口腔
　　①口腔内の状態及び病気の予防
　　　a．自分の歯や入れ歯がない
　　　b．治療している虫歯がある
　　　c．歯が折れている，ぐらぐらしている
　　　d．歯ぐきの炎症，腫脹，出血，口腔内膿，発疹等がある

　　　e．食べカスが口腔内に存在する
　　　f．歯又は入れ歯を毎日磨かない，口臭，うがいをしない
　（3）三団体ケアプラン作成委員会
　1．食事・水分摂取等に関するケア
　　◎咀嚼機能面での問題等
　　◎嚥下機能面での問題等
　2．洗面，口腔清潔，整容，更衣に関するケア
　　◎口腔清潔面での問題
　　◎入れ歯の手入れ面での問題
　（4）日本介護福祉会
　体の健康（すべての項目に記述式記入）
　　口腔（現状・状態・本人の対応）
　　　　（本人の望み・意欲・関心）
　　　　（本人が行う際の困難度）
　　　　（連携が必要な関係機関）
　（5）日本社会福祉会
　口腔内の状態および食事の状況
　　1．口腔の炎症　2．むし歯　3．義歯不良　4．咀嚼困難　5．口臭・口腔の不潔　7．その他（複数回答）

> **ここがポイント**
>
> ········ 口腔ケアアセスメント票 ········
> 要介護者の口腔領域に問題がある場合は，必ず口腔ケアアセスメント票および，口腔問題領域の選定表を使用すべきである

7．かかりつけ歯科医意見書

1）かかりつけ歯科医意見書はなぜ必要か

　介護認定には主治医意見書が義務づけられているが，「かかりつけ歯科医意見書」の提出は義務づけられてはいない．しかし時として「かかりつけ歯科医意見書」が介護認定に必要になることが考えられる．口腔関連の基本調査は3つ（口腔清潔，嚥下，食事）であるが，その3項目だけでは要介護者の口腔状態を完全に把握できないと考えられる．

　例えば，食事に介助が必要であったとする時，その原因が何であるのか．義歯がないためか，義歯があっても適合がよくないためか．また，口腔清潔で自立していたと記載されている場合でも，本当に正しいケアができているのかどうか．このように現状の調査では，要介護者の口腔状態の把握が十分できないことが多いから必要になるのである．また，後述するが「かかりつけ歯科医意見書」を参考にすることによって，要介護度が変更になるケースもみられることがある．

2）「かかりつけ歯科医意見書」に記載すべき事項

「かかりつけ歯科医意見書」には多くの情報を書き込めるようにするのが理想ではあるが，実際の使い勝手を考慮した場合，調査項目には自ずと制限が出てくる．ここでは東京都歯科医師会が作成した，「かかりつけ歯科医意見書」を参考にして，介護認定あるいは介護計画に必要と思われる最低限度の事項を列挙しておく．

（1）事務的事項
医療機関（名称，所在地，TEL，FAX）
かかりつけ歯科医名
対象者（氏名，生年月日，年齢，住所，TEL）
（2）口腔内所見等から見た今後の歯科医療への意見
　　（歯科医療の必要性）
要観察，要指導（口腔ケア，摂食・嚥下療法等），要治療，不必要
（3）歯科医学的管理から見た介護に関する意見
口腔ケア（自立，見守りが必要，一部介助，全介助）
摂食・嚥下機能（問題なし，摂食・嚥下機能障害が疑われる，現在非経口摂取）
嚥下性肺炎の可能性（今後発生の可能性があるので，口腔ケアの充実と専門医との連携が必要）
（4）その他療養上特記すべき事項

3）かかりつけ歯科医意見書による口腔問題領域の選定表

かかりつけ歯科医意見書を記入し，かかりつけ歯科医意見書に基づく選定表を作成することにより，要介護者が抱えている口腔問題の領域が明確になってくる．表10に示すように選定表は，食物摂取，咀嚼・嚥下，口腔清掃，口腔内状態，発音機能，口腔ケアを妨げる要因等を検討するのに有効である．

4）「かかりつけ歯科医意見書活用モデル事業」

東京都と東京都歯科医師会が平成12年～13年に実施した「かかりつけ歯科医意見書活用モデル事業」から，介護認定および介護計画作成に関して，「かかりつけ歯科医意見書」が大いに参考になったとの結論が出た．

この事業は，平成12年度は「かかりつけ歯科医意見書」が主治医意見書を補完しうるか否かを検証し，平成13年度は要介護高齢者の口腔状態・ADLの改善の実態を調査した．この結果は以下の報告書にまとめられている．

（1）平成12年度分析報告書より

モデル事業対象者数は，1,306人（男36.4％，女63.6％）で，口腔関連3項目の＜自立・できる＞以外にチェックのあった者は66.2％であった．調査の結果かかりつけ歯科医意見書が要介護度判定に与える影響については，

①口腔関連3項目に関する項目修正

表10　かかりつけ歯科医意見書による口腔問題領域の選定表 参42）

	簡易口腔アセスメント		1 食物摂取についての検討	2 咀嚼・嚥下についての検討	3 口腔清掃についての検討	4 口腔内状態の検討	5 発音機能の検討	6 口腔ケアを妨げる要因の検討
(1)	①	むし歯あり				○	○	
	②	歯周疾患（腫れ，歯石，歯肉出血）				○		
	③	口臭（かなりある，ある）				○		
	④	a 入れ歯の有無				○		
		b 入れ歯の使用				○		
		c 入れ歯の保管（介助が必要，できない）						○
		d 入れ歯の清掃（介助が必要，できない）				○		
		e 義歯の適合		○		○		
(2)	①	歯磨き（部分的にできる，できない）			○			
	②	入れ歯の着脱（できない）			○			
	③	うがい（できない）		○				
(3)	a	口腔清掃状態不良			○			
	b	舌苔あり			○			
	c	ディスキネジアあり					○	
(4)	a	口腔粘膜異常あり				○		
	b	口腔粘膜乾燥あり				○		
(5)	a	栄養摂取方法（経管・静脈内）	○					
	b	見守りが必要・一部介助・全介助	○					
	c	食事形態	○					
(6)		ほとんどかめない		○		○		
(7)	a	飲み込みに時間がかかる，飲みにくい，嚥下できない	○	○				
	b	時々むせる，むせることが多い	○	○				

モデル審査会で1,306人中，口腔関連3項目に何らかの修正が行われたケース（嚥下，食事摂取，口腔清潔）は138（全体の10.6％）．

②一次判定結果の変更

モデル審査会で上記項目修正をすることにより，本審査会の一次判定結果が修正されたものは2.1％（軽くなったもの1.2％，重くなったもの0.9％）

③モデル審査会においての「かかりつけ歯科医意見書」の役立ち

役だったとの回答は全体の12.8％，うち要介護度の変更につながったものは6.6％

④二次判定結果の変更

モデル審査会の一次判定で変更がなかった1,279ケースのうち，本審査会と異なる二次判定結果が出たものは24ケース（1.9％）．

二次判定で要介護度が変更になったものは33ケース（全体の2.5％）で，そのうちかかりつけ歯科医意見書による変更理由が記載されていたものは15ケース（全体の1.1％）．

⑤二次判定におけるかかりつけ歯科医意見書の役立ち

二次判定で「かかりつけ歯科医意見書」が役立ったとの回答は全体の11.9％．また，二次判定で「かかりつけ歯科医意見書」が役立ち，かつ二次判定結果の変更につながったものは全体の1.7％．

⑥審査会の意見

審査会の意見として「療養及び有効なサービス利用に関する意見」が，審査会で新たに記載されたものは540ケース（全体の41.3％）．審査会の意見にかかりつけ歯科医意見書が役だったとの回答は全体の42.2％．

（2）平成13年度分析報告書より

①平成12年度対象者を平成12年度以降，訪問歯科診療をはじめとする口腔ケアを受けて来たもの（既治療群113人），受けて来なかったもの（未治療群89人），モデル群（71人）に分けた．

②歯科治療および口腔領域のケアを含んだケアプランを作成するために，かかりつけ歯科医が口腔内の状態に関する情報提供を行ったことにより，対象者の口腔領域に関する新たな課題の発見と具体的な援助目標の追加がなされた．

③ケアプランの中に全身との関わりを考慮した口腔ケアプランを盛り込むことにより訪問歯科診療，居宅療養管理指導の必要性が生じただけでなく，訪問介護，訪問看護，通所介護のサービスの内容も変化し，歯科治療，口腔ケアを含めた総合的なケアプランが作成された．

④本人・家族をはじめ，訪問介護員，訪問看護師，通所サービス職員などによる口腔ケア介助が行われ，口腔衛生状態の改善に大きな役割を果たした．

⑤歯科治療，口腔ケアの実施前後を比較すると，今後の歯科治療の必要性，口腔内の状態，口腔衛生状態，床義歯の状況，栄養および食事などすべての項目で状態が改善された．

⑥特に歯科治療，義歯の調整，食物形態の変更，摂食・嚥下機能訓練等を行ったことにより，摂食・嚥下障害が改善されたケースの報告があった．

⑦まとめとして
・より適正な要介護認定のために，主治医意見書記載時におけるかかりつけ歯科医からの情報提供が有用である
・かかりつけ歯科医による，歯科治療，口腔ケアが実施されると，口腔内状態の改善だけでなく，摂食・嚥下機能の改善，嚥下性肺炎の可能性の低下，発音機能の改善などがみられる
・多職種の「協動」により，ケアマネジャー1人の視点では見えない課題を適切に把握することができ，効果的で実現可能な質の高いサービスが提供できる

ここがポイント

「かかりつけ歯科医意見書」「口腔ケアアセスメント」活用の流れ

口腔ケアアセスメントをとる
（口腔内の状況調査）←ケアマネジャー等からの依頼
↓
選定表を作成する（問題領域を検討する）
↓
かかりつけ歯科医意見書に記入する（ケアプラン作成に役立てる）
↓
かかりつけ歯科医意見書による口腔問題領域の選定表を作成する
↓
ケアプラン作成会議に出席する（依頼があれば）
　　　　　　　　　　　　　→ケアプラン作成
治療計画の立案　　　　　　　（ケアマネジャー）
↓
口腔ケア・歯科診療に入る

8．居宅療養管理指導

1）居宅療養管理指導の定義（法第7条第10項）

居宅要介護者等について，病院，診療所または薬局の医師，歯科医師，薬剤師その他厚生省令で定めるもの（歯科衛生士，保健師，看護師，準看護師）により行われる療養上の管理および指導であって，厚生省令で定めるものをいう．

2）医師・歯科医師の行う居宅療養管理指導

主治の医師および歯科医師の行う居宅療養管理指導については，計画的かつ継続的な医学的管理または歯科医学的管理に基づき，指定居宅介護支援事業者等に対する介護サービス計画の策定等に必要な情報提供または利用者若しくはその家族等に対する介護サービスを利用する上での留意点，介護方法等についての指導および助言を行った場合に算定できる．

・当該月の第一回目の訪問診療もしくは往診を行った日を算定日とする
・請求明細書に当該訪問診療の日を記入する
・当該月に医療保険において，「寝たきり老人在宅総合診療料」を当該利用者について算定した場合は，居宅療養管理費（Ⅱ）を算定する．

3）歯科衛生士等の居宅療養管理指導

歯科衛生士の行う居宅療養管指導については，利用者の居宅を訪問して，利用者またはその家族に対して歯科医師の指示に基づき，口腔内の清掃または有床義歯の清掃に係る指導を行った場合に算定することとし，請求明細書の摘要欄に訪問日を記載する．

歯科医師は歯科衛生士等が行う居宅療養管理指導に関し，指示した内容の要点を診療録に記載する．なお，当該記載については，医療保険の診療録に記載することとしてもよいが，下線または枠で囲う等により，他の記載

と区別することとする．居宅療養管理指導を行った歯科衛生士等は実地指導に係る記録を作成し，患者氏名，訪問先，指導の要点等を記載し，主治の歯科医師に報告する．

4）居宅療養管理指導費（全国共通1単位10.00円）
（1）医師または歯科医師が行う場合
（Ⅰ）500単位

通院が困難な利用者に対して，指定居宅療養管理指導事業所（指定サービス基準第85条に規程する指定居宅療養管理指導事業所をいう）の医師又は歯科医師が，当該利用者の居宅を訪問して行う計画的かつ継続的な医学的管理又は歯科医学的管理に基づき，指定居宅介護支援事業所（法第46条1項に規程する指定居宅介護支援事業所が情報提供利用者の同意を得て行うものに限る）又は利用者若しくはその家族等に対する居宅サービスを利用する上での留意点，介護方法等についての指導及び助言を行った場合に1月に2回を限度として算定する．

（Ⅱ）290単位（歯科医師は関係ない）
（2）歯科衛生士等が行う場合
（月の1回目の算定550単位，月の2回目以降の算定300単位）

利用者に対して，指定居宅療養管理指導事業所の歯科衛生士，保健師または看護職員が，当該利用者に対して訪問歯科診療を行った歯科医師の指示および当該歯科医師の策定した訪問指導計画に基づき，当該利用者の居宅を訪問し，療養上必要な指導として患者の口腔内での清掃または有床義歯の清掃に関する実地指導を行った場合に，1月に4回を限度として算定する．

> **ここがポイント**
> ……居宅療養管理指導……
> 居宅療養管理指導は他のサービスと代替性のない単品サービスであり，支給限度額の枠の中には含めない．また指定居宅管理指導事業者には病院，診療所，薬局が該当する．

9．介護サービス提供事業者（指定サービス提供業者）

1）指定サービス提供業者とは

介護サービスを行う事業者で，厚生労働省で定める事業の基準を満たす事業者が都道府県によって指定されるが，医療系のサービスを除き法人格が必要となる．他に，指定基準を満たしていなくても一定の用件を満たす事業者を，保険者である市区町村の判断で登録し，当該区域内での事業を認める法人格は不要の，基準該当サービスの提供事業者もある．サービス提供として，訪問介護，訪問入浴介護，通所介護，福祉用具貸与，居宅介護支援等の事業を行う．

2）みなし指定

注意すべき事項として＜みなし指定＞がある．保険医療機関，保険薬局であれば，医療系指定居宅サービスのうち，以下のサービスは指定申請しなくてもサービス提供業者に指定される（みなされる）．

　　病院・診療所：居宅療養管理指導，訪問看護，訪問
　　　　　　　　　リハビリテーション
　　薬局：居宅療養管理指導

したがってサービス提供事業者を行わない場合は，「指定を不要とする旨の申出書」を提出しなければならない．みなし指定を受けた場合，特に正当な理由なくしてサービスの提供を拒否できない．歯科診療所では通常，訪問看護・訪問リハビリテーションは実施しないので，居宅療養管理指導のみ行うという申出書を都道府県知事に提出しなければならない．

> **ここがポイント**
> ……みなし指定届け……
> 歯科診療所は「みなし指定」の届出を提出しなければならない

10．介護サービスの問題点

東京都における介護サービスの苦情白書（平成12年12月，東京都国民保険団体連合会，平成12年度上半期調査のまとめ）によると，以下の問題点が浮き彫りになった．

介護保険制度施行後6カ月に，区市町村（都内63保険者）・国保連・東京都に寄せられた苦情等の総件数は，5,397件であった．苦情の内容は以下のようである．

1）苦情分類別割合

要介護認定（10％），保険料（26％），ケアプラン（4％），サービス供給量（2％），介護報酬（2％），その他の制度上の問題（7％），行政の対応（3％），サービス提供・保険給付（4.7％），その他（3％）

2）サービス提供・保険給付の状況
- 訪問介護，居宅介護支援，通所介護が全体の64.1％（いずれも居宅サービス）
- 介護老人福祉施設，短期入所生活介護，介護老人保健施設，介護療養型医療施設の施設サービスの苦情が全体の20.3％
- すなわち，19種類のサービスのうち上記7サービスに対する苦情が全体の84.4％を占めている

3）苦情内容別状況

苦情内容は以下のようであった．サービスの質（22.7％），従事者の態度（17.8％），説明・情報の不足（13.7％），利用者負担（13.7％），管理者等の対応（10.0％），

その他（22.1％）

4）苦情に対する援助状況
苦情に対しては，申し立て人に説明・助言，当事者間を調整等，他機関を紹介，その他が行われた．

5）苦情の一例（こんな苦情があった）
- ケアプラン作成日に来ない
- 従来から入っている訪問看護を希望するも変更を強いられた
- 居宅介護支援事業者8社に連絡したがどこもこない
- 希望のサービスが受けられない
- ケアマネジャーを自分で探し契約するのは大変だ
- 契約時の説明がない（不足している）
- ケアマネジャーの態度が悪い（横柄，強要等）
- サービス業者が効率の悪い所は引き受けない
- ヘルパーの守秘義務違反がある
- ヘルパーの態度が悪い，仕事をしない
- かってにヘルパーの変更がある
- 施設が不潔，他の入所者からいじめがある
- 介護保険導入前よりサービスの質が落ちた
- 入所中に転倒等があり施設より謝罪もないのでこじれている
- おむつ代等が請求されている
- 訪問調査がきちんと実施されなかった，要介護度が下がり調査に対して疑問
- 認定結果が低い，区分変更の申請をしたが変更なし
- 主治医意見書を断られた，主治医意見書が遅い
- 保険料が高い，年金からの徴収に反対，年金生活者からの徴収に反対
- ケアプランが作成されなかった，ケアマネージャーの態度が悪い
- ショートステイ等が満員で利用できない，急遽ケアマネジャーの変更がある
- 入所する先がみつからない，ベッドが少ない
- 介護報酬請求に対する明細がない，まとめて請求される
- 施設入所は負担が重い，自己負担が多く生活が大変
- 制度・サービスの説明がない，職員の態度が不親切で官僚的

ここがポイント

.... 介護サービスの今後の問題点 ....
- 居宅介護支援事業者，ケアマネジャーの資質を向上させる必要がある
- ヘルパーの資質を向上させる必要がある
- 居宅療養管理指導の1割負担がネックになっている
- 施設におけるサービス基盤を整備する必要がある

11．介護保険制度への対応について

平成13年7月18日に日本歯科医師会が都道府県歯科医師会に対して行った，介護保険に関するアンケート調査と，平成13年2月14日に開催された介護保険指導者連絡会の意見をまとめたものが，「介護保険制度への対応について」として中間報告された．概要は以下の通りである．

1）介護保険指導者連絡会のまとめと今後の課題の要点
（1）介護保険施行後1年間の総括として
- 従来の市町村における在宅福祉サービスに従事する保健師等からのアクセスが減少し，それに代わるサービス提供機能が十分に果たされていないので，訪問歯科診療は増加しなかった
- 居宅療養管理指導は請求が煩雑，一割負担が障害となり，医療機関・利用者とも不便である
- 歯科医師の介護支援専門員は資格を発揮することができない
- 歯科医師会立の介護支援事業所，介護サービス事業所はほとんど機能していない
- 口腔アセスメント票，かかりつけ歯科医意見書の使用はない
- 介護認定審査会への歯科医師の参画は多いが，今後の地域における足場と成りうると考えられる
- 口腔ケア（特に高齢者の）の概念が認知され始めており，地域における職種間の連携が多く見られるようになってきた

（2）今後の課題の要点として
①早急な検討を必要とする事項
- かかりつけ歯科医意見書の制度化の問題については，介護保険制度の本質上制度化は困難であるが，「認定審査会資料」の歯科関連3項目に一定以上のチェックがある場合には歯科医意見書の提出を義務づける等の方策が必要である
- 認定調査票・主治医意見書の歯科関連項目に関して，さらに充実させる必要がある

②日本歯科医師会，都道府県歯科医師会，郡市区歯科医師会で今後必要な課題
- 訪問歯科健診等の保健事業の充実
- 訪問歯科診療の体制づくり（かかりつけ歯科医機能の支援）
- 施設における歯科保健医療の充実（協力歯科医療機関の支援）
- 歯科医師・歯科衛生士の資質の向上
- 都道府県レベル，市町村レベルでの介護保険連絡協議会への参画
- 認定調査員，介護支援専門員の研修に口腔ケアを取り入れる

・要介護高齢者のニーズとディマンドの把握
・要介護高齢者の口腔ケアの重要性の普及啓発

2）主要な課題についての基本的な考え方

（1）介護認定審査会への参画

超高齢社会において歯科医療の専門職としての役割を適切に遂行するために，積極的に参画する必要がある．

（2）介護支援専門員について

・歯科医師の資格取得

歯科医師が積極的に資格を取得することは重要な問題ではないが，歯科衛生士が介護支援専門員の業務を行うためであれば資格取得は有意義なことである．

・介護支援専門員団体との連携について

都道府県レベルにおける連携は，都道府県歯会が中心となって，口腔ケアの研修や情報交換の場を設定する必要がある．市町村レベルでは，特に要介護者への口腔ケアサービスに関わる情報交換の場とすることが必要である．

・居宅療養管理指導について

アンケート調査の結果から，各地区・全医療機関の約2％程度の請求しかみられておらず，非常に利用しにくいとの指摘がある．

・歯科衛生士の訪問口腔ケアについて

歯科医院に勤務しない歯科衛生士でも訪問口腔ケアが実施できる体制づくりや，訪問看護ステーションへ歯科衛生士を配置し，歯科医師が訪問看護ステーションへ指示書を交付するシステムづくりが望まれる．

・訪問歯科診療の現状

訪問調査，主治医意見書によるチェックが十分でないこと，チェックがあっても介護支援専門員や家族等の認識不足から受療行動につながらないこと，介護支援専門員から地域の歯科医師へのアクセスがないことが問題である．

・かかりつけ歯科医意見書の制度化の問題

平成11年6月の日医作成の「主治医意見書記入マニュアル」には，「医学的管理の必要性」の欄の中の訪問歯科診療および訪問歯科衛生指導については，「必要に応じて主治の歯科医師の意見を聞いた上で記入する」とされている．

また，「その他の特記すべき事項」欄には，専門医に意見を求めた場合に，その結果の内容を記入することとされており，情報提供書の写しを添付してもよいとされている．また，平成11年8月の日医作成の「主治医意見書記入の手引き」では，主治医が口腔内の状態像（歯の崩壊や喪失状態等）をもとに訪問歯科診療および訪問歯科衛生指導の必要性を判断することとされている．

しかし訪問歯科診療があった上で上記主治医の求めに応じ意見書を出すことが，医療保険の制度解釈（現在訪問診療が行われている要介護者にはかかりつけ歯科医意見書を記載することができるが，訪問診療が行われていない要介護者にかかりつけ歯科医意見書のみ記載することはできない）となっていることと，また主治医が専門外の口腔状態を把握することの困難性から，かかりつけ歯科医意見書が介護保険制度上何らかの位置づけをされるべきである．

・訪問歯科健診等の保健事業の充実

老健法による訪問指導，市町村で実施する寝たきり者訪問健診事業などの普及・拡大が必要である．

・介護関連職種との連携

訪問看護ステーション，在宅介護支援センターとの連携が課題である．

・要介護高齢者の口腔ケアの普及・啓発

要介護高齢者が多くのニーズを抱えているにもかかわらず，ディマンドとして上がってこない理由は，歯科の優先順位が低いからと考えられる．優先順位を上げるには，要介護高齢者のADL，QOLの向上に口腔ケアが大いに寄与しているというデータを提示することである．

3）厚生労働省への要望事項

平成14年4月に，日本歯科医師会は厚生労働省に対して，介護保険に関する要望を行い以下の回答を得た．

（要望）現在は医療保険による訪問診療を行い，情報提供書によって情報提供を行うとされているが，情報提供を行うことを目的に訪問診療を行うことができない（訪問診療は患者の求めに応じて行くべきものであるから）．したがって，主治医の意見書のより正確な記載のための情報提供のシステムを，介護保険の中に位置付けることを要望する．

（回答）情報提供のために患家を訪問し診療をしないで帰るのか．

→厚生労働省は，医療保険の縛りを解決することに触れていない．

（要望）サービス担当者会議（ケアカンファランス）が開催されていないので善処を要望する．

（回答）各方面から指摘を受けているので対応を図っていく．

（要望）医療保険における訪問歯科衛生指導，介護保険における居宅療養管理指導は訪問歯科診療を行う歯科医師の診療所に所属する歯科衛生士が実施することになっているが，より円滑なサービス提供のために訪問看護ステーションに歯科衛生士を配置し，主治の歯科医師が指示書を発行することができるように要望する．

（回答）歯科医師会が要望するのは訪問歯科衛生士ステーションではないのか．
→訪問歯科衛生士ステーション構想はかなり困難と考えられるので，まず訪問看護ステーションに歯科衛生士を配置するのが至当と思われる．

ここがポイント

平成14年度介護保険制度に関するアンケート調査結果の概要

- 訪問歯科診療の依頼が減ったとする地区が最も多い
- 訪問歯科診療業者の参入によって問題が起こっている地区とそうでない地区は半々
- 居宅療養管理指導を請求した歯科医療機関は約3％（平成12年度は約2％）
- 気道感染予防事業を実施している地区は11，市町村は約60
- 介護報酬と医療保険の診療報酬とは密接に関係するので改定は双方同時にすべき
- 要介護者（在宅，施設）へ歯科診療が容易に実施できるアクセスの方法を改善すべき
- かかりつけ歯科医意見書が活用できるシステムを構築すべき
- ケアカンファランスを開催しケアプランを立案すべき
- 口腔ケアの専門家としての歯科衛生士の活用を考慮すべき

12．介護予防

1）介護予防・生活支援事業

（1）事業の目的

要介護高齢者およびひとり暮らし高齢者並びにその家族等に対し，高齢者等が要介護状態にならないための介護予防サービス，生活支援サービスまたは家族介護支援サービスを提供することにより，これらの者の自立と生活の質の確保を図るとともに，在宅の高齢者に対する生きがいや健康づくり活動および寝たきり予防のための知識の普及啓発等により，健やかで活力ある地域づくりを推進し，もって，要介護高齢者およびひとり暮らし高齢者並びにその家族等の総合的な保健福祉の向上に資することを目的として平成13年4月1日から介護予防・生活支援事業を実施する（厚生労働省老健局）．

（2）事業の内容

①市町村事業
- 高齢者等の生活支援事業（外出支援サービス，住宅改修など）
- 介護予防・生きがい活動支援事業（介護予防，「食」の自立支援など）
- 家族介護支援（家族介護教室，痴呆性高齢者家族やすらぎ支援など）
- 在宅介護支援事業（高齢者実態把握，介護予防プラン作成など）
- 寝たきり予防対策事業
- その他

②都道府県・指定都市事業
- 高齢者自身の取組支援事業
- 寝たきり予防対策事業
- その他

（3）歯科からの取り組み

介護予防は，要介護にならないための厚生労働省の施策の一つである．特に，高齢者の閉じこもり，転倒，気道感染予防は3大介護予防として捉えられている．歯科は特に誤嚥性肺炎防止の立場から，気道感染予防を理解しておくべきであるが，閉じこもりの一因として口腔状態が関係していることも考えられるので，気道感染予防と併せて知識を整理しておくべきと考える．また高齢者の食生活改善，「食」の自立支援の立場からも，歯科が大いに関わることができる．

2）閉じこもり予防

（1）閉じこもりとは

ヒトの廃用症候群の3つの症状として，精神機能低下（行動意欲の低下により精神的・知的刺激が低下する），運動機能低下（筋力低下，関節拘縮，骨粗鬆症，反射運動能力低下など），心肺機能低下があるといわれている．これらの症状が単独あるいは複合的に発生した場合，とかく外に出たり，他人と会話したりすることが苦痛となってくると考えられる．

また，閉じこもりには2つのタイプがある．すなわち，心身の障害があって外出困難か，外出ができないタイプと，心身の障害がないか，あっても軽度であるにもかかわらず外出しようとしないタイプである．

（2）閉じこもり症候群の成り立ち

閉じこもりが発生するためには誘因因子として，心理

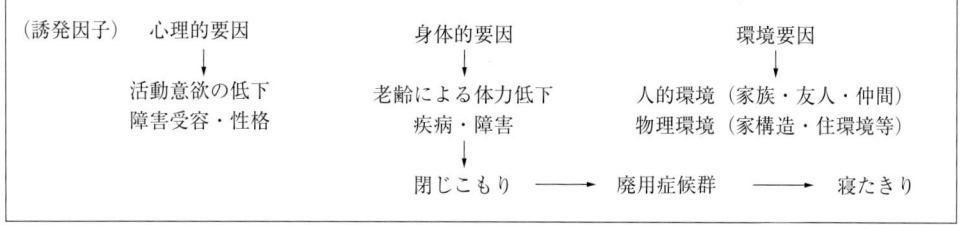

```
（誘発因子）  心理的要因        身体的要因           環境要因
                 ↓                ↓                  ↓
             活動意欲の低下    老齢による体力低下    人的環境（家族・友人・仲間）
             障害受容・性格    疾病・障害            物理環境（家構造・住環境等）

                         閉じこもり ──→ 廃用症候群 ──→ 寝たきり
                                            （介護予防研修テキストより）
```

図40　閉じこもり症候群の成り立ち 参58)

的・身体的・環境的要因があるとされており，図40に示すようにそれらが複雑に関係することにより，閉じこもりや寝たきりを引き起こすと思われる．

（3）閉じこもりと歯科
①歯科からの取り組み方

閉じこもり予防に関しては歯科からのアプローチは可能であり，むしろ大きな効果を生み出すのではないかと考えられる．かかりつけ歯科医診療所における取り組み方として，歯科治療と同時に，口腔ケア・栄養・食指導などを行い，閉じこもりを防止する方法があろう．在宅高齢者・施設での取り組み方としては，訪問歯科診療を通じて，口腔ケア・摂食・嚥下機能療法などを行い，閉じこもりを防止することが可能である．

また，社会活動における取り組みの一貫として，高齢者が参加するデイサービス・老人クラブ・高齢者サークル等において，積極的な食支援を行うことは，食の専門家としての使命である．さらに，高齢者口腔ケア相談，在宅口腔健診，高齢者表彰等の事業やイベント等は閉じこもりの防止に有益である．

②歯科からの関わり（東京都歯科医師会の取り組み）

東京都健康推進プラン21では，閉じこもりの減少を目標の一つとしている．これを受けて東京都歯科医師会は，高齢者の閉じこもり予防に対して歯科からの取り組みを検討した結果，図41のフローチャートを作成した．

3）気道感染予防

気道感染予防には，誤嚥性肺炎予防と呼吸機能低下予防が考えられる．このうち後者は歯科とは直接的な関係が薄いので，前者についてのみ整理しておく．

（1）高齢者の肺炎

老人病院に入院している高齢者に対する調査によると，高齢者の主要基礎疾患は脳梗塞・脳出血などの脳血管障害が約60％を占めており，直接死因では肺炎と感染症が約半数を占めていた（介護予防研修テキスト p.212）．

高齢者では特に肺炎に注意する必要があるが，肺炎のうち誤嚥性肺炎の原因菌とされている微生物のほとんどは口腔常在菌である．他に院内肺炎の主な原因菌である，黄色ブドウ球菌・大腸菌などの腸内細菌・緑膿菌も誤嚥性肺炎の原因といわれている．誤嚥には，嚥下機能障害による顕性誤嚥と，就寝中に細菌が気道に入る不顕性誤嚥の2つがある．

（2）誤嚥性肺炎の主な原因菌

ピリダンス連鎖球菌（アンジノーサス・グループ等）
バクテロイデス属（バクテロイデス・フラジリス等）
黒色色素産生性バクテロイデス（ポルフィロモナス・ジンジバーリス等）
フゾバクテリウム・ヌクレアトウム
エイケネラ・コローデンス
キャブノサイトファガ
ペプトストレプトコッカス

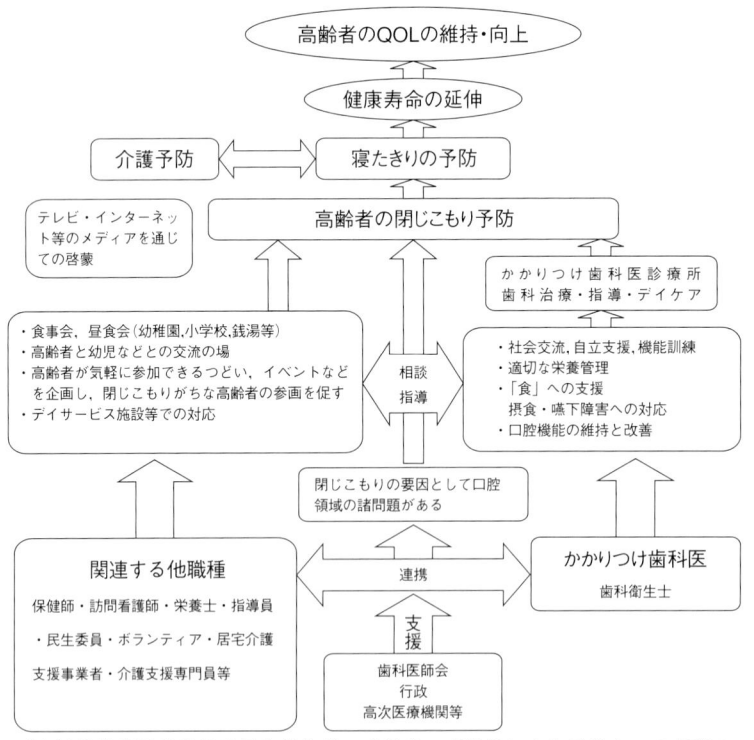

（高齢者保健医療常任委員会報告書：高齢者の「閉じこもり予防」への歯科のかかわりについて，東京都歯科医師会，2002）より転載

図41　閉じこもり予防のフローチャート

モラクセラ・カタラーリス
アクチノマイセス・イスラエリ

（3）誤嚥性肺炎の発症

　誤嚥は肺炎の原因に成りうるが，食物の誤嚥が必ずしも誤嚥性肺炎を発症するわけではない．口腔・咽頭細菌叢が集団形成・病原性菌の増加に至った場合，口腔内病変（歯周疾患，多数歯う蝕など）や口腔乾燥症を惹起する薬剤の使用等の要因があると，肺への誤嚥（アスピレーション）が起こる．

　誤嚥にはマクロ・アスピレーション（液体・食物・唾液・胃食道逆流現象など）とマイクロ・アスピレーション（唾液歯垢・胃食道逆流現象など）がある．特に食物摂取が全面介助の状態である要介護高齢者の場合には，患者の抵抗力が低下しているので，肺の異物排除能力や全身免疫力の低下により，誤嚥性（嚥下性）肺炎を起こしやすい．

（4）摂食・嚥下障害（誤嚥を含む）を疑うチェックリストの一例
- 食べ物を見ても反応しない
- 口唇にスプーンを触れても開口しない
- 口に食物が入ってもほとんど口を動かさない
- 絶え間なく食物を口に運ぶ
- 一度に多量の飲食物を口に入れようとする
- 急いで液体を飲んだり或いは飲もうとする
- ムセながらも食べようとする
- いつも口を開いたままで口呼吸をしている
- 留置経管栄養である
- 気管切開がある或いは頻度の吸引を要する状態である
- 食事中に食物やよだれが頻繁に口の外にこぼれる
- 口唇を閉鎖して食べ物を口に取り込めない．または上をむいて落とし込まなければ取り込めない
- 口をもぐもぐさせるが，口の中をあけてみると食べ物がそのままの形で残っている．
- 食後に歯列と頬の間に多量の食物残渣がある
- のどのガラガラうがいができない
- 口のブクブクうがいができない
- 食事中や食後に集中的に咳がでる
- 飲み込むとムセる
- 嚥下後しばらくしてムセる
- 食事を開始してからの痰の量がふえる
- 食事中や食後に声の変化がある（湿性さ声）
- 食後に呼吸が苦しくなる
- 原因不明の体重減少がある
- 発熱や肺炎をくりかえす
- 夜間就寝してからのムセや咳，及びそれらに起因する不眠があるなど

（5）摂食・嚥下障害をきたす主な疾患

　摂食・嚥下障害をきたす疾患は多くみられる．介護保険制度において特定疾患として認定されているものが多く，以下がその主な疾患であるとされている．
- 脳血管障害（脳卒中による仮性球麻痺，球麻痺）
- 外傷性脳損傷
- パーキンソン病，シャイ・ドレーガー症候群，ハンチントン舞踏病
- 脊髄小脳変性症
- 後縦靱帯骨化症
- 多発性硬化症
- 筋萎縮性側索硬化症
- 末梢神経疾患
- 筋ジストロフィー，多発性筋炎，代謝性筋疾患
- 重症筋無力症
- 頭頸部腫瘍並びに術後
- 食道アカラジア，食道病変
- 痴呆
- Deconditioning（体力低下）

（6）摂食・嚥下障害を来す主な薬剤

　多くの薬剤が摂食・嚥下機能に悪影響を及ぼすといわれている．以下の薬剤があげられるが，その範疇の薬剤すべてが該当するわけではない．

①中枢神経系への鎮静作用を持つ薬剤
②平滑筋や骨格筋機能障害を副作用として持つ薬剤
③顔面・口腔の不随運動やTD（遅発性ジスキネジー）をきたす薬剤

抗パーキンソン薬，抗精神薬

④口腔乾燥症を引き起こす薬剤

抗うつ薬，抗不安薬，利尿薬，抗不整脈薬，降圧薬，抗潰瘍薬，抗精神薬，抗パーキンソン病，抗コリン薬，鎮痛・抗炎症薬，気管支拡張薬，抗てんかん薬，筋弛緩薬，抗ヒスタミン薬

（7）口腔ケアの重要性

　高齢者では夜間就寝時に，微量の唾液やGER（胃食道逆流現象）物質の微少吸引を起こしやすい．この場合は通常咳やムセがあるが，このような症状が一切認められない誤嚥もある（サイレント・アスピレーション）．したがって誤嚥性肺炎を予防するためには，口腔ケアが最重要事項である．

（8）摂食・嚥下機能療法

　摂食・嚥下機能療法の詳細については成書に譲るとして，大きく分けて以下の3つの治療法がある．
- 準備体操（藤島式嚥下体操の一部改変）
　深呼吸→首の運動→肩の上下運動→上体を左右に倒す→口の運動（顔面，咀嚼筋，口唇，軟口蓋など）→深呼吸

・間接的訓練法（食物を使わず食事時以外の時間帯に実施する）
　口腔，咽頭の ROM 訓練（拘縮性筋力低下・麻痺に対して効果を求める）
　口腔内感覚刺激訓練
　嚥下訓練（息こらえ嚥下，努力嚥下，メンデルソーン手技等）
・直接的訓練法（食事時に行う）
　食物を認識させる
　姿勢
　嚥下後の空嚥下と咳
　食物性状

ここがポイント

介護予防における歯科の役割

「食」の自立支援・食生活改善支援→気道感染予防（嚥下性肺炎予防）→閉じこもり予防
咬合の維持→転倒・骨折予防

13．介護保険の次期改定作業に向けて

　厚生労働省は平成 17 年には，介護保険制度の一部改正を検討している．これは介護保険法施行当初からの計画であるが，特に一次ソフトが実態を正確には表していないなどの強い指摘があるからである．

1）日本医師会の見解

　日本医師会では，介護保険制度施行から 1 年余りが経過した平成 13 年 6 月に，日本医師会 A 会員のうち内科系診療所の医師 3,000 人（回答 868 人，回答率 28.9％）を任意抽出し，「医療と介護」「在宅医療と介護保険」「主治医と介護支援専門員」の連携等の実態を把握し，問題点を明らかにし，次期介護報酬改定に向けた資料とするため実態調査を実施した．調査項目は，診療状況（月間レセプト件数，月間延べ外来患者数等），在宅医療の状況（訪問診療等の実施状況等），介護保険制度への医師の関与（制度参画状況，主治医意見書作成状況，介護支援専門員との連携状況）などであった．結果のまとめとして，

・連携，情報交換の改善がみられない
・意見書「特記事項」欄を通じてのフィードバックの仕組みが当事者間で充分利用されていないがあげられた．

2）日本歯科医師会の意見

（1）介護給付分科会への意見書（平成 14 年 11 月 18 日）
・介護保険報酬と医療保険診療報酬は同時期に実施すること
・要介護者に対して必要な歯科治療のアクセスが図れるよう改善すべきこと
・要介護認定においては，口腔に関連する情報が有用であること
・在宅における自己負担が高額であるので軽減方策を検討すべきこと
・介護保健施設においては地域歯科医師会との連携を図ること
・認定審査会の委員の負担軽減，認定審査方法の改善を図ること
・ケアカンファランスを開催すること
・介護サービス業者に対する歯科保健教育を実施すること
・施設・訪問看護事業所に歯科衛生士を配置すること

（2）介護給付分科会への要望書（平成 15 年 1 月 20 日）
・医療保険の診療報酬にその根拠をおいた居宅療養管理指導に関して，医療保険と介護保険の給付調整の制限がある中での医療保険の給付相当額を担保する観点からの報酬の必要性
・歯科衛生士等による居宅療養管理指導費に関して，1 月に 4 回を限度とする算定について，2 回目以降の居宅療養管理指導における提供サービスにふさわしい報酬額の必要性

3）一次判定ソフトの改定（厚生労働省が現在改定中）の内容

（1）推計ソフトの作成
　一次判定については，「施設調査（タイムスタディ）」（n = 4,478）の結果を基に，現行の一次ソフトと同じ考え方で作成．

（2）調査項目の変更
①追加された項目
　移動，排尿，排便，飲水摂取，電話の利用，日常の意思決定
②削除された項目
　両足のつかない座位，浴槽の出入り，片手胸元持ち上げ，尿意，便意，排尿後の後始末，排便後の後始末，ボタンかけはずし，靴下の着脱，居室の掃除，周囲への無関心，性的迷惑行為

（3）身体の運動能力の低下していない痴呆性高齢者（動ける痴呆）について
　身体の運動能力の低下していない痴呆性高齢者について二次判定で変更することを考慮すべき状態の場合には，一次判定結果に目印を付す．

4）介護保険制度に関する提言

　介護保険制度の見直しについては，歯科の立場からも

意見や提言を出すべきである．「認定調査票」「主治医意見書」「かかりつけ歯科医意見書」について以下のような改定が望まれるところである．

（1）認定調査票の口腔関連項目に「歯の状態」「義歯の状態」の項目を追加する

①「歯の状態」

残存歯の多い要介護者は，咀嚼も良好であり介護の手間が少ないと考えられるので，残存歯の状態を調査することは，介護の尺度を知る上で必要なことと思われる．例えば，上顎の残存数，下顎の残存数，咬合している歯数の分類により

　良い（上下顎とも8本以上残存または臼歯が咬合している歯数が6本以上）
　普通（上下顎とも4本以上残存または臼歯が咬合している歯数が4本以上）
　悪い（上下顎とも3本以下の残存または臼歯が咬合している歯数が全くない）

②「義歯の状態」

咀嚼のできる良好な義歯が装着されていることは，要介護者の全身状態とも密接な関係があると考えられるので，義歯の状態を調査することは介護の尺度を知る上で必要なことと思われる．例えば，義歯の有無，使用状況により，

　良い（必要とされる義歯があって，常時使用している）
　普通（必要とされる義歯はあるが，疼痛や不適合により常時使用していない）
　悪い（必要とされる義歯をもっていない）

（2）主治医意見書の改変に関して

要介護者に対する口腔関連項目においては，口腔清潔と摂食・嚥下が重要である．摂食および嚥下に問題のある場合は栄養摂取不可や嚥下性肺炎を惹起すると考えられるが，主治医意見書においては，「4．介護に関する意見，（3）介護サービスにおける医学的観点からの留意事項」の中で，嚥下について，摂取についてとしてすでに整備されている．しかし，口腔ケアが要介護者の全身状態に与える影響を考えると，介護サービスにおける医学的観点からの留意事項に，「口腔清潔について」を追加すべきである．本来ならば歯科医がチェックをすべき事項ではあるが，主治の医師が意見書を書くという現状では，主治医に口腔内の清掃状況をチェックしてもらうことも必要である．

（3）「かかりつけ歯科医意見書」の明確な位置づけについて

認定調査票において，嚥下（見守り，できない），食事摂取（見守り，一部介助，全介助），口腔清潔（一部介助，全介助）の3項目の7選択肢のうち，3つ以上の選択肢にチェックがある場合は，主治医意見書の記載の有無にかかわらず，「かかりつけ歯科医意見書」の提出を義務づけるべきである．

また3項目のうち2つ以上の項目にチェックがある場合は，主治医意見書のうち，「訪問歯科診療，訪問歯科衛生指導の必要性」の判断は歯科医師が行うものとすべきである．

ここがポイント

施行後3年（2003年4月）時の見直しに関する厚生労働省の見解

事業計画の見直し
保険料の見直し（現行2,911円→見直し後3,241円）
介護報酬等の見直し（在宅重視，サービスの質，痴呆対策，介護と医療の役割分担）

14．まとめ

2006年には国民の20％が65歳以上となる超高齢社会に対応するために，平成12年に施行された介護保険法もすでに3年以上経過し，新たな問題が浮き彫りにされている．これらの問題解決のために各方面から多くの意見が出され，厚生労働省も新たな検討を加えている．介護保険においては歯科は多くの部分で関わりがある．認定調査票の口腔関連3項目がいかに正確に把握されているかは，要介護認定を正確に行うために重要なことであり，そのためには訪問調査員・主治医に対して，口腔の問題にかかわる内容について普及・啓発を推進していかねばならない．

介護認定審査会に歯科医が口腔の専門家として積極的に参画することは重要であり，実際多くの歯科医が認定審査会委員に委嘱されている．かかりつけ歯科医意見書が，必要に応じて提出できるように位置づけられることは重要なことである．このことが介護認定に大きく寄与することに繋がるということが，平成12年から13年にかけて行われた東京都のモデル事業でも実証済みである．

介護は多くの関連する職種の連携によって行われるものであるが，特に歯科は他職種からもその役割を期待されている．口腔ケアや訪問歯科診療は要介護者のADLの向上に良い影響を与えることがわかってきているが，このことは介護保険の目指す所でもある，要介護高齢者の自立にまさに関わっている．

したがって居宅療養管理指導が容易に行える状況を作り出す工夫を，関係方面に強く要望すべきである．介護にならないための介護予防においても，閉じこもり予防，気道感染予防，あるいは転倒・骨折予防等の分野で，歯科は大いに役割を果たすことができる．介護保険の運用のあらゆる場面において歯科の重要性を明確にするために，歯科医師，歯科衛生士は努力を続ける必要がある．

3 かかりつけ歯科医と医療連携

1．かかりつけ歯科医とは
1）かかりつけとは
　厚生労働省が当初意図したかかりつけとは，増大する医療費抑制策として英国の家庭医，一般医の人頭報酬制の導入であった．したがって日本医師会はこれに反対していたが，その後，プライマリケア，包括医療，ホスピタルケアの理論展開の中でかかりつけの概念が定着してきた．厚生労働省は，家庭医（かかりつけ医）の機能とは以下の機能を持ったものであるとしている．

- 初診患者に十分対応できる
- 健康相談・指導を十分行う
- 医療の持続性を重視する
- 総合的，包括的に医療を行い，医療福祉関係者との総合調整にあたることができる
- 適切な技術水準を常に維持する
- 患者・地域住民と信頼関係がある
- 家庭・生活状態を把握し全人的に対応する
- 診療について説明を十分する
- 必要なときいつでも連絡がとれる
- 医療の地域性を重視する

　かかりつけ医の定義を，「家族全員を対象として，日常的な健康相談から一般医療をこなし，専門医療機関との連携にあたる初期医療を担う医師あるいは医療機関を言う」としている．

2）かかりつけ歯科医とは
　一般的にかかりつけ歯科医とは，「患者のライフサイクルに沿った口腔領域のプライマリケアを提供する歯科医で，地域に密着した包括的医療行為を行い，幾つかの必要な機能を持ち，その機能を遂行するために必要な研修を行っている歯科医」とされている．

（1）日本歯科医師会の定義
　かかりつけ歯科医は，自院における歯科保健医療だけでなく，地域住民の健康増進に寄与するため，行政や歯科医師会等が実施する歯科保健教育，相談，健診，在宅・施設における歯科の保健，医療，福祉（介護）事業等に積極的に参加し，歯科医療の進歩と住民のニーズの変化に応じた適切な歯科サービスを提供するものである．
　このため，かかりつけ歯科医は常に歯科医学，医術の研鑽に努めるとともに，地域医療を担う医療人としての責任を自覚しなくてはならない．

（2）東京都歯科医師会の定義
　地域住民の各ライフサイクルに沿って，口腔領域のプライマリケアを継続的に提供する歯科医師のことで，歯科疾患の治療と予防を含めて地域に密着した包括的な医療行為を行う機能を持つ歯科医である．そして，地域住民との信頼関係および地域住民に対する福祉に係わりのある多くの機能を有する歯科医でもある．

3）かかりつけ歯科医の機能とは
　「かかりつけ歯科医の機能」の機能とは役割のことと考えられる．日本歯科医師会によると，かかりつけ歯科医機能は次の6つに要約される．

①患者のニーズに応じた健康教育，健康相談を行う（健康教育・相談機能）
②必要とされる歯科医療への第一線での対応を行う（初期機能，第一線機能）
③障害者・要介護者に適切な歯科医療を提供する（障害者等機能）
④福祉施設および在宅患者に対して歯科医療・口腔ケアを行う（施設・在宅機能）
⑤定期的なプロフェショナルケアを基本とした予防管理を行う（予防管理機能）
⑥チーム医療実践のために連携および紹介または指示を行う（連携・紹介機能）

4）かかりつけ歯科医に対するイメージ
　かかりつけ歯科医に対するイメージは，医療を提供する側と提供される側ではイメージが異なっている．小松崎理香らが行ったアンケート調査によると，住民の意識としては，通院しやすい（利便性・快適性），相談しやすい（対話性），治療費の説明（対話性）等のイメージが多い．これに対して歯科医師の意識は，定期的な指導・管理（継続性），子どもから高齢者まで（包括性），紹介できる専門医療機関（専門性）などのイメージが多い．
　このように患者が考えているかかりつけ歯科医と，歯科医師がイメージしているかかりつけ歯科医には意識の相違がみられることがわかる．また，かかりつけ歯科医は6つの機能をすべて実践する必要はなく，自己のできうる機能を行えば良いが，できるだけ多くの機能を持つことが望ましい（図42）．

5）自己診療所の機能評価
　かかりつけ歯科医機能を行うためには，まず自己の診療所の機能を再度整理する必要がある．診療所を開設し一次医療に携わる歯科医師として，自己の診療形態をどのようにすべきかを評価することから始めるべきである．すなわち，自己の診療所の機能として

- 専門性のある診療科目（インプラント，顎関節，矯正など）を扱うのか
- 地域医療（訪問診療など）を率先して行うのか
- 地域保健（介護関係など）に率先して参加するのか

・障害者（児）診療，ウィルス等感染症対応診療を行うのか

のどの部分を取り入れていくのかを再確認すべきである．

2．かかりつけ歯科医を中心とする医療連携

疾病構造の変化，生活観の転換，医療の専門化・細分化等の要因により，医療構造にも大きな変革が生じている．このような変化に対応する一つの方法は，連携シス

ここがポイント

・・・・・・・・・・ かかりつけ歯科医機能とは ・・・・・・・・・・

相談に応じる
初期治療を行う
障害者等に対応する
施設・在宅に赴く
予防管理を行う
関係方面と連携を取る

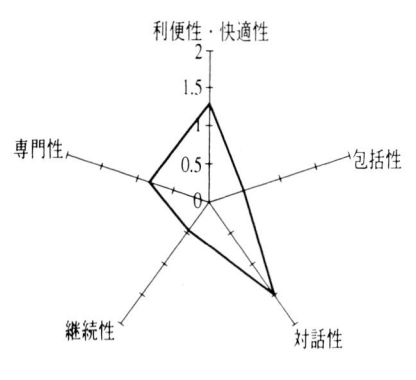

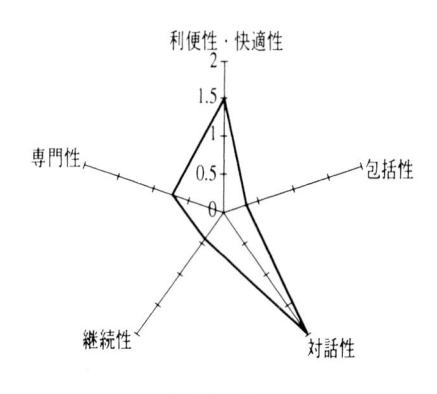

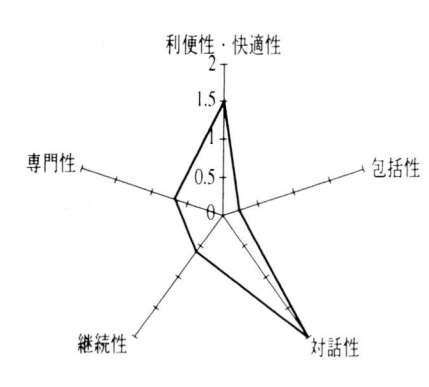

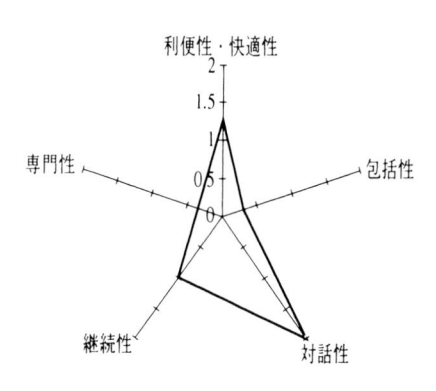

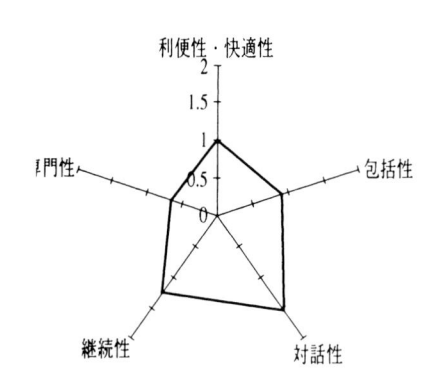

① 子どものいる母親
② 勤め人
③ 自営業
④ 元気な高齢者
⑤ 要介護者の家族
⑥ 歯科医師
⑦ 住民と歯科医師

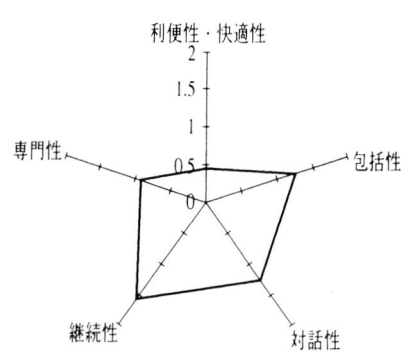

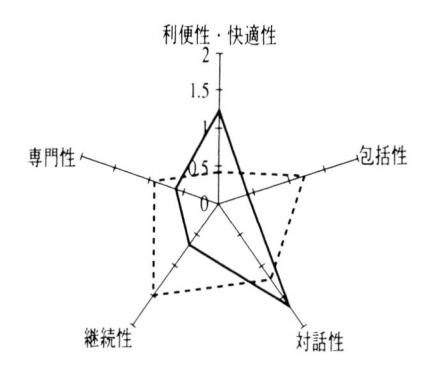

―― 住民，---- 歯科医師

（小松崎理香，他：かかりつけ歯科医機能に関する研究，口腔衛生会誌 48：155〜157，1998）

図42 かかりつけ歯科医に対するイメージ [参10]

第3章 地域保健医療の最近の情勢

表11 他職種との連携 参33)

職種 \ 連携内容	かかりつけ歯科医から	かかりつけ歯科医へ
薬剤師	指示（処方箋を通して）	紹介，情報提供（服薬の状況，アレルギーの有無等）
看護師	指示（口腔ケア，摂食・嚥下機能訓練の実施）	診療の依頼，報告（療養状況等）
保健師 ケースワーカー ケアマネジャー	指示（口腔清掃），紹介，依頼（他機関との連絡調整等）相談，教育の実施（口腔ケアの重要性，摂食・嚥下機能等）	診療，相談の依頼（口腔ケアも含んだ歯科診療）情報提供
栄養士	指示（病態別食事指導，機能に合った食形態，栄養量確保のための献立作成等について）	診療の依頼，情報の提供，報告（食事摂取状況）
理学療法士（PT）	指示（姿勢の確保，身体機能の向上，維持等）	診療の依頼，情報の提供，報告（手指機能等について）
作業療法士（OT）	指示（手指機能の向上，維持，機能に合った食具，歯ブラシ等）	診療の依頼，報告，情報提供（手指機能等について）
言語聴覚士（ST）	指示（摂食・嚥下機能訓練，言語機能）	診療の依頼，報告，情報提供（摂食・嚥下機能，言語機能訓練状況等について）
歯科衛生士	指示（口腔清掃，摂食・嚥下機能訓練，訪問口腔衛生指導）	報告
ホームヘルパー	指示（口腔清掃，食事介助等）相談，教育の実施（口腔清掃の重要性，食事介助等について）	診療の依頼等

（東京都歯科医師会「かかりつけ歯科医機能の推進にあたって」．p.112より）

テムを構築することである．前述したようにかかりつけ歯科医には幾つかの機能があり，機能に応じた医療連携を行う必要がある．

自己の診療所に来院した患者に対して，自己の診療所の機能だけでは対応できないことも多くあると考えられるが，その場合は適切な医療連携を行うことにより，かかりつけ歯科医としての責任を果たすことが可能である．他職種との連携をする場合に考えられる連携内容を**表11**に示した．

ここがポイント

主な連携先

病院等の高次医療機関（病診連携），歯科診療所（診診連携），医科病院，専門性のある歯科診療所，保健所・保健福祉センター，訪問看護ステーション，かかりつけ薬局，施設

3．かかりつけ歯科医機能例

a．紹介機能（歯科医院との連携）

A歯科医院のA先生は，住宅地に開業して30年になるが矯正治療は行っていない．かかりつけ歯科医として家族全員の口腔を管理することを目標にしている．ある家族の10歳になるお孫さんが，学校歯科健診において歯列不正であるとの治療勧告を受けた．診査すると上顎両側性犬歯低位唇側転位で，連続抜去も含めた矯正治療が適当と診断し，患者の求めに応じて矯正専門医を紹介した（診診連携）．

b．連携機能（内科医との連携）

B歯科のB先生に長年通っている患者さんが抜歯をすることになったが，軽度の脳血管障害の既往のため常用薬があるとのこと．どのような薬を服用しているのか，病状経過はどうなのかについて，B先生は患者さんの内科主治医に問い合わせた（診診連携）．

c．紹介機能（病院との連携）

C歯科診療所のC先生の患者さんの頰粘膜に白板様の潰瘍ができた．悪性腫瘍が疑われたので，三次医療機関である大学病院歯科へ紹介した（病診連携）．

d．相談機能

D歯科医院のD先生の所に通院している患者さんから，近々外国に転勤で赴任することになったので，今後の口腔ケアの方法について相談があった．患者さんにあった口腔清掃法について改めて指導するとともに，何か問題があった時は外国で歯科を受診するよう説明し，患者さんの口腔の既往に関するメモを作成し渡した．

e．訪問機能

E歯科クリニックのE先生の所に，かかりつけ歯科医を持たない患者さんから，訪問歯科診療の依頼があった．患者さんの家族から現症を聞くと共に，内科の主治医からの情報提供を得た上で，訪問歯科診療を行うこととなった．

f．予防管理機能

F歯科のF先生は，自分の診療所に通ってくる患者さんに対して，常に継続的な管理を行うことを心がけて

いる．歯科治療が終了した時点で，以後定期的に来院しチェックを受けることを推奨しており，そのためのリコールシステムを構築した．

g．First contact 機能
G歯科診療所のG先生は，自分の診療所に通院してくる患者さんの診療に対応することで手一杯であるので，訪問歯科診療や障害者歯科診療などは行っていない．しかし常に新しい治療技術習得の研修に励み，救急処置を含め，自分で対応できるあらゆる歯科診療を行っている．

h．健診機能
Hデンタルクリニックの H 先生は，某小学校の歯科校医である．年 2 回の学校健診と，就学前の歯科健診を行うだけでなく，月 1 回は小学校に赴き，児童の口腔管理に関する事項について学校側の関係者と協議を持っている．

i．障害者歯科診療機能
I歯科医院の I 先生は，大学卒業後は歯科麻酔学を専攻した関係上，障害者歯科に興味を持っている．自分の診療所をバリアフリーにし，週に 2 日，中等度までの障害者の歯科診療を行っている．

j．健康教育機能
J歯科診療所の J 先生は，時々依頼されて学術誌などに歯科医学に関する記事を執筆している．先日は，ある会社の社員向け健康事業の一貫として実施された講演会において，「口腔ケアの重要性」について講演を行った．

k．介護保険における専門的機能
K歯科の K 先生は，介護保険における認定審査会委員である．月に 2 回の認定審査会の直前に送付されてくる認定審査会関係資料に目を通し，審査会開催時には歯科の専門家としての意見を述べている．

> **ここがポイント**
>
> ……… かかりつけ歯科医機能の実行 ………
>
> かかりつけ歯科医機能は特別なことではなく，日常臨床の中において常時経験することである

4．病院歯科・口腔外科との連携（病診連携）

二次医療機関としての病院歯科（口腔外科）は，連携システムの中において地域における一次医療を補完する立場から大変重要である．病院のおかれている現状から，すべての病院歯科が理想的な連携システムの構築を完了しているとはいい難い．病診連携の理想的な取り組みの一例として，東京都立荏原病院歯科口腔外科の連携システムを紹介する．都立荏原病院は平成 6 年に全面的改築開設した．東京の城南地区にあり 7 つの歯科医師会との連携を実施している．その特徴は以下のようである．

①病院運営協議会が設置され，1 年に一度の意見交換の場として歯科医師会代表も参加している．
②歯科の重点医療課題は障害者歯科診療である．
③連携医制度をとっており，副主治医として治療に参加できる．また，高度医療機器の利用，院内研修・合同カンファランスへの参加，患者の逆紹介，合同

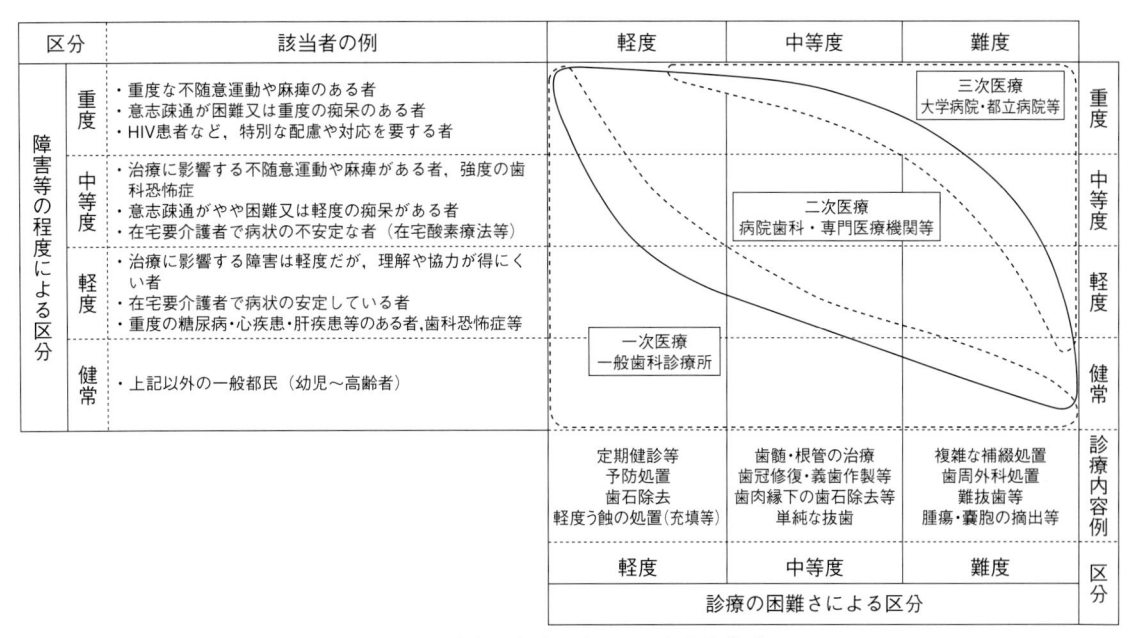

図43 障害の程度に応じた医療連携 参16)

懇談会への参加，看護交流，MRI，CT等の検査結果報告，医薬品情報の提供，駐車場の利用などが可能である．
④年に2,3回勉強会を開催しており，「痴呆などの精神疾患」「心疾患」「糖尿病」「抗生剤の使い方」「ハイリスク患者の接し方」などのテーマを取り上げている．

筆者も城南7歯科医師会の会員として，都立荏原病院の連携医登録を行っている．過去7年間に悪性腫瘍・両側性顎関節脱臼・外来小手術・三又神経痛等数人の治療を依頼し，また逆紹介も受けている．都立荏原病院には発足当初から「医療連携室」が設置され，連携に必要なあらゆる業務に対応している．特に隔月発行される「連携だより」は，医科・歯科の最新の情報が満載されており，連携医にとって大変有効である．

このように連携が充実しているのは，ひとえに歯科口腔外科の医長並びに医局員の熱意の賜物である．都立荏原病院は城南地区の開業歯科医師の「かけこみ寺」として，病診連携の理想的形態と考えられる．

> **ここがポイント**
> ・・・・・・・・ 病診連携 ・・・・・・・・
> 病診連携には，一次・二次・三次医療機関との連携がある．かかりつけ歯科医が個人的に連携システムを構築する場合もあるが，基本的には地域の歯科医師会が，組織の力で連携システムを構築する必要がある．

5．医療連携に対する行政の対応

医療連携システムの構築に関して行政機関は無関心ではいられない．連携に関わる多くの職種間のコーディネーターとしての役割は大きい．都道府県あるいは地方の自治体においてすでに連携推進事業が展開されているが，連携事業の一例として「東京都歯科医療連携推進事業」を紹介する．「東京都歯科医療連携推進事業」は国の「かかりつけ歯科医機能支援事業」を活用し，特に障害者・要介護者およびウイルス性疾患感染者等一般の歯科診療所だけでは対応が困難な患者に対して，地域において安心して歯科医療が受けれれる体制づくりをめざして，平成11年度から開始された．またそのために，プライマリヘルスケアを担ううかかりつけ歯科医の定着を促進することをめざしている．

この事業は3年間をめどとして行うもので，障害者歯科医療に関していえば，障害の程度と治療内容の難易度に応じて医療連携を推進すべきとしている．障害が軽度であれば，一次医療で中程度の歯科治療まで行える．かなり重い障害をもっていても，定期健診，予防処置程度の軽度な歯科治療も一次医療で可能である．同様に二次，三次医療の役割についても図43に示されたように医療機能を分担できるとしている．

> **ここがポイント**
> ・・・・・・・・ 連携における行政の役割 ・・・・・・・・
> 厚生労働省，都道府県，市区町村自治体はそれぞれの立場において，連携システム構築のためのコーディネーター役，財政支援を行うべきである．

6．まとめ

医療の効率化と役割分担のために，一次医療の担い手として「かかりつけ歯科医」が必要となってきた．住民の考える「かかりつけ歯科医」と，歯科医師がイメージする「かかりつけ歯科医」には開きがある．「かかりつけ歯科医機能」には大きく分けて6つ考えられ，一人の歯科医師がこの機能をすべて行う必要はないが，できるだけ多くの機能を持ち合わせるのが良いと思われる．

個々の歯科医師（特に開業歯科医師）は，まず自己の診療方針，診療形態を再度整理・評価し，かかりつけ歯科医として地域の中で貢献していくべきである．そのためには，高次医療機関や関連職種との医療連携を構築する必要があるが，この連携システム構築に関しては，地域の歯科医師会と行政の支援が不可欠である．

4 健康日本21

1．健康日本21計画とは

国民の健康づくり対策は従来から行われていた．第一次国民健康づくり対策は，昭和53年から開始され，明るく活力ある社会を構築することを目標にし，生涯を通じる健康づくりの推進・健康づくりの基盤整備・健康づくりの普及啓発がその内容であった．

昭和63年からの第二次国民健康づくり対策では，一人ひとりが80歳になっても身の回りのことができ，社会参加もできるようにすることを目標にし（アクティブ80ヘルスプラン），栄養・運動・休養の3要素のバランスのとれた生活習慣の確立を重点にした．以上の経過を踏まえて，平成12年4月より健康日本21がスタートした．

1）健康日本21計画の背景

21世紀の日本を，すべての国民が健やかで心豊かに生活できる活力ある社会とするためには，従来にもまして健康を増進し，発病を予防する「一次予防」に重点を置いた施策を強力に推進することにより，壮年期死亡の減少，痴呆や寝たきりにならない状態で生活できる期間（健康寿命）の延伸等を図っていく．

2）趣旨

「21世紀における国民健康づくり運動（健康日本21）」では，第三次の国民健康づくり対策として，生活習慣病およびその原因となる生活習慣等の国民の健康に関し重要となる課題について，2010年度を目途とした目標等を提示するなどにより，国および地方公共団体等の行政にとどまらず広く関係団体等の積極的な参加および協力を得ながら，国民が一体となった健康づくり運動を総合的かつ効果的に推進し，国民各層の自由な意思決定に基づく健康づくりに関する意識の向上および取り組みを促す．

3）運動の概要

（1）目的
壮年期死亡の減少，健康寿命の延伸および生活の質の向上を実現する．

（2）期間
2010年度まで．2005年度を目途に中間評価を行い，2010年度に最終評価を行う．

（3）目標等（以下の9つの分野について指標と評価の目安を定める）

- 栄養・食生活：適正な栄養素（食物）の摂取，そのための個人の行動と支援するための環境づくり
- 身体活動・運動：日常生活における身体活動に対する意識，運動習慣等
- 休養・こころの健康：ストレスの低減，睡眠の確保および自殺者の減少
- たばこ：たばこの健康影響についての十分な知識の普及，未成年者の防煙，受動喫煙の害を排除し減少させる環境づくり（分煙），禁煙希望者に対する禁煙支援
- アルコール：多量飲酒者の減少，未成年者の飲酒防止および節度ある適度な飲酒についての知識の普及
- 歯の健康：歯の喪失の原因となるう蝕および歯周病の予防，歯の喪失防止
- 糖尿病：生活習慣の改善，糖尿病有病者の早期発見および治療の継続
- 循環器病：生活習慣の改善および循環器病の早期発見
- がん：生活習慣の改善，がんの検診の受診者等

（4）運動の推進方策（役割分担）

国：全国会議を組織する（国＋地方公共団体＋各種健康関連団体）情報提供をする
都道府県，地方自治体：地方計画の策定・推進・評価（マニュアルの作成配布，各種統計資料のデータベースの構築）
厚生労働省内：「健康日本21推進本部」を設置

> **ここがポイント**
>
> ・・・・・・ 健康日本21の背景 ・・・・・・
> - 国民健康づくり対策の流れにある
> - 地方分権の動きがある
> - 政策評価の動きがある
> - 根拠に基づく施策が必要である
> - 生活習慣病の重要性が増大した
> - 住民参加の必要性がある

2．生活習慣病の予防

生活習慣病はあらゆる場においてその予防が行われなければならない．このための一つの方策として，厚生労働省は平成11年度から12年度にかけて「生活習慣病予防のための健康診査等保健事業の連携の在り方に関する検討会」を開催し，その結果を踏まえて平成13年度には「生活習慣病予防のための地域職域連携保健活動検討会」を開催した．その結果が平成14年3月に，「生活習慣病予防のための地域職域連携保健活動検討会」報告書として作成された．

この中では，連携の基本的な考え方や地域職域における保健活動の現状・問題点・対応策，さらには地域職域連携保健活動健康管理総合モデル事業についてまとめられている．当然のことながら歯科医師会は連携の医療機関であることが明記されているし，地域職域連携推進協議会を位置づける場合は歯科医師会もその構成メンバーに含まれてくる．またモデル事業においても，総合管理する健診項目の問診の中にも，歯の健康保持に関する点が含まれている．

> **ここがポイント**
>
> ・・・・・・ 生活習慣病改善の必要性 ・・・・・・
> がん，心臓病，脳卒中，糖尿病等の生活習慣病をなくすには，生活習慣を見直すことである．例えば，痴呆・寝たきりの大きな原因は，肥満・高血圧・高脂血・高血糖などであるが，これらの危険因子を減少させるためには生活習慣の改善が必要と考えられる．そのための重要な方策の一つは，健診受診者の増加，健診後の対応の強化等の健康診断の充実である．

3．歯の健康目標

健康日本21には目標とすべき項目として、「歯の健康」が取り上げられている．

1）現状（歯の喪失の防止──咀嚼機能の維持）

現状では50歳以降では平均して2年に1本強の歯が喪失しており，60歳の現在歯数は17.8歯である．また80歳以上の一人平均現在歯数は4.6本である．したがって身近な目標として，

- 60歳において24歯以上自分の歯を持つ者の割合を設定する
- 70歳と50歳の現状をもとに，80歳で20本以上自分の歯を有する者を20％以上とする
- 60歳で24本以上有する者を50％以上とする

2）リスク低減目標として

- 定期的な歯石除去，歯面清掃
- 定期的な歯科検診と早期治療

（1）乳児期のう蝕予防
- 間食としての甘味食品・飲料の摂取回数
- フッ化物歯面塗布
- その他（授乳習慣，仕上げ磨き等）

（2）学齢期のう蝕予防
- フッ物配合歯磨剤の使用
- 口腔状況にあった歯口腔清掃法の習得
- その他

（3）成人期のう蝕予防
- 歯間部清掃器具の使用
- 禁煙
- その他

3）対策

歯の健康目標達成のために，「セルフケア能力の向上」「専門家等による支援と定期管理」「保健所等による情報管理と普及啓発の推進」があげられている．

（1）セルフケア能力の向上

```
デンタルプラークの除去（う蝕・歯周病の原因）
            ↓
適切な歯科保健行動・習慣の維持により予防する
            ↓
的確な口腔清掃や甘味飲食物の過剰摂取の制限
          ↙        ↘
    自己管理        家庭内管理
   （セルフケア）   （ホームケア）
```

（2）専門家等による支援と定期管理

```
セルフケアのみでは不十分な要因を専門家が支援する
            ↓
      プロフェッショナルケア
（フッ化物応用，予防充塡，歯石除去，歯面清掃等）
            ↑
検診（早期発見・早期治療）  一次予防の必要性の認識の確立
          ↘        ↙
環境整備として歯科保健相談・予防処置を行う
          医療機関等の増加
            ↓
       かかりつけ歯科医の定着
```

（3）保健所等による情報管理と普及啓発の推進

```
ライフステージごとのう蝕・歯周病の有病状況，
     現在歯数は地域差がある
            ↓
地域歯科保健状況の情報収集・管理→保健所，
          口腔保健センター
            ↓
      住民に対する情報提供
      地域歯科保健計画の立案
       （コミュニティーケア）
```

> **ここがポイント**
>
> ・・・・・・・・ 歯の健康目標の達成方法 ・・・・・・・・
>
> リスク低減目標：定期的歯石除去・歯面清掃，定期的検診・早期治療
> 対策：セルフケア・ホームケア・プロフェショナルケア

4．健康日本21と介護保険と歯科の係わり

21世紀の高齢化社会到来，痴呆・寝たきり者増加という社会構造の変化に伴い，介護予防，健康づくりを主眼とする国家の基本的政策が必要となってきた．この予防対策，ケア対策は，それぞれの根拠法のもとに推進されようとしており，図44に示すように健康日本21，介護保険，歯科保健医療の3つは相互に関わり合いが生じている．

> **ここがポイント**
>
> ・・・・・・・・ 健康増進法と介護保険法の相違 ・・・・・・・・
>
> 健康増進法：健康づくり
> 介護保険法：介護支援と介護予防

5．禁煙支援
1）たばこに関する常識

たばこに含まれているニコチンは，その薬理作用により中枢神経系が興奮し，心拍数増加，血圧上昇が起こり，末梢神経が収縮する．また，ニコチンは血中で速やかに代謝されコチニンとなり代謝を受けないニコチンと一緒に尿中に排出される．血中ニコチンの半減期は30分である．たばこの煙には，主流煙（吸煙時に発生する），呼出煙（肺から出る煙），副流煙（くすぶり時に発生し，酸素不足のため燃焼産物が多く，特にニトロソアミン類が多い）の3種類がある．環境たばこ煙（呼出煙＋主流煙）は粒子相（ニコチン）＋ガス相（CO）からなり，COは赤血球のHbと結合してCO-Hbとなり酸素運搬を阻害する．

喫煙率（1993年）は男性60％で減少傾向にあるが，女性14％は若年層では上昇傾向にある．また男性の全死因に対する喫煙の人口寄与度は17.5％である．ニコチン依存症診断基準（DSM-Ⅲ-R）は，少なくとも1カ月のたばこ継続使用歴があって，次の3つのうち少なくとも1つを満たすこととなっている．
- 長期禁煙や節煙が不可能なこと
- 喫煙中止時に退薬症状が発現すること
- たばこ使用による身体疾患の存在下でもその使用を続ける

2）喫煙の健康への影響
（1）全身への影響

喫煙による健康被害としては**表12**のような影響が考えられている．この**表12**にあげられた以外にも，流産，早産，死産，低体重児，新生児死亡，新生児肺炎，幼児

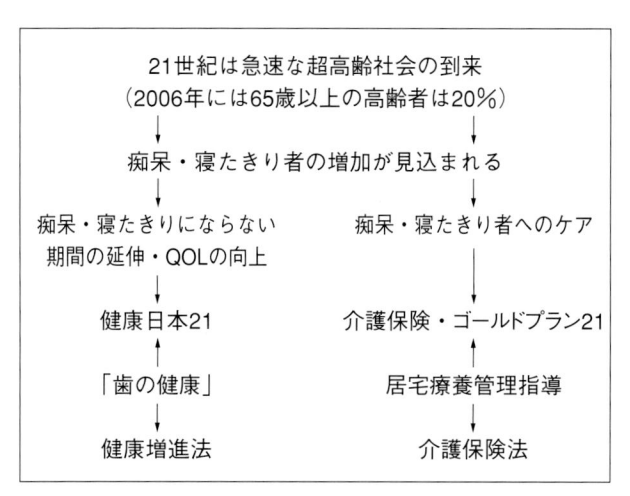

図44　健康日本21、介護保険、歯科保健医療の関係

表12　喫煙の全身の健康への影響

性質	臓器	症　　状
急性	呼吸器	咳・痰などの呼吸器症状，呼吸機能障害（息切れ）
	循環器	心拍数増加，血圧上昇，末梢血管収縮，循環障害（手・足先のしびれや冷感，肩や首のこり，まぶたの腫れ）
	中枢神経	知的活動能低下，睡眠障害（就眠）
	消化器	食欲低下，口臭，その他の消化器症状
慢性	癌	肺癌，喉頭癌，口腔癌，咽頭癌，食道癌，胃癌，肝臓癌，膵臓癌，腎盂癌，尿管癌，膀胱癌，子宮頸部癌
	循環器	虚血性心疾患（心筋梗塞，狭心症），大動脈瘤，末梢血管閉塞症（閉塞性動脈硬化症，バージャー病），脳血管疾患（脳血栓，クモ膜下出血）
	呼吸器	慢性閉塞性肺疾患（慢性気管支炎，肺気腫），閉塞性障害
	消化器	胃潰瘍，十二指腸潰瘍，慢性萎縮性胃炎，肝硬変，クローン病
	その他	骨粗鬆症，脳萎縮，白内障，体液性免疫の低下，難聴，老化促進，糖尿病

（埴岡　隆，他：歯科医院における禁煙指導の必要性，歯界展望，100（3）：495，2002）

表13　禁煙と関連のある口腔疾患および症状

性質	部位	口腔疾患および症状
能動喫煙	口腔粘膜	口腔癌，白板症，ニコチン性口内炎（喫煙者口蓋），歯肉メラニン色素沈着症（喫煙者メラニン沈着症），白色水腫（白色浮腫），慢性肥厚性カンジダ症，扁平苔癬
	歯周組織	歯周病，急性壊死性潰瘍性歯肉炎
	歯	タバコ色素沈着，歯の喪失，歯石
	舌	正中菱形舌炎，毛舌症，味覚の減退
	口唇	喫煙者口唇
	そのほか	口臭，口唇裂，口蓋裂，唾液の性状
受動喫煙	歯周組織	歯周病

（埴岡　隆，他：歯科医院における禁煙指導の必要性，歯界展望，100（3）：496，2002）

喘息様気管支炎，学童の咳・痰などの呼吸器症状，虚血性心疾患，脳萎縮，ニコチン依存症，寿命短縮等の影響があるといわれている．また喫煙者は歯周疾患などの口腔疾患とも関係が深いといわれている．

（2）喫煙と口腔疾患

喫煙が口腔の健康に与える影響は表13のようであるといわれている．特に歯周病と喫煙の関係についての研究は，最近多くみられるようになってきた．石井正敏（歯界展望 Vol.100 No.3 2002）のまとめによると，歯周病と喫煙には以下のような関係がみられるという．

・喫煙者には急性壊死性潰瘍性歯肉炎発症が多くみられる
・喫煙本数と歯周病の重症の度合いには相関性がある
・喫煙者では非喫煙者との比較において，出血指数，プラーク指数，プロービング値，歯槽骨喪失の度合いのいずれもが高い数値を示す
・スケーリング・ルートプレーニング，歯周外科治療，インプラント治療等の歯周治療後の治癒が遅延する
・たばこにより生体防御機構が，全身的にも局所的にも負の影響にさらされる
・たばこの為害作用は男性と比較して女性のほうが強く受ける傾向がある．また喫煙開始年齢が早いほど重度の影響を受け病変の進行も急速である

これら喫煙と歯周病の関係は以下のように説明されている．喫煙直後の歯肉には血流量と酸素飽和度の減少がみられるので，喫煙を継続すると歯肉の微少循環機能が低下すると考えられる．喫煙習慣のある難治性歯周炎患者では多形核白血球の付着・貪食機能が低下する．

臨床的には，喫煙者は歯周ポケットが深い部位が多く，歯槽骨の吸収が大きい．また各種調査によると，歯周病における喫煙者のリスクは非喫煙者に比べて約2～9倍大きいといわれている．

3）禁煙の効果と禁煙支援

（1）禁煙の効果

禁煙をすることにより以下のような良い効果がみられることがわかっている．

・肺ガン死亡率は禁煙10年で非喫煙レベルにまで低下する
・虚血性心疾患リスクは禁煙後1年以内に半減15年後には非喫煙者レベルまで低下
・禁煙者では喫煙継続者に比して胃潰瘍・十二指腸潰瘍の再発率が0.3，0.4倍低い
・死亡率は禁煙後10年で非喫煙者のレベルになる

（2）禁煙指導（禁煙プログラム）

①医師による介入

喫煙者で禁煙を希望している者は，喫煙者の2/3いるといわれている．これらの禁煙者にとっては，医師の介入は大変有効である．

医師による禁煙支援には，喫煙者と喫煙習慣について話し合う，定期的に激励する，カウンセリングを行う，必要に応じてニコチン置換療法（NRT）を取り入れるなどの方法が行われる．

②禁煙指導プログラム

禁煙支援に関するプログラムには幾つかの方法が提案されている．「5日でたばこがやめられる」禁煙講習会プログラムでは，肺ガン患者の真っ黒な肺などの映画をみせ，カウンセラーによる講義（意思力，心と体の関係，禁煙動機など），コンサルタントによる講義（ニコチンの毒性，たばこ病，肥満と予防など）が行われる．

「スモークバスターズ」というプログラムでは，禁煙の動機づけ，禁煙の行動科学分析を講義し，その後禁煙の準備・禁煙の実行・禁煙の継続というステップを踏むようにプログラミングされている．

4）禁煙指導と歯科の係わり

歯科医院がなぜ禁煙指導にかかわるべきかということは重要なテーマである．89ページで触れたように喫煙は生命・健康への悪影響が大きいばかりでなく，喫煙しない者への受動喫煙被害を考えると，医療に携わる職種として積極的に禁煙指導に係わるべきである．また喫煙の口腔の健康への悪影響を考慮すると，歯科医療の専門家として積極的に禁煙指導の先頭に立つべきであろう．

医師による介入については前述したように，喫煙者は医師の禁煙支援に対して胸襟を開いてくれることが多い．このような観点から歯科医師による禁煙支援は大変有効であると考えられる．さらに，喫煙は歯科治療にも多大の影響を及ぼすものであるから，歯科医療を成功させるためにも禁煙指導を併用していく必要があろう．

具体的な取組方として，アメリカの国家政策における禁煙指導として，「タバコを使用するすべての患者に対して，日常的に，タバコをやめるように助言し，そのための支援や継続的なフォロー，学習媒体の提供を行うヘルスケアの専門家（歯科医師，歯科衛生士を含む）を少なくとも75％増加すること」としている．このように歯科医師，歯科衛生士は，日常臨床の中で喫煙をしている患者に対してくり返し助言ができる機会が多いと思われる．

東京都歯科医師会では，会員の診療所にパンフレット（あなたのお口へのメッセージ・たばこと歯周病）を置いて，来院する患者の禁煙のための普及啓発を図っている．なお，健康日本21にける「たばこ」の目標値は表14のようである．

表14 健康日本21における「たばこ」の目標値 参63)

たばこ
1. 喫煙が及ぼす健康影響についての十分な知識の普及
   指標の目安
   〔知っている人の割合〕　　　現状＊　　2010年
   4.1a　肺がん　　　　　　　84.5％　　100％
   4.1b　喘息　　　　　　　　59.9％　　100％
   4.1c　気管支炎　　　　　　65.5％　　100％
   4.1d　心臓病　　　　　　　40.5％　　100％
   4.1e　脳卒中　　　　　　　35.1％　　100％
   4.1f　胃潰瘍　　　　　　　34.1％　　100％
   4.1g　妊娠に関連した異常　79.6％　　100％
   4.1h　歯周病　　　　　　　27.3％　　100％
   ＊：平成10年度喫煙と健康問題に関する実態調査
   用語の説明
   健康影響：別紙「喫煙が及ぼす健康影響」を参照
2. 未成年者の喫煙をなくす
   指標の目安
   〔喫煙している人の割合〕　　現状＊　　2010年
   4.2a　男性（中学1年）　　　7.5％　　　0％
   4.2b　男性（高校3年）　　 36.9％　　　0％
   4.2c　女性（中学1年）　　　3.8％　　　0％
   4.2d　女性（高校3年）　　 15.6％　　　0％
   ＊：平成8年度未成年者の喫煙行動に関する全国調査
3. 公共の場及び職場における分煙の徹底及び効果の高い
   分煙に関する知識の普及
   指標の目安
   〔分煙を実施している場合〕　現状＊　　2010年
   4.3a　公共の場　　　　　　　―　　　100％
   4.3b　職場　　　　　　　　　―　　　100％
   〔知っている人の割合〕　　　現状＊　　2010年
   4.3c　効果の高い分煙に関　　―　　　100％
   　　　する知識の普及
   ＊：平成12年度中に調査する
   用語の説明
   分煙の徹底：公共の場や職場における喫煙場所の設置等
   効果の高い分煙：受動喫煙の害を極力排除し得る分煙方法
4. 禁煙支援プログラムの普及
   指標の目安
   〔禁煙支援プログラムが提供されている市町村の割合〕
   　　　　　　　　　　　　　　現状＊　　2010年
   4.4a　全国　　　　　　　　　―　　　100％
   ＊：平成12年度中に調査する
   用語の説明
   禁煙支援プログラム：個人の禁煙を支援するための個
   　　　　　　　　　別保健指導等
   喫煙・節煙を希望する人　男性　　女性　　総数
   　　　喫煙希望　　　　24.8％　34.9％　26.7％
   　　　節煙希望　　　　38.3％　34.7％　37.5％
   　　　合　計　　　　　63.1％　69.6％　64.2％
   （平成10年度喫煙と健康問題に関する実態調査）

（厚生労働省：「健康日本21実践の手引き」
健康日本21より p.101～102）

ここがポイント

・・・・・・ 禁煙支援における歯科の関わり ・・・・・・

喫煙による口腔への影響を確認する
禁煙支援に歯科は積極的に関与できる

6．健康増進法
1）健康増進法の必要性

わが国における高齢化の進展や疾病構造の変化に伴い，国民の健康増進の重大性が増大しており，健康づくりや疾病予防を積極的に推進するための環境整備が要請されている．このため，健康の増進の総合的な推進に関し基本的な事項を定めるとともに，国民の健康増進を図るための措置を講じるための根拠法が必要となった．「健康増進法第一章総則第1条目的」は以下のように規定されている．

「この法律は，わが国における急速な高齢化の進展及び疾病の変化に伴い，国民の健康の増進の重要性が著しく増大していることにかんがみ，国民の健康の増進の総合的な推進に関し基本的な事項を定めるとともに，国民の健康の増進を図るための措置を講じ，もって国民保健の向上を図ることを目的とする」

2）法案の要項

法案の要項として以下の事柄が明記されている．

・国民の責務として，自らの健康状態を自覚し，健康増進に努める
・国および地方公共団体の責務として，健康増進に関する正しい知識の普及，情報の収集，整理，分析，研究の推進，人材の育成，資質の向上につとめ，健康増進事業実施者等に必要な技術的援助を与えることに努める
・健康増進実施事業者（保険者，事業者，市町村，学校等）の責務として，健康教育，健康相談など必要な事業を積極的に推進するよう努める
・関係者は相互に連携を図りながら協力するように努める
・厚生労働大臣は，基本的方針を定める
・都道府県および市町村は，施策についての基本的な計画を定める
・厚生労働大臣は健康診査の実施に関する指針を定める
・国民健康・栄養調査の実施を行う
・保健指導等の実施を行う
・特定給食施設等
・受動喫煙の防止

3）歯科に係わる事項
- 第7条六項に，「歯の健康の保持」について明記されている
- 歯科医療機関は健康増進事業者になる
- 歯科保健（う蝕予防・歯周疾患予防）に関する目標値等の設定
- 歯科保健に関する情報提供
- 都道府県・市町村健康増進計画策定の中に，分野別目標として歯科保健に関する計画が盛り込まれる可能性がある（都道府県は義務，市町村は努力義務）
- 保健指導を歯科医師・歯科衛生士が行うことを明示（第4条）

4）健康増進事業（ヘルスアッププラン）
（1）地方交付税制度

地方交付税制度とは，地方自治体の自主性を損なわずにその財源の均衡化を図り，交付基準の設定を通じて地方行政の計画的な運営を保障することにより，地方自治の本旨の実現に資するとともに地方団体の独立性を強化することにある．平成14年においては，ヘルスアッププランが，基準財政需要額算定の根拠となる単位費用の積算根拠に加えられた．

すなわち，国（総務省）が地方自治体において標準的に行われる事業に，健康増進事業が含まれたことになる．このため，地方自治体は地方交付税交付金の有無や額に関わらず，健康増進事業であるヘルスアッププランを行う必要がある．しかし交付される総額は明らかにされるものの，個別事業についての詳細は明化されていないため，また使用目的を国が指定することができないため，地方自治体の判断次第では，事業が実施されないことが予測される．

（2）健康増進事業（ヘルスアッププラン）

平成14年度においては，650億円の地方交付税が措置されているが，上記の理由により，歯科に関わる事業を実施する場合は，自治体に対して積極的な働きかけをしない限り予算措置は望めない．歯科保健に関するヘルスアッププランの事業例が，日本歯科医師会より以下のように示されている．

- 歯周病予防教室の開催
  自治体が実施する成人歯科健診受診者を対象とし，スライド等による集団健康教育とブラッシング指導を中心とする個別健康教育を保健センター等で行う
- 老人クラブ等での健康教育
  介護予防教室の開催，健康のための口腔ケア，義歯の話，自己点検の方法など，閉じこもり予防，転倒・骨折予防の話を取り入れて歯科の話を導入する
- シーラント（6歳臼歯保護育成）事業
  学校健診と連動してCOに対するシーラント処置，かかりつけ歯科医機能の促進を図る
- 1歳6カ月児健診，3歳児健診後の事後フォロー事業
  歯科，栄養の個別相談，歯垢染め出し，口腔内細菌の観察，RDテスト，カリオスタット，オーラルPHテスト，おやつの試食，歯磨き指導
- 1歳6カ月児，3歳児健診時の母親健診と保健指導
- デイサービスセンター通所者の歯科健診，歯科相談，保健指導
- 老人社会福祉施設入所者の歯科健診，歯科相談，保健指導
- 児童館利用者への健康教育，親と子の歯の健康教育
- 機能訓練教室参加者への歯科相談と保健指導
- 歯科保健推進員，歯科保健ボランティアの育成・研修

> **ここがポイント**
>
> ……… 健康増進法の意義 ………
>
> - 国民・国・地方公共団体・健康増進事業所は健康増進のための努力義務を負う
> - 歯の健康保持のための情報提供・啓蒙活動は国の事業の一環として位置づけられた
> - 都道府県・市町村が行う地域保健活動には平成15年度医療関係予算に加え，一般財源の適用が可能になった

7．まとめ

21世紀の日本人が健康で質の高い生活を送り，そのための良好な生活習慣を身につけることができるために，健康日本21計画が立案された．この健康日本21には9つの分野について指標と目標値が設定されている．この計画は国，都道府県，市区町村が中心になって推進されなければならないが，住民（国民）自身がこの計画を理解し実践していくことが重要である．

この健康日本21の中で，「歯の健康」「たばこ」については，歯科が積極的に係われる部分である．「歯の健康」については目標値達成のために，歯科の専門家として最善の努力をすべきである．生涯にわたる一貫性のある歯科保健の推進こそ，目標値達成の近道である．「たばこ」についても，歯科は禁煙支援に直接係わるべきであり，目標値達成に大きく貢献できると考えられる．健康日本21の根拠法として，平成14年に施行された健康増進法においても，歯科診療所は健康増進事業者として位置づけられている．さらに平成14年度においては，650億円の地方交付税が予算措置されており，歯科保健推進の観点からも歯科医師会が中心となって健康増進の事業を展開するよう，積極的に自治体に働きかけていく必要がある．

第4章 科学的根拠に基づく地域保健医療

1 EBMとう蝕・歯周病予防

1．EBMとは
1）EBMとEBH（EBPH）
EBM（Evidence based on Medicine）とは，「個々の患者の医療判断の決定に，最新で最善の根拠を良心的にかつ明確に，思慮深く利用すること（David, L.Sakett）」と定義されている．すなわちEBMとは，「目前の患者の治療方法についてどう判断をするかの方法論のこと」である．実際の臨床治療方法は，個人の臨床的専門的技術と臨床的根拠（クリニカルエビデンス）を併せて行うこととなり，これをEBMの実践という．

なおクリニカルエビデンスとは，「人間集団を対象とした臨床上でかつ患者に焦点を当てたもの」をいう．これに対してEBH（Evidence based on Health）・EBPH（Evidence based on Public Heath）は保健行動（保健活動）における判断の方法論と考えられ，多くの研究者によって認知された手法を，その判断の根拠として導入することがEBHの実践である．

2）科学的根拠に基づいた歯科疾患の予防法
EBMは1991年にカナダのGuyattにより提唱され，1992年に医学雑誌JAMAに掲載（Evidence Based Medicine Working Group）されてから，保健医療の分野で急速に支持されるようになった．この背景には，医療技術の進歩や社会の高齢化による医療費の高騰，医療現場での意識の変革，患者サイドからの医療情報開示要求がある．このような流れの中で，科学的根拠に基づいた歯科疾患の予防法を目的に，いくつかの保健医療ガイドラインが示されている．

（1）歯科疾患予防ガイドライン（表15）
米国予防医療研究班の作成による，う蝕，歯周病，咬合異常，外傷，口腔癌についての予防的介入方法，根拠の質，勧告の強さに関するガイドラインである．

（2）歯科保健に関する介入対策の一覧と有効性に関する評価（表16）
フォーラム8020の作成による，歯科保健に関する介入対策と有効性に関する評価のガイドラインである．

ここがポイント

········ EBMが必要とされる背景 ········

① 医療システムの見直し→医療技術の適正化と効率を追求→医療の有効性に科学的根拠が求められた
② 医療現場の変革→経験によらない最良の治療法を求められる→科学的根拠が必要となった
③ 患者の人権意識の向上→医療情報開示→診療行為における科学的根拠が必要となった

2．う蝕予防
1）う蝕病因論
（1）う蝕発病因子

う蝕はKeyes, P.H.の3つの輪が重なった所で発生するとされている．宿主・歯と微生物因子と食餌性基質である．またNewbrun, E.は3つの要因に時間的要因を加えた．

①宿主（Host）と歯（teeth）
唾液因子（分泌量・緩衝能），歯の形態，歯列，歯質耐酸性等がう蝕発生の因子と考えられる．

②微生物（Microflora）因子
ミュータンス菌（*Mutans streptcocci*）は出生時には存在せず母親から垂直感染する．ミュータンス菌の特徴として，付着能（不活性グルカンにより歯面に強固に付着する），酸産生能（乳酸主体の酸を産生する）がある．乳酸桿菌（*Lactobacillus*）は小窩裂溝う蝕の拡大に関与している．

③食餌性基質（Substrate）
口腔内停滞性が高く，発酵性糖質を多く含む食品を間食した場合う蝕が多発する．3回の食事に摂取する程度のショ糖はう蝕を誘発しない．食事での水溶性のショ糖はう蝕を誘発しない．

（2）カリエスリスク
ある決まった時点・期間における将来のう蝕・う蝕進行の危険性のことをいう．カリエスリスクの制御は，リスクファクターのチェック→リスク因子の大小の決定→

因子に応じた行動（保健行動・予防処置）で可能である．

（3）う蝕の危険因子（リスクファクター）

リスクファクターとして，う蝕病原微生物，歯列の状態，歯の萌出・形態・歯質の耐酸性，唾液の性状と分泌速度，食品，食事，口腔保健行動，社会経済要因があげられる．

（4）う蝕発症因子の評価法（カリエス・リスク・テスト）

う蝕活動性試験法として，唾液流出量テスト，唾液緩衝能テスト，グルコース・クリアランス・テスト，Snyderテスト，Fosdickテスト，乳酸桿菌数測定，Stephanカーブ，エナメル生検法などがあるが，詳細については専門書に譲る．またう蝕発生因子を評価する方法として，以下のカリエス・リスク・テストが，日本でキットとして販売されている．

ミューカウント，RDテスト，カリオスタット，Dentocult-SM，Dentocult-LB，Dentobuff-STRIP，Oricult-N，CRT bacteria，CRT buffer

（5）う蝕と甘味料

①甘味料の分類

甘味料は以下のように分類される．

　a．糖質甘味料（う蝕を誘発する）

表15　米国・予防医療研究班による歯科疾患予防のガイドライン[参36]

疾患	予防的介入方法		根拠の質	勧告の強さ
う蝕	フッ化物	全身的…水道水フッ化物添加，錠剤	I	A
		局所的…歯磨剤，洗口剤，塗布	I	A
	シーラント		I	A
	食事のコントロール	甘いものを控える	II-1	A
		就寝中の哺乳びん使用は控える	III	B
	個人的な歯科衛生（フッ素非含有歯磨剤，フロス）		III	C
	定期的な歯科検診		III	C
歯周病	プラークと歯石の除去	個人による口腔衛生	I	A
		スケーリング，ルートプレーニングによる専門家のケアと個人による口腔衛生を組み合わせた予防	I	A
	クロルヘキシジン（ハイリスクグループのみ）		I	A
	定期的な歯科検診		III	C
咬合異常	歯が抜けたあとの空隙の維持		II-2	B
	6歳までに指しゃぶりの癖を直す		III	C
	口腔発育中の気道の保持		III	C
外傷	接触するスポーツ用のマウスガード		II-3	A
	自動車のシートベルト		II-3	A
	オートバイ用のヘルメット，フェイスシールド		III	C
	スケートボード用のヘルメット，マウスガード		III	C
口腔癌	たばこを避ける	喫煙	II-2	A
		無煙	II-2	A
	悪性になる前の病変の発見，リスクファクターの評価，カウンセリングの準備などを目的とした，年1回の口腔検診		III	C

●根拠の質
I：最低1つ以上の正しくデザインされた無作為コントロール研究から得られた証拠
II-1：無作為ではないがよくデザインされたコントロール研究から得られた証拠
II-2：1つ以上の施設または調査団体による，よくデザインされたコホート研究またはケースコントロール研究から得られた証拠
II-3：介入する場合としない場合についての，数回連続の調査から得られた証拠
　　　コントロールされない実験における劇的な結果はこのタイプ．（ex. 1940年代におけるペニシリン治療の導入）
III：臨床的経験，記述的研究，熟達した委員会の報告にもとづいた，社会的地位ある研究者の意見

●勧告の強さ
A：その項目を定期健診に含むべきだという勧告を支持する確かな証拠がある．
B：その項目を定期健診に含むべきだという勧告を支持する証拠がある．
C：その項目を定期健診に含むべきだという勧告を支持する証拠が乏しい．
　　しかしほかの団体により勧告される可能性がある．
D：その項目を定期健診に含まないという勧告を支持する証拠がある．
E：その項目を定期健診に含まないという勧告を支持する確かな証拠がある．

（米国予防医療研究班：予防医療実践ガイドライン．福井次矢，箕輪良行監訳，1993）

表16　歯科保健に関する介入対策の一覧と有効性に関する評価[参36]

ライフステージ	事業の分類（内容）			代表的な報告（論文，学会報告，報告書等）	普及状況		有効性の評価	コスト	着手容易性	普遍性（定着しやすいか否か）
	大分類（目的）	中分類	小分類		全国的な普及状況	代表例				
母子保健	乳歯う蝕予防	フッ素塗布	集団方式（歯ブラシ法）	八木ら'91・西田ら'91（新潟県笹神村），清田ら'97（新潟市）	比較的普及（1993年現在，全国保健所の44％で実施）	新潟県新潟市笹神村	有効と考えられる	高価	比較的容易	比較的高い（マンパワーが豊富な自治体には適している）
			集団方式（綿球・トレー）	佐久間ら'87（新潟市）など			有効と考えられる			？
			医院委託方式	ほとんどない			不明			
		フッ素入り歯磨剤の早期利用		清田ら'98，北原'96	不明	新潟県三島町	有効性が期待できる	安価	比較的容易	高いと思われる（セルフケア）
		フッ素溶液を用いたブラッシング		Tauraら'00	不明	宮城県大衡村	有効	安価	比較的容易	高いと思われる
		PMTC（リスク管理）	集団方式	山部ら'97（長崎県福島町）	低い（一部先駆市町村で実施）	長崎県福島町	有効性が期待できる	高価	困難	低い（診療室ベースでは高い）
	乳歯う蝕予防と進行抑制	サホライド塗布（乳白歯隣接面）		北原ら'96（神奈川県某保健所），福本ら'97（長崎大予防歯科外来）	一部の先駆市町村のみ，診療所での実施は？		有効	比較的安価	診療室では容易	診療室ベースでは高い
保育園・幼稚園〜小中学校	永久歯う蝕予防	フッ素洗口	スクールベース方式	多数…安島ら'95（新潟県全体），可児ら'91（岐阜県某町），岸ら'97（新潟県牧村），岩瀬ら'91（福岡県久山町）など	低い（全小学校の2％）	新潟県	有効	安価	困難	高い（小規模自治体に適している）
			歯科医院管理型	ほとんどない				安価	比較的容易	継続性に問題あり
		ブラッシング	フッ素入り歯磨剤	片山ら'85（岩手県），森田ら'98（岡山市）	全歯磨剤中の約70％がフッ素配合		有効と思われる（評価が少ない）	安価	容易	高い
			給食後の歯みがき（から磨き）	筒井ら'83（新潟県燕市），安藤ら'87（新潟県）	高い（新潟県では1997年現在，全小学校の81％で実施）		ない	安価	容易	高い（大規模校では比較的実施困難）
		シーラント	集団方式	小林ら'98（新潟県弥彦村）	一部先駆市町村のみ	新潟県弥彦村，愛知県佐波町	有効	高価	実施条件が限られる	比較的ある
			医院委託方式	ほとんどない	一部先駆市町村のみ	盛岡市	有効性が期待できる	高価	比較的容易	比較的ある
			医院委託方式（CO勧告）	ほとんどない	不明	新潟県岩室村	有効性が期待できる	高価	比較的困難	比較的ある
小中学校	歯肉炎予防	保健指導，受診勧告		矢野ら'93（新潟県塩沢中）	一部先駆市町村で実施	新潟県塩沢町	有効性が期待できる	高価	比較的困難？	比較的ある（歯科医院の受け入れ態勢が問題）
母子保健	歯周疾患予防	乳幼児歯科健診に伴う母親への個人指導		河村ら'94（広島県東広島市），葭原ら'98（新潟県上越市）	低い？	広島県広島市，新潟県上越市	有効性が期待できる	高価	比較的困難	比較的高いと思われる
成人	歯科疾患予防	成人歯科健診（行政事業）	集団型	藤原ら'96（新潟県板倉町）	全国市町村の約20％	愛知県	検査中心の事業形態では喪失歯予防効果はない	高価	容易	比較的高い
		成人歯科検診（行政事業）	歯科医院委託型	ほとんどない	都市部で健診実施地域の約3/4は医院委託型		ほとんどない	高価	容易	比較的高い
	歯周疾患予防	健診，指導，PMTC（事業所歯科管理）	企業内の歯科管理	井手ら'97（長崎県佐世保重工），加藤ら'98（IBM藤沢事業所）	低い	佐世保重工，IBM藤沢事業所	歯科健診のみでは効果なし．PMTC群では有効.	高価	困難	低い（診療室のモデルという意味では高い）
		歯周疾患予防（行政事業）	ブラッシング指導	木村ら，石川ら	「健康教育」は全国市町村の46％で実施	岡山県灘崎町	比較的有効	高価	困難	それほど高くない
			PMTC（歯科専門家による歯面清掃）	岡本ら'95（茨城県牛久町）	低い	茨城県牛久市	有効	高価	困難	低い（診療室のモデルという意味では高い）
	う蝕予防	フッ素洗口	集団方式	郡司島'97	一部先駆事業所のみ	佐世保重工	有効	安価	困難	高くない
		フッ素入り歯磨剤	集団方式	郡司島'97（陸上自衛隊某駐屯地）	？		有効と思われる	安価	困難	高いと考えられる
老人	QOL向上	寝たきり者訪問指導・診療		佐々木ら'97（新潟）	郡市区歯科医師会として57％が取り組んでいる	愛知県，新潟県	有効	高価	比較的容易	高い
		施設在住者に対する口腔ケア		米山ら，国診協	郡市区歯科医師会として54％が取り組んでいる		有効	高価	比較的容易	高い

（フォーラム8020：8020「健闘」資料，2000）

砂糖，各種オリゴ糖（パラチノース，フラクトオリゴ糖など），澱粉糖（ブドウ糖，水飴，麦芽糖，粉糖，異性果糖，果糖），糖アルコール（エリスリトール，ソルビトール，マンニトール，キシリトール，マルチトール，ラクチトール，パラチニットなど），蜂蜜

b．非糖質甘味料（う蝕を誘発しない）
合成系（サッカリン，アスパルテーム，アセスルファムK），天然系（ステビオサイド，グルチルリチン，ソーマチン）

②甘味料とう蝕発生度の関係
甘味料によってう蝕発生に及ぼす影響には相違があり，以下のような比較ができるとされている．

ショ糖（sucnose）＞果糖（fructose）＞キシリトール（xylitol）

また間食とう蝕発生の関係では，間食回数が多い程う蝕罹患率が高くなるとされている．

2）う蝕予防プログラム
う蝕はカリエスリスクによって，その発病の程度が異なってくることから，カリエスリスクを調べその程度に応じて予防プログラムを作成する必要がある．健康者，う蝕感受性のある者，う蝕のある者に対して，口腔清掃・う蝕原因菌・食事・唾液の性状などに関しての指導方法，フッ化物応用，リコールの進め方を個別にプログラミングする必要がある．表17はその一例でBratthallのプログラムを改変したものである．

3）フッ化物の応用
（1）フッ素（fluorine）とは
原子量19.00のハロゲン元素で，すべての陰イオンあるいは負に帯電しているイオンの中では最も化学的に安定し，天然にはほとんどフッ化物として存在する．フッ素の生体必須量（成人体内量）は2,600 mgで，日本人の1日のフッ化物摂取量は3 mg以下である．吸収されたフッ素の10％が硬組織に沈着され，90％が尿・糞・汗として排泄される．成人のフッ素の急性中毒量は，NaFで約250 mg（Fとしては112.5 mg）である．フッ素の致死量はNaFとして約5〜10 mg（Fとして2.26〜4.52 mg）といわれている．急性中毒に対する救急処置は，石灰水または1％塩化カルシウム液での胃洗浄，10％グルコン酸カルシウム10mlの静注，牛乳・石灰水・グルコン酸カルシウム・乳酸カルシウムの内服が良いとされている．慢性中毒には，歯のフッ素症（Dental fluorosis）と骨硬化症（Osteosclerosis）がある．

（2）フッ化物に関する見解
フッ化物の賛否に関しては，かなり以前から議論がなされている．現在では，以下に示すような見解が発表されている．

①日本歯科医学会の見解（平成11年11月1日：医療環境問題検討委員会フッ化物検討部会答申）
「国民の口腔保健向上のためのう蝕予防を目的としたフッ化物の応用を推進する」

表17　う蝕予防プログラムの一例[参36]

	健康	う蝕感受性あり う蝕あり	多数初期病変 またはう蝕あり
口腔衛生	教育と指導	教育と指導 裂溝封鎖 PMTC	他にPTC・PMTCの反復 クロルヘキシジン
Mutans菌	試験結果の熟考説明	試験結果の熟考説明 PMTC 砂糖の摂取法改善 停滞部位の除去	他にクロルヘキシジン （バーニッシュ，ジェル） SnF2の表面塗布
乳酸桿菌	試験結果の説明	停滞部位の除去 （裂溝封鎖） 砂糖摂取法の改善 砂糖代用食品の使用	左に同じ
食事	教育	教育 砂糖摂取法改善 砂糖代用食品の使用	総合的食事指導
唾液	教育	教育唾液刺激性食品	左に同じ
フッ化物 プログラム	フッ化物 歯磨剤	フッ化物歯磨剤 フッ化物局所塗布 家庭でのF服用	他にFをより回数多く処方
リコール コメント	通常のリコール 時期	3〜6カ月後行動結果をチェック	リスク改善まで集中処置を継続

②WHOの勧告
「水道水フッ化物添加を検討し，実行可能な場合にはこれを導入すること，不可能な場合にはフッ化物の他の応用方法を検討すべき」

③国際歯科連盟（FDI）の決議
「水道水フッ化物添加については，う蝕の発生を安全かつ経済的に抑制する手段として，現状における最も有効な公衆衛生の施策であり，すべての関係当局にこれを推奨すべきこと」

④厚生労働省の考え方
「厚生科学研究のテーマとして，平成13年度より3年計画で，日本歯科医学会の答申を受ける形でフッ化物の全身・局所応用に関しての，より具体的な指針を得るべく総合的研究を開始」

⑤日本歯科医師会の見解
「水道水のフッ化物添加が，各種フッ化物応用の中で，有効性，安全性，至便性，経済性等に対する，公衆衛生的に優れた方法であることを認識するが，水道水への添加という手段の性格上，これの実施は，最終的には，地方自治体の問題であり，その過程においては，地域の歯科医師会を始めとする関連専門団体，地域住民との合意が前提であると考える」

⑥世界各国の現状
現在世界56カ国で実施，給水人口は3億1,700万人以上，水道水フッ素化濃度は1.0ppm（外国）であり，0.8ppmならば使用可．

（3）水道水のフッ化物添加
①USAにおいては，1945年より水道水に添加し，50％う蝕抑制効果が認められている．またフッ化物添加地区と対照地区の間における，1962年のNIHの発育・死因その他の生理的数値の比較でも，悪影響を認めなかった．

②日本では過去において，京都山科地区（12年間，0.6ppm），三重県朝日町（3年間），沖縄県（9年間）で実施されたが，現在実施されている地区はない．

③平成13年現在，沖縄県島尻郡具志川村において水道水フッ化物添加を検討中．

（4）フッ化物応用法
①フッ化物洗口法
・使用薬剤：2％NaF, 8％SnF_2, APF等
・う蝕効果予防率は，30～79％と比較的高く，洗口開始年齢が低く，洗口期間が長い程予防効果が高い（就学時前からの洗口の効果は大きい）
・健康教育と組合せると効果が増大する

②学校フッ化物洗口プログラム
・フッ化ナトリウム水溶液を使用する．毎日法では0.005％（226ppmF），週1回法では0.2％（900ppmF）
・ブラッシングの後に，1回7～10mlの薬液をややうつむき加減に，30秒間ブクブクうがいをする

③フッ化物歯面塗布
・実施対象年齢，塗布回数，使用薬剤により予防効果

表18 フッ化物による全身的および局所的う蝕予防方法の一覧

方法	用いられるフッ化物	フッ素濃度	制御率
全身的応用法 1．水道水フッ化物添加	珪フッ化ナトリウム（Na_2SiF_6） 珪フッ化水素酸（H_2SiF_6） フッ化ナトリウム（NaF） 珪フッ化アンモニウム［$(NH_4)_2SiF_6$］ フッ化カルシウム（CaF_2）	0.6～1ppm	永久歯：40～60％ 乳歯：30％前後
2．食塩へのフッ化物添加	フッ化ナトリウム（NaF）	食塩1kgあたり20mgNaF	22％
3．フッ化物錠剤（または液剤）の内服	フッ化ナトリウム（NaF）	0.5～1/0mgF/day	20～40％
局所的応用方法 1．フッ化物歯面塗布法	NaF 2％ フッ化ナトリウム溶液 リン酸添加フッ化物溶液 第1法 　　　　　　　　　　　　第2法 SnF_2 8％ フッ化スズ溶液 　　　　4％ フッ化スズ溶液	9,000ppm 12,300ppm 9,000ppm 19,400ppm 9,700ppm	20～40％（永久歯） 20～50％（永久歯） 　 20～50％（永久歯）
2．フッ化物洗口法	NaF：0.05％（毎日法） 　　　0.2％（週1回法）	226ppm 900ppm	20～50％（永久歯）
3．フッ化物配合歯磨剤	モノフルオルフォスフェート（Na_2PO_3F） NaF SnF_2	1,000ppm	15～20％

（松久保隆，眞木吉信 共著：口腔衛生学, p.167, 一世出版, 東京, 2002）

に相違がある
- 歯ブラシ・ゲル法（APFゲル）による予防効果でのう蝕抑制率（dmf歯数）でもばらつきがある
- 乳歯のう蝕予防のためには歯の萌出に合わせて，年2回以上の定期的，継続的塗布が必要である

④フッ化物配合歯磨剤
- 含有フッ化物：フッ化ナトリウム，フッ化スズ，モノフルオロリン酸ナトリウム（MFP）
- フッ素濃度は1,000ppm以下（日本）
- ほとんどの研究データで，フッ化物歯磨剤のう蝕抑制効果が認められている

⑤フッ化物バーニッシュ法
- う蝕効果は認められている．特にカリエスリスクの高い者に有効である
- 小ブラシ，シリンジによる使用で，3～6カ月間隔で応用する
- 日本での販売品：Fバーニッシュ，ダイアデント（いずれも象牙質知覚過敏症用）

（5）フッ化物による全身的および局所的う蝕予防方法の一覧（表18）

（6）フッ化物洗口ガイドライン（平成15年1月14日）

平成12年から厚生労働省科学研究事業として，フッ化物の効果的な応用法と安全性の検討が行われ，「フッ化物洗口実施要領」がまとめられた．この要領に基づき「フッ化物洗口ガイドライン」が定められた．

このガイドラインには，対象年齢（4歳から老人まで適用，特にう蝕のハイリスク児に効果的），実施方法（器材・洗口剤の調整・洗口練習・洗口の手順・洗口後の注意），インフォームドコンセント，フッ化物の安全性，薬剤管理上の注意などが述べられている．

> **ここがポイント**
> ……学童期までのフッ化物応用……
> 図45参照．

3．歯周病予防

1）歯周病とは

プラーク内の歯周病細菌の感染により発症・進行する細菌感染性疾患で，歯肉炎と歯周炎に大別される．歯肉縁下プラークには多量の細菌が生息しており，さまざまな種類の細菌が塊となってバイオフィルムを形成している．

バイオフィルムとは微生物の生息様式の一つであり，液体中に遊離した浮遊細菌に対して，細菌がフィルム状に堆積して物体の表面に層面を形成するものである．バイオフィルム内では，バイオフィルム形成菌の存在により大量の多糖体が形成されており，この多糖体に阻まれて，固着したバイオフィルムは簡単に剥がれない．

2）歯周疾患の分類

（1）アメリカ歯周病学会歯周疾患の最新分類

International Workshop for a Classification of Periodontal Diseases and Condition（1999年開催）におけるコンセンサスとして，「Annals of Periodontology」が発行されたが，その中で以下の分類が行われている．

侵襲性歯周炎（aggressive periodontitis）
慢性歯周炎（chronic periodontitis）
全身疾患の兆候がある歯周炎（periodontitis as a

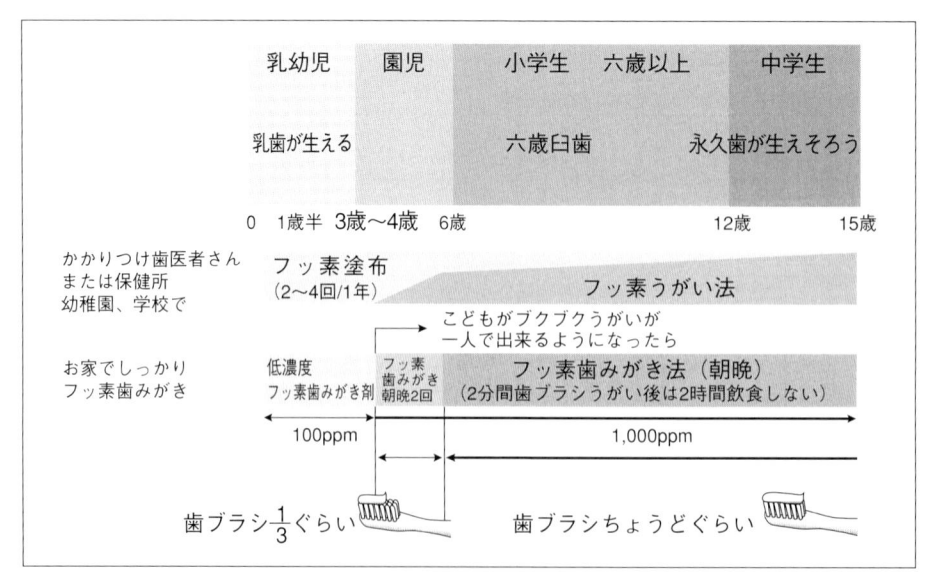

図45　学童期までのフッ化物応用[参47]
（東京都歯科医師会編集「フッ素仙人のむし歯予防のお話」より転載）

manifestation of systemic disease）
壊死性歯周疾患（necrotizing periodontal disease）
（2）歯科点数表の解釈（歯病の診断と治療のガイドライン）による分類
①歯肉炎
・単純性歯肉炎：プラークにより歯肉に炎症が生じたもの
・複雑性歯肉炎：全身性あるいは局所の特殊因子が修飾しているもので，妊娠性歯肉炎，ニフェジピン性歯肉炎，フェニトインまたはダイランチン性歯肉炎，急速壊死性潰瘍性歯肉炎，慢性剥離性歯肉炎などがある
・歯肉外傷：歯ブラシや硬い食物などの物理的な力，薬物，高温，医原性因子などの原因で歯肉が損傷したもの
②歯周炎
・慢性歯周炎（成人性歯周炎）：プラークにより歯周組織の破壊が生じたもの
　軽度歯周炎：歯根長1/3以内の骨吸収，ポケット3〜5mm程度
　中度歯周炎：歯根長1/3〜1/2程度の骨吸収，ポケット4〜7mm程度
　　　　　　　根分岐部病変1度，歯の動揺は軽度
　重度歯周炎：歯根長1/2以上の骨吸収，ポケット6mm以上，根分岐部病変2〜3度，歯の動揺は著しい
・急速性歯周炎
　プラークの他に特殊な局所因子（組織破壊力の強い菌，ブラキシズムなど）および全身性因子（白血球の機能低下など）に強く修飾されており，急速に進行する重度の歯周炎
　　若年性歯周炎：思春期にみられるもの
　　急速進行性歯周炎：20〜30歳にみられるもの
　　特殊性歯周炎：遺伝子疾患など特殊な全身因子により歯周炎が急速に進行するもの，パピヨン・ルフェーブル症候群，周期性好中球減少症，ダウン症候群，前思春期性歯周炎など
③咬合性外傷
異常に強い咬合力や側方圧により，歯根膜や歯槽骨に生じる外傷性の病変，歯肉に炎症は生じないが，歯周炎と合併すると急速に歯周炎を進行させる．

3）プラークコントロールの方法
プラークコントロールとは，歯面や辺縁歯肉部におけるプラークの形成を阻害したり，プラークを除去することをいう．
（1）セルフケア
　歯ブラシ
　補助用具：歯間ブラシ，フロス
　歯 磨 剤：クロルヘキシジン，トリクロサン・共重合体
　洗 口 剤：クロルヘキシジン，エッセンシャルオイル，トリクロサン・共重合体
（2）プロフェッショナルケア
　スケーリング・ルートプレーニング
　PTC，PMTC
　健康教育，保健指導
（3）パブリックヘルスケア
　歯周疾患検診，健康教育，保健指導など
（4）PTCとPMTC
①PTC（Professional Tooth Cleaning）
専門家による歯面清掃，スケーリング・ルートプレーニングを含む．
②PMTC（Profesional Mechanical Tooth Cleaning）
歯科医師・歯科衛生士等の専門家による機械的歯面清掃，すべての歯面の歯肉縁上および縁下1〜3mmのプラークを機械的に選択除去すること，スケーリング・ルートプレーニングは含まない．
往復運動式Profinハンドピースの使用，EVAチップシステムの開発（Axelsson）

4）老人保健法による歯周疾患検診
（1）重点健康教育，重点健康相談（50ページ参照）
保健事業第四次計画（平成12年）では，基本的な考え方として生活習慣病（がん，脳卒中，心臓病，糖尿病，高血圧，高脂血症）対策をあげている．また，個々の保健事業については，健康手帳による健康管理の充実，健康教育の充実，健康診査の在り方，機能訓練の在り方，訪問指導の在り方などをあげている．この第四次保健事業の中で歯周疾患は，
・健康教育のうち，重点健康教育（他に4つ）
・健康相談のうち，重点健康相談（他に5つ）
として位置づけられている．
（2）実施要領
①目的
高齢期における健康を維持し，食べる楽しみを享受できるよう，歯の喪失を予防することを目的とする．
②歯周疾患検診の実施
検診の項目は問診および歯周組織検査とする．
　問診：歯周疾患に関連する自覚症状の有無の内容等を聴取する．
　歯周疾患の検査：歯および歯周組織等口腔内の状況について検査する．
③検診結果の判定
「歯周疾患検診マニュアル」（厚生労働省）に基づき，「異常なし」「要指導」および「要精検」に区分する．

④指導区分

指導区分につき，それぞれ次の内容の指導を行う．

・「要指導」と区分されたもの：問診の結果から歯みがきの方法等特に改善を必要とする日常生活について指導する．

・「要精検」と区分されたもの：医療機関において精密検査を受診するよう指導する．

⑤結果の通知

指導区分を附し，受療者に速やかに通知する．

⑥記録の整備

検診の記録は，氏名・年齢・住所・検診の結果・指導・精密検査の必要性の有無を記録する．

必要に応じ，治療の状況や事後の指導などその他必要な事項についても記録する．

⑦その他の留意事項

健康教育，健康相談および訪問指導など他の保健事業と有機的に連携することにより，適切な指導などが継続して行われるよう配慮するものとする．

（３）実施方法

①対 象 者：40 歳および 50 歳の男女

②実施方法：平成７年度から 11 年度までは，老人保健事業の総合健康診査の一環として実施されていたが，12 年度以降，節目健診（40 歳および 50 歳）として独立した項目となった．このため

・市町村保健センターなどで基本健康診査等を受診した対象者に対して集団で実施

・個別に指定歯科医療機関で歯周疾患検診のみ受診する方式がある．

③問診（図 46）

自覚症状，かかりつけ歯科医の有無，歯科健康診査の受診状況，生活習慣，歯科保健行動等

④口腔内診査

現在歯（健全歯，未処置歯，処置歯）

喪失歯の状況（要補綴歯，欠損補綴歯）

歯周組織の状況

・対象歯は，11，16，17，26，27，31，36，37，46，47

・診査方法は CPI プローブを用いて最高コードを測定し，コードは０～４の判定

口腔清掃状態（良好，普通，不良）

その他の所見（歯，歯列咬合，顎関節，口腔粘膜など）

⑤検査結果の判定

異常なし：未処置歯・要補綴歯・その他の所見は認め

（太枠の中をご記入ください）　　診査日　　年　　月　　日　　No.

氏名	ふりがな　　男 女　（　　歳）	住所	TEL

〔あてはまることろに○をつけ，（　）内には必要な事項を記入してください〕

1．歯や口の状態についてどのように感じていますか．
　a．ほぼ満足している
　b．やや不満だが，日常は特に困らない
　c．不自由や苦痛を感じている
　※ b または c の方、次のような症状がありますか．
　1）歯が痛んだりしみたりする
　2）歯ぐきから血が出る
　3）歯ぐきが腫れる
　4）口臭がある
　5）食べ物が歯と歯の間にはさまる
　6）噛む・味わう・飲む込む・話すことに不自由がある
　7）歯や歯並びなどの外観が気になる
　8）入れ歯が合わない
　9）その他（　　　　　　　　）

2．あなたは，かかりつけの歯科医を決めていますか．
　a．決めている　　b．決めていない

3．この１年間に歯の健康診査を受けたことがありますか．
　a．受けた　　b．受けていない
　※ a の方，どんな理由で受診しましたか．
　1）定期的に受けているから
　2）歯科治療のついでに
　3）職場や保健センター等で受ける機会があったから
　4）その他（　　　　　　　　）

4．この１年間に歯科医院等で歯石をとってもらったり，歯の汚れを取り除いてもらったことがありますか．
　a．ある　　b．ない

5．現在（この１カ月間）あなたはたばこを吸っていますか．
　a．吸っていない　　b．ときどき吸っている
　c．毎日吸っている　１日平均（　　）本ぐらい

6．たばこが歯周病（歯槽膿漏など）に与える影響についてどう思いますか．
　a．たばこを吸うとかかりやすくなる
　b．どちらともいえない
　c．たばこと関係ない

7．デンタルフロス（糸楊枝）や歯間ブラシを使っていますか．
　a．ほぼ毎日　　b．週に３～４日
　c．週に１～２日　　d．使っていない

8．鏡を使って歯や歯ぐきの様子を観察することはありますか．
　a．週に１回以上観察している
　b．月に１回以上観察している
　c．ほとんどない

9．歯をみがくとき，日常は歯磨き剤を使っていますか．
　a．使っている　　b．使わない
　※ a の方，その歯磨き剤はフッ素入りのものですか．
　1）フッ素入りのものを使っている
　2）フッ素の入っていないものを使っている
　3）わからない

10．十分な時間をかけて歯をみがくことがありますか．
　a．ほぼ毎日１回以上　　b．週に３～４日
　c．週に１～２日　　d．ほとんどない

図 46　歯周疾患検診問診票（例）[参24)]

表19 歯周疾患の予防・改善のための指導の目標例 参24)

要指導	CPI＝1	歯肉に軽い炎症があります．
		●歯周疾患の予防や改善の指導を受けましょう．
	CPI＝2	歯石がついています．
		●歯石除去等について歯科医院で相談してください．
		●歯周疾患の予防や改善のための指導を受けましょう．
要精密検査	CPI＝3・4	歯肉の病気が進んでいます．
		●歯肉の治療について，早速，歯科医院で相談してください．
		●歯周疾患の予防や改善のための指導を受けましょう．
	未処置歯あり	治療が必要な歯があります．
		●歯の治療について，早速，歯科医院で相談してください．
	要補綴歯あり	歯が抜けたままになっています．
		●入れ歯等の治療について，早速，歯科医院で相談してください．
	その他の所見・気になる症状あり	口腔内に気になる所見（症状）があります．
		●歯科医院や専門学校で，精密検査を受けてください．

(老人保健法による歯周疾患検診マニュアル第2版，p.130より転載)

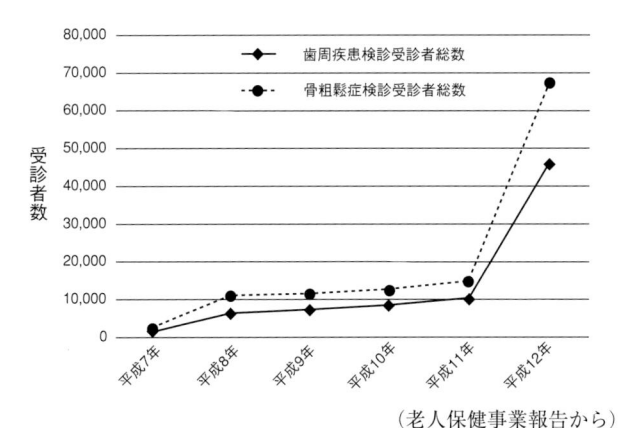

図47 歯周疾患検診と骨粗鬆症検診の受診者数の推移
(老人保健事業報告から)

　　　　られず，CPI個人コードが0の者
要　指　導：未処置歯・要補綴歯・その他の所見が認められず，CPI個人コードが1の者
要精密検査：以下の項目に1つ以上該当し，さらに詳しい診査や治療が必要な者
　・CPI個人コード2
　・CPI個人コード3または4
　・未処置歯あり
　・要補綴歯あり
　・その他の所見あり（問診1でさらに詳しい診査や治療が必要な訴えのある者を含む）

（4）診査結果の説明と指導

診査結果を説明した後，判定区分に基づく歯科保健指導を行う．指導の要点と，歯周疾患の予防・改善のための指導の目標例を表19に示す．

（5）事後の対応

①個別に歯科医療機関で歯周疾患検診を実施した場合は，実施主体の市町村に結果を報告する．
②個人単位の記録の整理，性・年齢（階級）別集計を行う．
③結果の分析と評価を行う．

・事業の進行管理
　受診率（受診者数÷対象者数×100）
　医療機関受療率（受療者数÷要医療機関受療者数×100）
・生活習慣・歯科保健行動の改善
　問診項目について改善があったかなど
・歯科保健状態の向上
　自覚症状等（自覚症状をもつ者の率など）
　現在歯の状況（一人平均現在歯数など）
　喪失歯の状況（一人平均要補綴歯数など）
　歯周組織の状況（個人コードが0，1，2，3，4の者の率など）
　判定（異常なしの者の率など）

（6）実施状況

日歯発第504号（平成14年7月10日）による都道府県歯科医師会長宛文書によると，「平成12年度より実施されている老人保健事業第4次計画での歯周疾患検診の単独メニュー化により，平成12年度は611市町村46,015人が受診している．これは総合健康診査の一項目であった平成11年度の健診人数の約5倍の伸びである（図47）．

しかし平成12年度では，全国3,251市町村の中で2,633市町村が未実施，受診者数も同時に節目検診に導入された骨粗鬆症（女性のみ対象）の検診実績約65,000人を下回っている．一方，平成17年度から老人保健事業第四次計画後期5カ年計画のスタートに向けて，平成16年度にこれらの事業の中間評価が行われ，この評価が今後の本事業のあり方に大きな影響を及ぼすと考えられる」となっている．

ここがポイント

········ PMTC の効果 ········

- 年2回の指導，PMTCにより歯肉炎及び歯の喪失の確実な減少（Lovdal ら）
- 年3，4回のSC，PMTCによりアタッチメントロスが有意に少ない（Suomi ら）
- 頻繁なPMTCにより学童のプラーク，歯肉炎が60〜85%減少（Axelsson ら）
- PMTCによりプラーク指数，スピロヘータ・運動性桿菌が減少（Katsanoulas ら）
- PMTCによる機械的歯肉縁上プラークコントロールは歯肉縁下細菌叢の組成に影響（Dahlen ら）
- PMTCは患者への動機付け効果がある（Glavind）

4．地域保健医療推進に参考となる文献

地域保健医療を推進する場合においても，科学的根拠に基づいた行動を展開することは効果の有用性から考えても必要なことである．地域保健医療の実践に役立つと思われる文献を，いくつかの学会誌から拾い上げてみた．

この他にも多くの文献があげられるが必要に応じて参考にするのが良いと考えられる．出典別文献は雑誌名，雑誌番号，論文名，発表者（筆頭者），要旨の順である．

（1）American Journal of Respiratory & Critical Care Medicine

① 150（1）：251〜252，1994 参1）
- High Incidence of Silent Aspiration in Elderly Patient with Community-Acquired Pneumonia
- Ryo Kikuchi et al.
- 就寝前に歯肉にアイソトープを付着させたところ，健康者では肺胞内への取り込みは10%にしかみられなかったが，肺炎を起こした老年者では，約70%の人に一晩で取り込みが認められた

（2）日本老年医学会雑誌

① 第34巻2号，1997年 参1）
- プロフェッショナル・オーラル・ヘルス・ケアを受けた高齢者の咽頭細菌数の変動
- 弘田克彦，他
- 口腔ケアによって咽頭部の細菌数が減少する

② 第34巻2号，1997年 参1）
- 特別養護老人ホーム入所者における歯肉炎の改善に関する研究
- 米山武義，他
- 特別養護老人ホーム入所者に対し，3カ月間口腔衛生指導と徹底したプロフェッショナル・オーラル・ヘルスケアを実施した結果，プログラム開始1カ月目より歯垢および歯肉炎が減少し，研究終了時には歯垢付着，歯肉炎が当初の1/3〜1/9まで著明に改善した．一方，入所者本人に口腔衛生を任せ，指導を含む一連の口腔衛生プログラムを行わなかったグループでは，この間歯垢付着，歯肉炎ともに全く変化がみられなかった

（3）老年歯科医学

① 第13巻1号，1998年
- 高齢入院患者における舌背上のカンジダについて
- 熊谷 武，他
- 食形態，唾液分泌量およびADLと舌背上のカンジダ菌の数には関連がある．常食に近い食形態を摂取することは，唾液分泌量を増加させ，食事による機械的清掃作用，唾液の抗菌作用および自浄作用は，口腔内のカンジダを減少させる

② 第14巻3号，2000年 参1）
- 要介護高齢者における咀嚼機能と痴呆ならびに自立度の関連について
- 池田和博，他
- 咬合・歯列の回復は日常生活能力を高めQOLを確保する

③ 第15巻1号，2000年 参1）
- 専門的口腔清掃は特別養護老人ホーム要介護者の発熱を減らした
- 足立三枝子，他
- 脳血管障害後遺症の患者は嚥下障害や口腔衛生状態の低下が呼吸性の発熱をもたらす

④ 第15巻1号，2000年 参1）
- 摂食・嚥下障害者における栄養摂取方法と口腔内環境との関連
- 田村文麿，他
- 経管摂食者は経口摂食者に比べて，オーラルディスキネジア・開口制限・舌炎が多い

⑤ 第16巻1号，2001年
- 要介護高齢者の義歯使用を困難にする要因に関する研究
- 羽田 勝，他
- 全部床義歯の使用率はADL・口腔に関連するADL・日常生活自立度や痴呆度の悪化とともに低下したが，入院・入所回数や同居家族とは関連性がない．痴呆がありADLが中等度あるいは低度の被験者群では，義歯の着脱や口腔清掃が自分自身で可能か否かが義歯の使用率に大きく影響する可能性がある

⑥ 第16巻2号，2001年 参1）
- 要介護高齢者の義歯と咽頭微生物叢に関する研究
- 角 保徳，他
- 要介護高齢者の義歯および咽頭に誤嚥性肺炎，日和見感染，さらに心内膜炎の起炎菌が多種認められた．さらに義歯と咽頭の微生物叢の比較により，検出微生物種の一致率は70.6%であった

⑦ 第16巻2号，2001年
- 介護認定審査にかかる統計資料にみる歯科関連調査項目の現状と課題
- 羽田 勝，他
- 介護認定審査にかかる統計資料（507件）について以下の結論を得た

「基本調査によると，要介護者のおよそ40%強は，嚥下・食事摂取・口腔清潔において何らかの介助を必要としていた．特記事項について，口腔清潔に何らかの問題があった事例に対する特記事項の記載率は40%弱と，嚥下や食事摂取（70〜80%）に対して低かった．主治医意見書について，訪問歯科診療や訪問歯科衛生指導に対する必要性の認識は極めて低く，嚥下性肺炎や摂食・嚥下障害の可能性に対する歯科系サービスの必要性を認めた主治医はわずか

2～3％であった．」

(4) 日本歯科医学会誌
① 第20巻，2001年 参1)
・要介護高齢者に対する口腔衛生の誤嚥性肺炎予防効果に関する研究
・米山武義，他
・継続した口腔ケアにより誤嚥性肺炎を予防できる可能性が示唆された

(5) 日本摂食・嚥下リハビリテーション学会雑誌
① 第4巻1号，2000年
・摂食・嚥下リハビリテーションのチームアプローチへの一考察
・平松 隆，他
・各施設における問題点を明らかにし，施設ごとの嚥下リハの限界と解決策を呈示してゆくことは，他施設のチームアプローチのあり方を考えるのに役立つ
② 第4巻2号，2000年 参1)
・某老人保健施設入所者の実態調査
・田村文麿，他
・要介護高齢者の食形態選択に際し，嚥下反射そのものに対する配慮はなされても，その前段階である嚥下に至るまでの口腔内の処置に関して，適正に判断されていない可能性が示唆された

(6) 口腔衛生学会誌
① 第43巻9号，1993年
・高齢者の主観的咀嚼満足と残存歯数および健康観との関連性
・正村一人，他
・咀嚼満足が残存歯数に左右されるのみでなく，健康観にも影響することが考えられ，高齢者のQOLの確保には三次予防（補綴）中心の歯科医療のみならず歯牙萌出期からの長期にわたる一次，二次予防を中心とした歯科保健への早期からの対応が必要である
② 第45巻2号，1995年
・口腔内状況が食品摂取におよぼす影響に関する研究
・高野喜則，他
・比較の喪失歯の少ない20～50歳代においては，食品摂取におよぼす影響は歯肉の状況が最も大きく，少数の喪失歯，未処置歯であっても生ずることが示され，8020を達成し生涯を通じて楽しい食生活を営むため，20歳代から50歳代にかけては歯肉の健康保持を主体とする歯科保健教育と歯周病予防の重要性が示された
③ 第51巻1号，2001年
・3歳児う蝕有病率と地域社会経済文化的要因
・阪本昌子，他
・口腔保健に対する国民の意識形成にとっては，地域の政策だけでなく，保健所の職員，地域の歯科医師がその口腔保健政策をどう受け止め，どう協力体制を構築し，実践していくかにかかっている
④ 第51巻3号，2001年
・職域における成人の歯科受療行動調査
・吉野浩一，他
・忙しくて通院できない者に対する歯科医療従事者からの支援が必要である
⑤ 第51巻5号，2001年
・障害者・虚弱老人に対する歯科保健介入後の前後比較デザインによる評価
・中山佳美，他
・歯科健診・口腔ケアの介入により，上下顎義歯の適合性，義歯洗浄剤の使用および義歯の夜の保管方法が改善される者が多い．また「気分がよくなった」「よく話すようになった」などのQOLが向上した
⑥ 第52巻2号，2002年
・喫煙習慣および口腔保健行動と歯の喪失に関するコホート分析
・吉野浩一，他
・喫煙習慣が歯の喪失要因であること，成人を対象とした口腔保健においては喫煙がもたらす歯の喪失リスクをなるべく早い時期に認識させることが重要

(7) 日本口腔科学雑誌
① 第37巻3号，1988年 参1)
・高齢者の咀嚼機能と精神活動
・平井敏博，他
・義歯に対する評価と患者の満足度とは高い相関性を示している．義歯スコアーと長谷川式テストスコアー・比握力（握力／体重）との間に危険率1％で，ADスコアーとの間に危険率5％で有意な相関が認められた．高齢者における義歯使用の有無と長谷川式テストスコアー・ADLスコアー・比握力との間に危険率1％で統計的有意差が認められた．高齢者における咀嚼作用は精神活動および身体活動と密接に関連していることが強く示唆された

(8) 日本補綴歯科学会誌
① 第40巻3号，1996年 参1)
・老人病院入院患者の口腔状態とデンチャープラークの最近の傾向について
・柏原稔也，他
・老人病院入院患者の全部床義歯のデンチャープラークから高頻度でMRSAが認められた．義歯の清掃は重要なケアである
② 第41巻1号，1997年 参1)
・高齢者の口腔ADL
・冲本公繪，他
・口腔ADLは高齢者の咀嚼機能・咀嚼環境の特徴と全身状態を反映する
③ 第43巻2号，1999年 参1)
・歯の喪失が高次脳機能に及ぼす影響に関する行動学的，組織学的研究
・千葉 晃
・長期間の臼歯の喪失は，空間記憶学習機能を低下させ，脳細胞を変性させ，高次脳機能に影響を与える

(9) 口腔病学会誌
① 第66巻1号，1999年 参1)
・全部床義歯の装着が無歯顎患者の身体平衡に及ぼす影響
・渡辺一騎
・全部床義歯の装着によって無歯顎患者の身体平衡が向上する

②第66巻4号，1999年 参1)
- 全部床義歯装着が高齢無歯顎者の嚥下機能に及ぼす影響
- 古屋純一
- 口腔期所要時間は上下顎義歯装着時に比べて，上顎義歯撤去時および上下顎義歯撤去時で有意に延長した（義歯を装着すると嚥下時間が短縮する）

③第69巻3号，2002年
- 新聞に掲載された「食に関する健康情報」について
- 品田佳世子，他
- 1993～1999年に全国紙に掲載された「食に関する健康情報」記事では，生活習慣病・肥満・カルシウム不足・塩分過剰摂取・カロリー摂取・食物繊維の必要性を指摘する記事が多かったが，「歯・口腔の健康」と「食」の関連を取り上げた記事はごくわずかであって，今後は食との関連の歯科保健の情報発信が必要である

④第69巻4号，2002年
- 定期的に歯科健診と口腔ケアを受けていた成人の歯の状況
- 三浦佳子，他
- 定期的に歯科健診と口腔ケアを受けている者は，そうでない者に比べて，現在歯数において多く，未処置歯数は少なかった

（10）日本公衆衛生学会誌
①第44巻11号，1997年 参1)
- 在宅寝たきり者に対する訪問歯科診療の評価に関する調査研究
- 佐々木健，他
- 訪問歯科診療は在宅寝たきり者の全身の健康に好ましい影響を与える

②第48巻9号，2001年 参1)
- 地域高齢者における「準ねたきり」の発生率，予後および危険因子
- 新開省二，他
- 「寝たきり」の予防として，元気なうちからの歩行機能の維持・増進および咀嚼能力の確保が重要である

（11）日本歯周病学会誌
①第44巻1号，2002年
- 歯周病と糖尿病に関する疫学的研究
- 田中 光，他
- 糖尿病群では正常群に比べ，現在歯が少なく歯周病所見もより悪化している．またインシュリンないしは内服薬による糖尿病治療は歯周病による歯周組織の破壊を低減させる可能性が示唆された

②第44巻3号，2002年
- 高齢者における歯周病の唾液検査に関する研究

- 久野彰子，他
- 歯周病の自覚症状がない場合でも唾液からPCB法によって検出されるB.forsythusや細菌の種類の数，およびLDHの値によって歯周病を診断しスクリーニングが行える可能性がある

（12）日本歯科医師会雑誌
①第52巻5号，1999年 参1)
- 高齢者の歯科治療とその障害に対する効果について
- 鈴木美保，他
- 歯科治療を行うことにより高齢障害者のADL，QOL，食事機能が改善した．歯科治療以外の介入と各項目の改善との間には全く相関が認められなかった

ここがポイント

.... 文献へのアプローチ ....

① 学術著作権協会　E-mail: Kammori @ msh. biglobe. ne. jp
〒107-0054 東京都港区赤坂9-6-41 乃木坂ビル
(T) 03-3475-5618　(F) 03-3475-5619
② PubMed　http://www.ncbi.nlm.nih.gov/
entrez/query.fcgi

5．まとめ

　EBMに基づいた医療の重要性が定着しているが，EBMの定義について多少の混乱が見られるようである．すなわちEBMとは，「目の前の患者に対してどのような処置をすべきかの判断を行う時に，臨床的エビデンスをその判断材料にすること」であり，これによって最も効果のある医療が行えるとの考え方である．地域保健医療を推進する時も，同様にエビデンス（EBH，EBPH）に基づく保健行動が重要である．多くの研究者によってなされたEBH（EBPH）は，学会誌等に論文として掲載されているので，必要に応じて検索し引用できる．

　歯科保健の対象は一般的にはう蝕・歯周病予防である．う蝕予防では，健診と予防プログラムの実施が有効である．フッ化物の応用はすでに権威のある関係機関よりその安全性と有効性が証明されており，予防プログラムに組み込まれている．歯周疾患予防に関しては，健診とプラークコントロールが有効であり，老人保健法による歯周疾患検診などを利用することにより，歯周病に関する知識の普及啓発に努めるべきである．

2　訪問歯科診療

1．訪問歯科診療の背景
1）訪問歯科診療に関する法的整備の経緯

　昭和57年に老人保健法が制定され，それを契機として各地で訪問歯科診療の機運が芽生え始めた．昭和63年には在宅寝たきり老人歯科保健推進事業（モデル事業）が開始され，平成2年に診療報酬が改定されると，保険

医療機関で歯科衛生士による保健指導の算定が可能となった．平成6年には歯科衛生士による寝たきり者への訪問口腔衛生指導が認可された．平成12年4月に介護保険法が施行されたが，これは高齢者の介護部分を再編成したものであり，この介護保険により訪問歯科診療も少なからず影響を受けることとなった．

なお老人保健法に基づく老人保健事業の中で，歯科では歯周疾患予防に関して，集団健康教育・重点健康相談・歯周疾患検診・訪問（口腔衛生）指導がある．

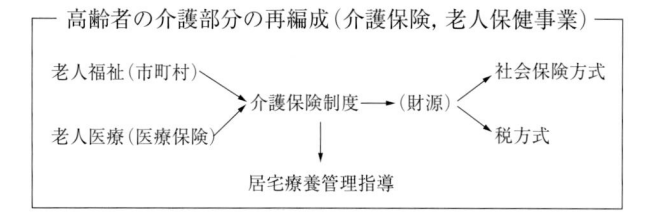

```
┌─ 高齢者の介護部分の再編成（介護保険，老人保健事業）─┐
│  老人福祉（市町村）                    社会保険方式  │
│                  ＼                  ／              │
│                  介護保険制度 ──→（財源）          │
│                  ／                  ＼              │
│  老人医療（医療保険）                   税方式       │
│                   ↓                                  │
│                居宅療養管理指導                      │
└──────────────────────────────────────────────────────┘
```

2）訪問歯科診療を取り巻く困難性に対する対応

訪問歯科診療には多くの困難があるが，それらを解決せずして安全かつ有効な訪問歯科診療はあり得ない．今日まで以下のような努力がなされてきた．

- 在宅診療器具の充実・小型軽量化
- 移動・搬送システムの検討
- 研修方法の確立
- 在宅医療に係わる歯科医学的研究の推進
- 病診連携，診診連携，関連職種との連携
- 診療報酬の評価
- 介護関連職種への歯科保健医療の普及啓発

3）訪問歯科診療の流れ

- 訪問の依頼（本人・家族・介護スタッフから）
- 主訴の内容を聴取し，緊急性の有無を判断する
- 訪問日時を約束する
- 前準備をする
- 初回訪問診査
  診療録の作成，主治医への病状照会，服用薬剤の確認，モニタリング（血圧，脈拍，血中酸素飽和度，心電図など）
  介護サービス受給状況の把握
  ケアマネージャーとの連携
  口腔内診査
- 診断，治療方針の決定
- 治療計画の立案
- 診療
- メインテナンス

4）要介護認定者に対する情報提供

（1）在宅の要介護者に対して（かかりつけ歯科医による）

　訪問歯科診療を行った場合→居宅療養管理指導（療養上の指導，情報提供）

（2）施設要介護者に対して（協力歯科医療機関またはかかりつけ歯科医による）

　訪問歯科診療→老人訪問口腔指導管理，訪問歯科衛生指導，情報提供

ここがポイント

介護保険制度開始後の訪問歯科診療の問題点

- 要介護者の歯科的ニーズをとりまとめるケアマネージャーが，口腔アセスメントを理解しきれていない．
- 主治医意見書に反映されるべき訪問歯科診療や訪問歯科衛生指導へのチェックが，主治医によってなされていない．
- 在宅ケアチームの一員としての歯科医あるいは歯科衛生士が，他職種との連携を十分に行っていない．

2．在宅医療における注意点

1）寝たきりの実態

寝たきり高齢者数は2000年で140万人だが，2025年には280万人と予想される．要介護者の要介護期間は3年以上が58.2％，1年以上3年未満が23.7％である．寝たきり者の寝たきり期間は，3年以上が51.0％，1年以上3年未満が23.1％である．また要介護度（自立，要介護度1～5）と寝たきり度（自立，準寝たきり，寝たきり）の間には強い正の相関関係が見られる．

2）高齢者の全身状態の特徴

（1）慢性疾患の有病者である

循環器疾患，消化器疾患，呼吸器疾患，代謝・栄養疾患，肝・胆・膵疾患，腎・尿路疾患，神経疾患，内分泌疾患，血液・造血器疾患，免疫不全・アレルギー性疾患・リウマチ性疾患，感染症を有している．

（歯学部付属病院外来患者の多い順既往疾患，日歯麻誌より）

（2）高齢者に多く見られる疾患（3大疾患）がある

心疾患（約204万人），脳血管障害（約173万人），悪性腫瘍（約136万人）

（3）脳梗塞は要介護，寝たきりの大きな原因である

①運動機能障害（片麻痺）
　上肢の麻痺→ブラッシングが困難
　下肢の麻痺→歯科通院の困難
②認知障害・知覚麻痺→食物残渣，咬傷，失語症の原因
③脳血管性痴呆の原因
④摂食・嚥下機能障害（球麻痺，仮性球麻痺による）

3）高齢者に見られる口腔状態の変化

- 顎骨・歯槽骨の変化（歯槽骨萎縮，歯槽縁退縮，上顎洞骨壁希薄化，頬骨突起薄化）

・歯の変化（摩耗，歯髄腔狭窄，歯髄神経・血管減少，歯髄内神経石灰化，歯根肥大）
・歯肉・口腔粘膜の変化（歯肉退縮，歯根露出，上皮の角化，舌粘膜乳頭減少）
・その他（咀嚼能力の変化，唾液分泌量減少，唾液中酵素活動低下）

4）在宅医療における全身管理

（1）前準備
①全身状態の把握と評価
医療情報：既往歴，寝たきりになった原因，現病名と経過および検査データ
　　　　　常用薬剤，感染症の有無（肝炎，HIV，解放性結核等）
医療情報収集の方法：問診表，介護関連職種からの情報，主治医からの情報
全身状態の評価：ASA分類（アメリカ麻酔学会）を利用する
　PS1：基礎疾患はないが局所疾患あり
　PS2：軽度の基礎疾患を合併する，肥満，高齢者
　PS3：中等度から高度の全身疾患があり日常生活に制限がある
　PS4：生命に係わる重篤な全身疾患があり動けない
　PS5：24時間以内に死亡の可能性のある瀕死状態

② ASA分類のPS1，PS2程度の高齢者への訪問歯科診療での安全性は確保されるが，それ以上は，高次医療機関に搬送するのが安全である．PS4以上は，緊急的歯科治療以外は歯科治療そのものが禁忌と考えられる．

③注意すべき基礎疾患
脳血管障害，呼吸器系疾患，心血管系疾患（高血圧，狭心症，心筋梗塞等），血液疾患（慢性貧血），糖尿病

（2）治療時の管理
モニタリングを行い，バイタルサイン（呼吸，脈拍，体温，血圧）に注意する
血圧計，聴診器，パルスオキシメータ（経皮酸素飽和度計）を持参する

（3）意識水準に注意する
　正常（呼びかけに応答できる）
　混濁（もうろう状態，大声・疼痛には反応する）
　昏睡（強い刺激にかろうじて反応するか，無反応）

（4）事故防止のための歯科治療のポイント
　インフォームドコンセントの実施
　全身状態の把握
　バイタルサインの確認
　モニタリング
　治療に対する不安・恐怖・緊張の除去
　無痛下での処置
　緊急事態（出血，嘔吐等）への対応
　救急蘇生法を習得
　緊急事態時の対応（応援，搬送，連絡等）

> **ここがポイント**
>
> ……注意すべき高齢者の服薬……
>
> 抗凝固薬（止血に注意）
> セフェム系抗生物質（ワーファリンの効果を増加させる）
> アスピリン（抗血栓作用がある）

3．高齢者の口腔ケア

1）高齢者の口腔ケアとは

口腔機能には，嚥下・呼吸・吸啜・摂食・構音・表情表出・その他（分泌・感覚）機能がある．高齢者は加齢に伴う全身的な生理機能低下や疾病などにより，これらの口腔機能も低下してくる．

したがって，高齢者の口腔ケアの目標は，口腔機能の回復維持増進にあるといえる．そのためには，機能を与えた形態の付与，口腔疾患の予防管理，生活環境や生活習慣改善のための保健指導，機能の維持や回復を目的とするリハビリテーションが具体的な口腔ケアである．

2）口腔環境の改善

口腔環境を改善すると，食生活・栄養状態・身体機能が改善され，生活意欲が回復する．口腔環境の改善とは具体的には以下のことをいう．
　嚥下性肺炎の防止
　う蝕予防
　唾液分泌の促進
　口腔領域の脱感作
　口腔粘膜の健全化
　口臭の除去
　爽快感の獲得
　生活リズム作り
　正常な味覚の保持
　摂食・嚥下リハビリテーション

3）口腔アセスメント

口腔ケアを行うためには，要介護者の口腔内の状態を知り，口腔ケアの自立度を把握しなければならない．口腔清掃自立の3要素は，歯磨き・義歯の着脱・うがいが自分でできるかどうかである．口腔ケア自立度の判定基準を表20で示した．

4）口腔ケアプラン

口腔ケア自立度が把握できたら，口腔ケアプランを作成する．口腔ケアプラン作成にあたっては，まず口腔ケ

表20 口腔ケアの自立度の判定基準 参49)

		自　立	一部介助	全介助
B D R	ブラッシング (Brushing)	a　ほぼ自分でみがく 　a1　移動して実施する 　a2　寝床で実施する	b　部分的には自分でみがく 　b1　座位を保つ 　b2　座位を保てない	c　自分でみがかない 　c1　座位，半座位をとる 　c2　半座位もとれない
	義歯着脱 (Denture Wearing)	a　自分で着脱する	b　着脱のどちらかができる	c　自分ではまったく着脱しない
	うがい (Mouth Rinsing)	a　ブクブクうがいをする	b　水を口に含む程度はする	c　水を口に含むこともできない
歯と義歯の清掃状況	巧緻度	a　指示通りに歯ブラシが届き自分でみがける	b　歯ブラシが届かない部分がある，動きが十分にとれない	c　歯ブラシがほぼ使えない
	自発性	a　自分から進んでみがく	b　言われれば自分でみがく	c　自発性はない
	習慣性	a　毎日みがく 　a1　毎食後 　a2　1日1回程度	b　時々みがく 　b1　週1回以上 　b2　週1回以下	c　ほとんどみがいていない

判定にあたっては，電動ブラシなどの自助具を使用した状態であってもかまわない

ア全体の目標を設定すべきである．次に本人と介護者等が行うべき目標を設定する．その目標設定の中で，いつ，どこで，どのように，誰が行うのかを決定する．そして，これらの目標が実際どの程度達成されているのかの評価を行う．さらに要介護者の状況に合わせて，口腔ケア用品を準備する．

在宅あるいは施設における高齢者（要介護者）に対して行う口腔ケアは，継続的に実施していかなければならない．訪問歯科診療が終了すればそれですべて終わりとすることなく，その時点から口腔ケアの継続が開始される．

ここがポイント

口腔ケア推進の要因

1. 口腔ケアの重要性の研究と周知
   口腔ケアの有用性に関するEBMの積み上げ
   →大学等の研究機関による研究，8020推進財団による調査研究
   口腔ケアに関する普及啓発
   →歯科医師会等が行う普及啓発事業，地域における連携
2. 口腔ケアを充実させるための支援
   歯科衛生士の質の向上と専門性の確立
   →歯科衛生士の大学化への検討等
   訪問口腔指導を実施できる体制の整備
   →歯科衛生士の教育，地域における連携
   医療保険制度における口腔ケアに対する評価
   →医療保険における予防概念の導入と費用対効果の評価

4．訪問歯科診療の実際

著者は平成12年10月より，著者の診療所から徒歩で10分程の所にある高齢者向けケアハウスに，月1回の割合で訪問診療に出向いている．ここは関東近辺にいくつかの施設を持つケアハウスの一つで，入居者は全員で20人程度である．完全に寝たきりの高齢者（ランクC）はいないが，元気よく歩き回れる人もいない．少々痴呆気味の方もいるが，ほとんどの高齢者は意識レベルに問題はない．診療を希望している人は10人であり，現在まで継続的に管理を行っている．

約2年間の診療記録を基に，これらの高齢者の口腔内がどのように改善されたかについて，患者さんの記録を回顧してみる．

Aさん（現在88歳，女性）
気管支喘息，虚血性心不全の既往歴あり．初診時，残根12本あり，上下部分床義歯装着，残存歯のP状態ひどく極度の口臭があり，歯肉出血も顕著であった．当初はブラッシング指導を徹底し，少しずつ除石をくり返した．この方は介添えがあれば来院は可能であったので，初診から10カ月後，診療所にきてもらい，12本の残根を抜歯し，1カ月後上下の部分床義歯を作製した．その後は義歯の調整，口腔ケアの励行を継続した．

義歯装着10カ月後，上顎の鉤歯のブリッジがカリエスであったため，抜歯を余儀なくされた．5本抜歯後，上顎の全部床義歯を新たに作成し，今日に至っている．現在では施設内でも1,2を争うブラッシングマニアとなり，歯肉出血も口臭も全くなくなった．もちろん，食事摂取も全く問題なく大変喜んでいる．

Bさん（現在82歳，女性）
パーキンソン病による歩行困難で，歩行時カートを使用してゆっくり歩いてはいる．初診時残根4本あり，上下部分床義歯を装着していた．ブラッシングは好きだということで，口腔内の清掃状態は良好であったが，義歯の適合が悪く咀嚼不良であった．残根のRoot Capping処置をした後，治療開始6カ月後に，上顎は部分床義歯作製，下顎はリベースを行った．これらの処置の時はできるだけ，介添えをお願いし来院してもらった．

上下顎とも根面上（上顎3本，下顎1本）義歯であるが，現在では適合も良くなんでも食べられると，大変喜んでいる．義歯の清掃も完璧である．

Cさん（現在74歳，女性）
パーキンソン病で歩行不可のため車椅子生活である．記憶が曖昧になることが多いが，性格は穏和である．初診時，24本自分の歯があり前歯部に金冠が装着してあるが，ブラッシングを全く行っていなかったので，口臭もあり，歯肉出血もみられた．とにかくブラッシングをさせることから始めた．
最初はこちらが5分位磨いてあげると，口腔内が爽快になると見えて，やがて自分でも少しずつ歯ブラシを持つようになってきた．気分が落ち込んでいる時などは，自分ではブラッシングをしないが，そのような時はスタッフが介助しているようである．現在では口臭も全くなくなり，金冠もピカピカになってきた．毎月車椅子に座って笑顔で迎えてくれている．

Dさん（現在87歳，女性）
脳梗塞による歩行不安定，初診時うつ状態あり，残存歯は上顎3歯，下顎6歯で上下とも部分床義（適合はやや良好）で，ミキサー食であった．ブラッシングは施設でも1，2を争う励行者で，口腔内はかなり清潔であった．やや適合に問題のあった，下顎の直接法リベースから開始したが，治療直後から義歯が安定し，すぐに普通食や硬い物も食べられるようになった．食事の楽しみも増し，なお一層ブラッシングをするようになった．
続いて上顎の直接法リベースを行った．その後下顎小臼歯（初診時から歯槽骨吸収が顕著であった）の膿瘍形成があり切開，抜歯を来院してもらい行った．来院のついでに，残存歯の除石，Root Cappig等の後，上下とも新たな部分床義歯を作製した．初診から1年後である．その後，体調（腰の痛み）を崩して，2，3カ月ベットから起き上がれなかったが，再び元気になり現在では車椅子生活になっているが，気持ちの張りもあり，一生懸命ブラッシングを実行している．

Eさん（現在80歳，女性）
パーキンソン病による歩行困難で車椅子生活である．上下22歯残存であるが，ほとんどがクラウンやブリッジの装着であった．適合にやや問題があったり，古い冠であったりして，ブラッシングをしている割には歯肉出血等が見られ，口腔内は良好とはいえなかった．
特に冠などをやり直す必要はないと考えられたので，口腔ケアに重点を置いて診療を進めた．最初はブラッシングの方法，歯間ブラシの使用の勧めから入り，訪問する度に，少しずつ除石等を行っていった．そもそもかなり神経質なタイプで，口腔清掃には一生懸命であったが，ブラッシングの方法がわからなかったり，洗面所を独占してしまうことを気にする方なので，口腔清潔の効果があがっていなかった．2年経過した現在では，口腔内もすっかり綺麗になり，意欲をもって口腔ケアを頑張っている．

Fさん（現在83歳，女性）
痴呆の進んだ高齢者で，車椅子生活である．上顎右側第二小臼歯に冠が装着されているのが唯一の処置歯で，下顎前歯部4本が残根以外は欠損である．このような状態で普通食を食べている．特に残根を処置したり，義歯をあらためて作製して装着することは困難と思われたので，とにかく口腔内を常に清潔にすることを心がけた．
月1回の訪問診療ではあるが，その都度こちらでも残存歯をブラッシングしたり，歯ブラシを持たせたりして，常に口腔ケアに意識をもたせる努力をした．幸いうがいが上手にできたので，大変効果が上がったと思われる．食事に出された魚に小骨がある時は，きちんとより分けて小骨を出すとのことで，これも口腔ケアの成果かとスタッフが感心しているとのことである．

Gさん（現在81歳，男性）
パーキンソン病で転倒の危険性あり．初診時下顎は全部床義歯装着，上顎は前歯部3本ブリッジ，冠1本，残根7本．TBIと義歯の新規作製を目標に治療開始した．残根の削合，義歯の印象，咬合採得などは付き添いで来院してもらった．義歯が完成したのは初診から7カ月目であった．現在は義歯の調子も大変よく，なんでも食べられるとのことであるが，義歯の清掃にやや問題があるので，その点の経過観察をしている．

Hさん（現在87歳，女性）
多発性脳梗塞にて歩行不安定，残存歯は上顎1本，下顎7本で上下とも部分床義歯が装着されていたが，特に上顎義歯が不適合であった．ブラッシングと上顎義歯の新規作製を治療目標とした．
TBIを3カ月行った後，付き添いとともに来院をしてもらい，上顎残存歯の削合後，全部床義歯を作製した．時々ブラッシングを忘れてしまうようであるが，義歯の調子は良好である．現在は残存歯と義歯の清掃をメインに口腔ケアをしている．

Iさん（現在92歳，女性）
高齢ではあるが，杖をついていれば歩けないわけではない．転倒等のおそれがあるので介添えがないと外出は不可能である．この方は施設の他の人が訪問診療を受けているのを見て，自分も治療を受けたいとの意思表示があって診療を始めた，後発組である（先発組より6カ月遅れ）．上顎は残存歯6本（動揺あり）で，1顎に部分床義歯が2床装着してあるが，一度も外したことはない．下顎は12歯残存で，歯周炎である以外は特に問題はなかった．
最初の5カ月はTBIのみ行った．6カ月目から来院をしてもらい，上顎5本抜歯後，部分床義歯（13歯欠損）を作製した．初診時はお粥食であったが，最近やっと普通食も食べられるようになってきた．現在は残存歯と義歯の清潔を維持するための口腔ケアの段階になっている．

Jさん（現在91歳，女性）
この方も後発組で，平成13年8月より開始した．パーキンソン病による歩行不能で車椅子生活である．上顎は全部床義歯，下顎は8本残存で，部分床義歯が装着されていた．義歯に問題はないので，口腔ケアを持続することを念頭に治療を開始した．TBIと除石をくり返しながら今日に至っ

ている．車椅子でウトウトしている時もあるが，健康状態，食欲に問題はなく元気である．

ここがポイント

訪問歯科診療の継続

初診時より現在まで約3年間経過したが，現在すべての患者さんが経過観察の段階になっている．この間，患者さんもスタッフも大変な努力をしたが，現在は食事摂取にも問題なく，また全身の状態も安定しており，冬場に風邪をひく人も見あたらないとのことである．
これらの高齢者の他にも，数人の入居者の治療を行ったが，いずれも簡単な処置で終了した方や，転居された方々であり，現在も継続的に訪問診療しているのは以上の10人である．この患者さん方は私が毎月訪問することを全員楽しみにしてくれている．

5．まとめ

平成12年に介護保険制度がスタートすれば，訪問歯科診療の需要はますます増大するだろうと予測されていたが，実際にはその需要は増えていない．これにはいくつかの理由が考えられるが，最大の理由は訪問歯科診療へのアクセスがないことである．訪問調査や主治医意見書から見えてくるべき，訪問歯科診療の必要性が全く把握されていない．訪問調査員や主治医に対する口腔ケアの重要性の情報提供が必要と考える．と同時に関連職種との連携を深めることにより，訪問歯科診療の需要拡大を図り，地域医療に貢献すべきである．

さらにかかりつけ歯科医として，高齢者の口腔ケアの方法や摂食・嚥下機能療法をより深く習得することにより，あらゆる事例に対応できるよう努力すべきである．

3 日本歯科医師会の活動の現状

一次医療の担い手である開業歯科医師が地域保健医療に関わるためには，歯科医師会の活動の現状を知らなくてはならない．特に日本歯科医師会が，何を考え，どんな活動をしているのかを知ることは，かかりつけ歯科医機能を推進するためには不可欠である．

ここでは日本歯科医師会の公衆衛生関連委員会の活動状況，都道府県歯科医師会に対する対応，厚生労働省との関係を確認しておく．

1．日本歯科医師会事業計画

日本歯科医師会の事業計画を知ることは，会員としての義務であるばかりでなく，直接あるいは間接的に事業に参画していく上で必要なことである．この平成15年度事業計画は日本歯科医師会雑誌などで公表されているが，改めて再掲しておく．

1）良質な国民歯科医療の確保・推進と歯科医業の安定・発展を期していくために，日本歯科医師会の将来像を策定し，国民が安心できる医療保険制度の実現と適正な診療報酬体系の確立をめざすとともに，医道高揚を図り以下の事業を行う．
- 医道高揚に関する諸政策の推進
- 地域保健・産業保健活動の推進
- 学術事業の推進
- 国際交流の推進
- 日本歯科医学会への協力
- 総合政策の推進
- 医療保険並びに診療報酬体系の改善に対する検討の推進
- 調査活動の推進
- 歯科医業経営の合理化・安定化の推進
- 会員管理・会員福祉事業の運営及び拡充強化並びに制度の検討
- 広報活動の推進
- 歯科器材・薬剤事業の推進
- その他

2）地域保健・産業保健活動の推進
①母子保健関係団体との連携
②歯の衛生週間の実施
③母と子のよい歯のコンクールの実施
④保育所（園）・幼稚園表彰の実施
　平成14年度の第21回保育所（園）・幼稚園表彰では，全国の220園が参加した
⑤「かかりつけ歯科医」機能支援体制の整備
⑥「8020運動」の推進
⑦地域における歯科保健医療の一層の充実
⑧全国歯科保健大会の実施
⑨日本歯科医師会会長表彰事業の実施
⑩都道府県歯科衛生表彰事業の助成
⑪院内感染防止対策の検討と対応
⑫歯科医療関係者感染症予防講習会の実施
⑬作業関連疾患と歯科疾患の関連性に関わる調査・研究事業の実施
⑭産業歯科医研修会の実施
⑮産業医学講習会の実施

ここがポイント

全国歯科保健大会

日本歯科医師会の恒例の事業となっている「全国歯科保健大会」は,昭和58年に神奈川県で開催されて以来,各県持ち回りで行われ,平成15年で第24回大会（茨城県）を数える.
内容は歯科保健の向上に関わる会議であるが,歯科保健事業功労者表彰（厚生労働大臣表彰,日本歯科医師会長表彰）,母と子の良い歯のコンクール優秀者表彰等の式典と,シンポジウム,ディスカッション,大会宣言等が企画されている.

2．公衆衛生関連委員会の最近の活動状況

1）地域保健委員会（公衆衛生委員会を改名）・各種委員会における検討事項

平成6年2月：「8020運動」推進検討会報告
平成7年8月：高齢者介護システムにおけるサービスの在り方（中間報告）
平成7年12月：かかりつけ歯科医について（答申）
平成8年2月：8020運動の推進について（公衆衛生委員会答申）
平成8年12月：歯科の保健・福祉の在り方に関する検討委員会（第3次答申）
平成10年3月：8020運動検討委員会答申書（地域保健委員会答申）
平成11年4月：8020運動達成への具体的方策
平成11年12月：21世紀における地域歯科保健の進め方（地域保健委員会答申）

2）地域保健委員会における答申の概要

（1）平成6年2月答申
・全体を通じての8020運動の概念整理
・運動の進め方（地域での取り組み,行政・住民との連携,事業の評価,研究等）

（2）平成7年12月答申
・かかりつけ歯科医について
・高齢者介護システムにおける「かかりつけ歯科医の機能」支援推進のための基盤

（3）平成8年11月答申
・8020運動の充実について
・地域歯科保健医療の新たな提供について
・市町村保健センターと口腔保健センターの位置づけ
・在宅歯科保健医療について
・人材の確保と資質の向上について
・歯科の救急医療体制について
・都道府県および市町村にける歯科保健業務に関する具体的提言

（4）平成8年12月答申
・高齢化社会に対応した歯科サービス提供の在り方
・介護保険制度における歯科サービスの在り方と方向について
・今後の方向と提言

（5）平成10年3月答申
・歯科疾患の予防・管理料を医療保険に導入すること
・歯科医師に対し科学的な歯科診療と疾病予防の概念を周知させること
・歯科疾患長期管理システムを導入すること

（6）平成11年4月答申（8020達成への具体的方策）
・歯科保健法（仮称）の制定に向けた理論的構築
・医療保険に予防・管理を導入するための具体的な施策
・治療中心から予防・管理に重点をおいた施策への転換を図るための具体的施策

（7）平成11年12月答申
・地方の時代に対する意識改革の必要性
・かかりつけ歯科医が進める国民のための8020運動
・ボトムアップと情報システム構築の重要性
・新しい地域歯科保健を進めるための機構改革の必要性
・国民運動としての8020運動と8020推進財団の役割
・口腔と全身の健康に関わる学術研究の活用
・在宅歯科医療や口腔介護の重要性を強く訴える
・将来的にかかりつけ歯科医意見書を出せるようにする
・21世紀をリードする健康日本21計画
・21世紀の地域歯科保健を進めるのに必要な基盤整備

3）産業保健委員会の活動

（1）委員会の作成物

産業保健委員会は,昭和50年に公衆衛生委員会から「産業歯科部会」として独立し,昭和53年に産業保健委員会と改名した.委員会の最近の作成物には以下の物があるので一読をお勧めしたい.

「産業歯科保健活動のガイドライン」（昭和62年9月）
「労働安全衛生法の改正について－労働者の健康保持増進対策と歯科医師の役割－」（平成元年4月）
「産業歯科衛生活動のガイドライン－都道府県歯科医師会における対応－」（平成2年8月）
「職域歯科保健のあり方」（平成5年11月）
「歯科医師のための産業保健入門」（平成6年3月）

（2）委員会の重要な事業

委員会はいくつかの事業を実施しているが主なものは下記の3つである.

①産業歯科医研修会

昭和48年に産業医学振興財団の補助金を受けて全国で開始され,平成7年（23回目）までににすべての県で研修会が開催された.受講者には「産業歯科医認定証」

が交付され，平成10年までの発行数は9,679名である．平成元年からはアドバンストコースが行われている．

　②産業医学講習会（労働衛生コンサルタント講習会）

昭和48年より関連団体等の援助を受け，毎年1回3日間開催されている．受講者は労働衛生コンサルタントの第一次試験（筆記試験）が免除される．平成10年までの受講者は3,148名であり，労働衛生コンサルタント試験合格者は291名である．

　③産業歯科保健検討会

事業所における歯科保健の推進を図るため，産業医・衛生管理者・学識経験者などの外部の専門家を委員として招き，今後の対策を検討する会議として昭和61年に始まった．

ここがポイント

地域保健委員会からの答申書の概要
（平成15年3月）

①日本歯科医師会会長からの諮問事項
　8020運動の具体化
　健康日本21の歯科保健目標の達成方策
　在宅歯科医療の推進方策及び，介護保険における歯科の取組の推進方策と体制整備
②地域保健委員会の答申書の概要
　8020推進財団の機能に関する検討（役割の峻別）
　全国歯科保健大会の役割の見直し（課題の継続，目的の明確化等）
　日本学校歯科医会との関係の再構築（文部科学省との対応等を含む）
　厚生労働省，学会，大学，研究機関等との連携強化
　ヘルスプロモーション理論等歯科保健活動の理論的裏付けの強化
　保健医療行政等に関する積極的な提言（整合性を持った政治力行使）
　歯科衛生士をはじめとするコ・デンタルの活動分野の拡大等に関する積極的な取組
　地方分権に伴う今後の地域保健への新たな対応

3．地域保健に関するアンケート調査

日本歯科医師会では，平成13年10月に全国都道府県歯科医師会に対して，地域保健関係・産業保健関係項目のアンケート調査を実施した．回答結果は平成12年度実績である（全国市町村数は3,227，◎印はそれぞれのアンケートに対する回答結果）．

（1）母子・幼児期・学齢期の歯科保健の現状（平成12年度実績）について

・乳幼児・妊婦歯科保健指導，フッ化物応用う蝕予防事業実施市町村の把握
　◎実施市町村：乳幼児2,405，妊婦709，フッ化物1,163

・12歳児一人平均DMF歯数（県平均値）
　◎最小は新潟県の1.80，最大は沖縄県の4.7，把握していない県数は9県

（2）成人歯科保健の現状（平成12年度実績）について

・老健法に基づく集団健康教育・重点健康相談・訪問口腔衛生指導・歯周疾患検診・国とは別の市町村独自の歯科健診実施の市町村の把握
　◎集団健康相談（歯科疾患）986，重点健康相談（歯周疾患）952，訪問口腔衛生指導662，歯周疾患検診569，独自の歯科健診529

（3）障害者および在宅要介護高齢者の歯科保健の現状（平成12年度実績）について

・障害者歯科健診・在宅要介護高齢者歯科健診の都道府県・市町村実施の把握
　◎障害者歯科健診は都道府県としては18，実施市町村として実施は17
　◎在宅要介護高齢者歯科健診は都道府県としては10，市町村としては25

（4）地域歯科保健のマンパワー（平成13年4月1日現在）について

・都道府県庁・保健所に常勤する歯科医師数・歯科衛生士数
　◎歯科医師数：新潟3人，岩手・大阪2人，福島・栃木・神奈川・山梨・長野・愛知・三重・石川・福井・京都・岡山・鳥取・山口0人，他は1人（合計53人）
　◎歯科衛生士数：高知は2人，他の都道府県は0または1人（合計47人）

・歯科医師および歯科衛生士を常勤で雇用している市町村の状況
　◎歯科医師常勤は32市町村（合計49人），歯科衛生士常勤は247市町村（合計435人）

・常勤の歯科医師・歯科衛生士の配置について都道府県・市町村との交渉について

（5）市町村を実施主体とする地域歯科保健事業について

・都道府県庁との協議について，複数の市町村を内包する郡市区歯科医師会の有無
・老健法に基づく歯科保健事業実施の働きかけの方法
・実施結果の評価
・対人サービスにおける保健所の役割
・フッ化物に対する都道府県歯科医師会の今後の対応

（6）その他

・市町村保健センターの口腔保健室設置状況（◎36都道府県で設置）
・複数の市町村で広域的に口腔保健センターを設置しているか（◎17地域）
・二次保健医療圏の中で歯科医師会のみで圏域に関する会をもっているか

・二次保健医療圏における障害者・要介護高齢者などの病診連携システムについて
・歯科保健情報をインターネットなどで公開しているか（◎37都道府県）

> **ここがポイント**
>
> ········ アンケート結果から見た現状と今後の課題 ········
> （平成13年度）
>
> （1）2000年を境とする急激な変革
> ①健康日本21計画実施
> ②介護保険制度実施
> ③厚生労働省8020運動推進特別事業開始
> ④日本歯科医学会，厚生労働省，日本歯科医師会のフッ化物応用に関する明確な見解
> ⑤老健法における歯周疾患検診の単独メニュー化
> ⑥8020推進財団設立
> （2）現状
> ①母子・幼児期・学齢期歯科保健はすでに殆どの地域で実施され把握されている
> ②フッ化物応用のさらなる推進
> ③WHO2000年目標値3本を達成したのは23都府県であった
> ④地域歯科保健におけるマンパワーは改善されていない
> （3）今後の課題
> ①地域保健法施行後表面化する地域における歯科保健活動の格差への対応
> ②健康日本21計画の実施に伴う諸問題への対応
> ③介護保険制度施行の影響に関する対応
> ④フッ化物応用に関する対応
> ⑤歯科保健法等法整備に関する対応
> ⑥8020推進財団への対応
> ⑦8020運動推進特別事業への対応

4．産業保健委員会中間報告書（平成13年8月7日）

1）諮問事項「産業歯科保健の具体的推進策について」への中間報告

（1）産業歯科医等の活動状況

昭和48年から養成している産業歯科医活動は不活発である．

（2）作業関連歯科疾患に関する調査研究

平成10年の歯科保健モデル事業「口腔衛生意識が全身の健康状態や生活習慣，労働生産性に及ぼす影響について」等の研究は，今後継続して助成措置を行うべきである．

（3）海外派遣労働者のための歯科事情と安心ガイド

全労働者の歯科健診の制度化については，海外派遣労働者の歯科保健問題について特化し，そのための周知として上記安全ガイドを平成14年に作成した．

2）産業歯科医の活動等に関わる実態調査結果（平成13年8月）

（1）調査概要

平成10，11，12年度の3カ年に産業歯科医研修会アドバンストコースを終了した307人（現在総計1,011人）に対してアンケート調査を実施した（有効回収率は56.0％）．

（2）集計結果

・産業歯科医研修会の基礎コース受講のみで産業歯科医を認定するので十分か？
　産業歯科医研修会基礎コースで十分　　　9％
　日医の認定産業医のように50時間の研修が必要　36％
　基礎コースとアドバンストコースをリンクさせる　55％

・産業歯科医の就業状況
　勤務している　20％　　勤務していない　78％

・産業歯科医になった経緯（現に産業歯科医として勤務していいる者）
　勤務先である　35％　　自分で開拓した　16％
　歯科医師会の推薦　13.5％　　患者の依頼　11％　　健保組合からの依頼　11％

・産業歯科医活動の内容
　口腔保健指導，一般歯科健診，歯牙酸蝕症特殊健診，予防と治療，職場環境改善

・産業歯科医の契約
　産業歯科医として契約　12人
　特殊健診の結果個別に対応している　10人
　衛生委員会に出席している　2人

・年間従事日数
　1～10日11人，10～50日4人，50日以上3人，不明16人

・産業歯科医として活動していない理由
　依頼がない，診療所または医育機関等の業務が多

> **ここがポイント**
>
> 産業保健委員会答申書
> ········ （平成12年2月29日）の概要 ········
> 「取り組むべき今後の方向」
>
> ①科学的研究の蓄積
> 　作業関連疾患
> 　一般健康診断データと歯科疾患の関連
> 　歯科健康管理システムの構築とその成果
> ②啓発，宣伝
> 　複数のチャンネルを使った後方活動
> 　大学との連携
> 　産業歯科医契約のあり方の検討
> 　行政への継続的働きかけ
> ③かかりつけ歯医師機能と産業歯科保健
> ④中小企業を対象とした活動の促進
> ⑤自己の力量の向上
> ⑥参考的な健診票の提示
> ⑦産業歯科保健の講演・教育用媒体の作成・情報の提供
> ⑧ヘルスプロモーションと産業歯科保健

忙，産業歯科医として自信がない
経済的に採算が合わないなど

5．予算および制度に関する要望書（日本歯科医師会，日本歯科医師連盟）

日本歯科医師会と日本歯科医師連盟は，平成13年度の予算制度に関して以下のような要望を厚生労働省に行った．

（1）予算関連事項

・歯科診療報酬の引き上げと財源確保について
　→医科歯科の格差の是正，医業経営の環境悪化の改善のため
・卒業直後歯科医師臨床研修の指定施設拡大と研修費予算増額について
　→歯科医師国家試験合格者全員を受け入れる研修施設の拡大と研修予算の必要性
・8020運動関係の総合的研究の推進について
　→口腔機能（咬合，咀嚼）が全身の健康保持，寝たきり・痴呆予防のために重要
・歯科専門官等の配置について
　厚生労働省：児童家庭局母子保健課，老人保健福祉局介護保険課，労働基準局安全衛生部労働衛生課
　文部科学省：体育局学校健康教育課
　地方自治体：すべての都道府県庁へ歯科医師配置，すべての保健所に歯科衛生士配置　市町村保健センターに歯科衛生士配置
・歯科保健対策の推進について
　→8020運動推進特別事業，成人歯科保健事業，在宅要介護者歯科保健推進事業の充実
・「かかりつけ歯科医」の機能の充実とその支援体制の整備推進について一層の充実
・歯科の救急医療体制の確保について
　→歯科の在宅当番医制と休日歯科診療に対する予算の増額
・歯科衛生士養成所の運営および修学資金などの補助について
　→歯科衛生士養成施設整備費，設備整備費の充実と看護師と同様の国の補助制度
・市町村保健センターの口腔保健室の整備について一層の拡充
・医療施設等施設整備事業に対する歯科医療機関への補助について
　→地域医療研修センター施設整備事業に対する補助金交付の対象に公私立歯科大学附属病院を含める，医療施設近代化施設整備事業の補助金交付の対象に歯科口腔保健センターを含める

（2）制度関連事項

・医療保険制度の改革について
　→出来高払いの存続と技術・ものを分離した適正な技術料評価
・歯科医師の需給対策の推進について
　→10％の定員削減など
・保育所への委嘱歯科医師の配置について
　→幼稚園への嘱託歯科医配置の義務づけ（児童福祉法施設最低基準第33条の明文化）
・老人保健法による歯周疾患検診の充実について
　→体制づくりと予算化
・介護保険制度の施設介護サービスにおいて歯科の療養管理指導を位置づけることについて
　→施設入所者への歯科療養管理指導の位置づけ
・「歯科保健法」の制定について
　→歯科保健対策を総合的体系化し生涯を通じた一貫した施策を推進する根拠法の制定
・身体障害者手帳交付にあたっての診断書作成について
　→身体障害者福祉法第15条に改正された
・歯科麻酔科の診療科名の標榜について
　→医療法第70条第2項に追加規定を要望
・都道府県産業保健推進センターへの歯科医師の参画について
　→産業保健における歯科の重要性に鑑み同センターへの歯科医師の参画が必要である
・全労働者を対象とした歯科健診の導入と産業歯科医の法的位置づけの確立について
　→口腔保健の充実のため有害業務以外の全労働者にも健診を実施できる体制づくりと産業歯科医の位置づけ

ここがポイント

・・・・・・・・日本歯科医師会から厚生労働省への要望・・・・・・・・

1．老健法における歯周疾患検診の重要性について
　平成12年度から実施されている老人保健事業第4次計画においては，生活習慣病の予防を推進する立場から，個別健康教育などが導入されたが，歯周疾患は有病率が高い疾病であり，要指導・要精検の対象者に歯周病の予防と治療の重要性を認識させ，個人の状況にあわせた口腔清掃法を継続的に指導，徹底させることが重要である．歯周疾患検診後の指導に個別健康教育を導入すべきである．

2．介護老人保健施設，介護老人福祉施設などにおける歯科保健，医療の充実について
　介護老人保健施設，介護老人福祉施設に協力歯科医療機関を置くことの努力規定があるが，施設の予算不足のため十分な歯科保健医療サービスが提供されていない．これらの施設における歯科保健，医療サービスの充実のため，協力歯科医療機関の支援策を講じ，併せて介護施設入所者に対する療養管理指導を認めるべきである．

6．まとめ

平成14年度に日本歯科医師会が都道府県歯科医師会に対して行ったアンケート調査のうち，「地域歯科保健に関して，行政または日本歯科医師会に対する意見・要望は何か」という項目について，歯科保健対策の法制化，8020運動推進，労働安全衛生法，健康増進法，歯科保健法，行政における歯科技術職員の配置，ヘルスアッププラン，IT化，歯周疾患検診のデータベース化に関する要望が多く見られた．

このアンケート結果からわかるように歯科保健の推進に関しては，第一に8020運動の継続や歯周疾患検診の拡大などの現在進行中の事業をさらに発展させること，第二にそれらの根拠となる健康増進法の運用，歯科保健法の制定などの法的整備，第三にマンパワー等の基盤整備に対する行政の努力が必要であると考えられる．

4 地域における歯科医師会の活動（都道府県，郡市区）

歯科保健医療において，都道府県歯科医師会が果たすべき使命はかなり重要であると考えられるが，主な役割は国の施策や方針の郡市区歯科医師会への伝達，郡市区歯科医師会への事業支援などである．都道府県の活動を比較してみると，歯科保健の実態や事業計画の目標などに関して格差が大きいのが実情であるが，いずれにせよそれぞれの地域の特性に応じた事業がなされている．

ここではそれらの地域特性の歯科保健医療活動実態の一例として，大都市である東京都歯科医師会，う蝕予防活動に実績をあげている新潟県歯科医師会，産業歯科保健に積極的に取り組んでいる山梨県歯科医師会，8020運動にアイデアを生かしている静岡県歯科医師会の活動について検証する．

1．東京都歯科医師会の地域保健医療の現状
1）平成13年度公衆衛生関係事業内容

東京都は人口が1,000万人を超える世界の大都市であり，1年間の予算は大韓民国の年間予算に匹敵するほど

表21　平成13年度東京都歯科医師会事業

項　目	内　　容
8020運動推進	母子歯科保健対策（8020すこやか家族表彰，歯と口の図画ポスターコンクールと表彰，母子歯科保健資料作成，島嶼地区児童歯科保健事業） 成人口腔保健対策（企業歯科健診，産業歯科衛生，禁煙支援プログラム事業） 高齢者口腔保健（高齢者歯科保健対策，介護保険関係事業）
都民のための口腔保健事業	歯の衛生週間行事（上野動物園等における都民への歯・口の健康啓発，図画ポスター展示） 口腔保健指導・相談 地区口腔保健センター事業（児童虐待対策，閉じこもり防止対策） エイズ協力歯科診療所紹介事業 歯科医療連携推進事業，地区医療システム化推進事業
地域保健医療関係研修会開催	産業保健研修会，産業保健担当者研修会 地域保健医療関係研修会 エイズ講習会
関係資料の収集整備	
東京都衛生局，高齢者施策推進室，福祉局その他関係機関との連携	東京都健康局定例連絡協議会開催 東京都福祉局定例連絡協議会開催 東京都労働局との連携 東京産業保健推進センターとの連携 東京都病院経営本部との連携
関係団体への事業協力	日本歯科医師会主催の公衆衛生関係事業への協力（全国歯科保健大会，保育園・幼稚園表彰，産業歯科研修会，労働衛生コンサルタント研修会，日歯地域保健委員会，日歯地域保健担当者会，日歯介護保険担当者会議） 東京都学校歯科医会関係事業への協力（都学歯理事会，都学歯評議員会・総会，東京都学校歯科保健研究大会，学校歯科保健アジア会議，都教育委員会との懇談，全国学校歯科保健大会，その他） 公衆衛生関係学会などへの参加・協力（学会発表，学会参加）
地域保健医療関係事業の円滑な運営を図るための諸会議開催	地域保健医療常任委員会（地域保健医療事業検討，諮問事項，その他） 母子保健医療常任委員会（イベント，担当講習会，母子保健調査資料作成） 成人保健医療常任委員会（イベント，担当講習会，成人歯科保健調査資料作成） 高齢者保健医療常任委員会（イベント，担当講習会，高齢者保健調査資料作成） 地区公衆衛生担当理事連絡協議会（都歯科医師会の事業の説明・周知）
事業計画立案・実施	

である．歯科保健医療活動も，東京都と東京都歯科医師会の密接な連携のもと着実に実績を積み上げている．今回は東京都歯科医師会の平成13年度の公衆衛生関係事業を見てみよう．表21にあるように，東京という広範囲な地域の中で非常に多くの事業が実施されている．東京都は23特別区と市町村からなるが，事業の実施主体は特別区はそれぞれが主体であるのに対して，市町村は東京都の直轄である．

2）東京都歯科医師会最近の活動（平成9～13年）

東京都歯科医師会の最近の活動について見てみると，平成9年（1997年）を境として事業の在り方が大きく変化している．これは21世紀の高齢社会を迎えて，介護保険導入の検討や母子保健から高齢者保健へのシフトに対して先取りしたなどの結果であると考えられる．

（1）21世紀における地域保健医療の在り方検討（報告書）

「東京都歯科医師会地域保健医療活動の今後の展開（平成11年3月）」により，今後10年を目標とした東京都歯科医師会の在り方を提言，基本的方向の実施目標達成のため，4つの指針を提言した．

- 対外的役割（関係方面との連携，企業への働きかけ，都民への普及啓発）
- 歯科関連団体との連携（地区歯科医師会への方向性提示，学校歯科医会との連携）
- 短期的対応（地区実態調査の実施とデータ分析，常任委員会の改変，資料の作成）
- 長期的展望（社会情勢を迅速に把握し，地区に対し適切なる指針を明示する）

（2）常任委員会の改変（平成13年4月より）

従来の公衆衛生関係の委員会は，公衆衛生常任委員会，産業歯科常任委員会，地域保健常任委員会，介護保険臨時委員会，かかりつけ機能検討の5つであった．それをライフステージに沿った，母子保健医療常任委員会，成人保健医療常任委員会，高齢者保健医療常任委員会とそれを統括する地域保健医療常任委員会の4つに改変した．

（3）作成物（パンフレット，マニュアル）

平成9年以降以下のような作成物を刊行し，会員や関係方面に配布している．

平成9年：「自分の歯いつまでも」「口腔健康診断と健康相談マニュアル」
平成10年：「よくかむことはあ・い・な・の・だ」「訪問口腔ケア指導マニュアル」
平成11年：「かかりつけ歯科医意見書記載マニュアル」「成人歯科健康診査マニュアル」
平成12年：「母子歯科保健」「介護保険マニュアル」「お口の爽やかエイジング」
平成13年：「歯医者さんは健康づくりのパートナー」

（4）アンケート調査

定期的に行っているが，平成12年にも58地区（歯科医師会）に対して地域保健に関する実態調査を実施し，それらをまとめた「20世紀の歯科保健事業の状況－21世紀に向けて（平成13年3月）」を地区に送付した．

（5）平成14年度に見る各委員会の役割分担（事業計画）

東京都歯科医師会では，上記平成11年3月の報告書に基づき委員会を改変した．母子・成人・高齢者の3委員会は事業実施委員会であり，その上部組織として3つの各委員会から数人程度が出る地域保健医療委員会があり，ライフステージ全般にわたる案件について計画の立案などを行う．少子高齢社会における歯科保健は保健医療だけでなく，福祉も視野に入れた活動が不可欠であり，社会との関わりの中で歯科保健が果たすべき役割を事業として立ち上げる観点から，平成14年度においては各委員会において以下の事業を展開している．

①地域医療保健常任委員会
- ライフステージに沿った歯科保健医療事業一覧（総括と各論）の作成
- 東京都歯科医師会における保健医療事業達成評価法の作成
- 今後5年間の東京都歯科医師会地域保健医療活動の在り方の検討

②母子保健医療常任委員会
- 8020運動推進特別事業として島嶼地区におけるフッ化物応用モデル事業
- 児童虐待対策実態調査事業を行い，虐待を受けている児童の口腔内の状況を把握するなどにより口腔と虐待の関係を明らかにし児童虐待防止に役立てる

③成人保健医療常任委員会
- 8020運動推進特別事業として禁煙支援歯科診療所事業
- 企業の安全衛生教育事業

④高齢者保健医療常任委員会
- 閉じこもり老人の歯科保健の実態調査

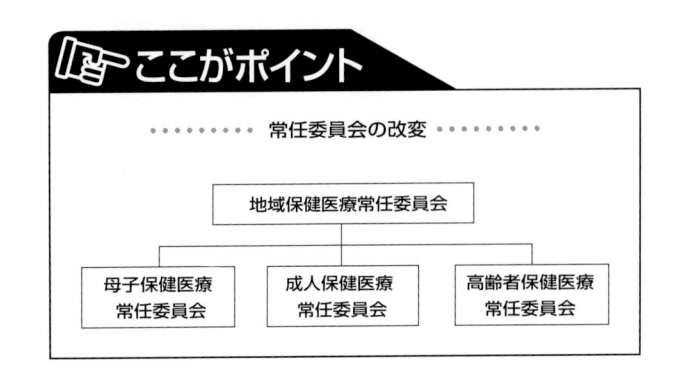

ここがポイント

・・・・・・・・ 常任委員会の改変 ・・・・・・・・

```
        地域保健医療常任委員会
       ┌──────┼──────┐
   母子保健医療   成人保健医療   高齢者保健医療
    常任委員会    常任委員会    常任委員会
```

2．新潟県のう蝕予防活動

1）第三次新潟県歯科保健医療総合計画（ヘルシースマイル21）

新潟県は県内に2つの歯科大学歯学部を有し，県庁における歯科医師の配置も3名となっており日本一である．歯科保健医療計画も先進的な県であることから，中堅の都道府県の見本となると考えられる．新潟県では過去20年において，むし歯半減運動（昭和56～平成2年），ヘルシースマイル2000プラン（平成2～12年）を実施し大きな成果を上げてきた．さらにこれらの目標達成のために図48のような手段の明確化を行っている．

2）「ヘルシースマイル21」の基本的な考え方

（1）基本方針（平成13～22年までの10年間）

すべての県民が生涯を通してむし歯と歯周病の予防に取り組み，必要な歯科保健サービスと歯科医療を受け，さらに歯科疾患が重症化しやすい寝たきり者が適切な歯科保健サービスと歯科医療を受けられるよう環境を整えることを基本方針とする．

（2）目標の設定（目標値も設定）

①生活の質（QOL）
②代表的な年齢で設定した健康指標
・小児のむし歯予防（一人平均むし歯数）
・成人の歯周病予防（進行した歯周病に罹患している人の割合の減少）
・現在歯（自分の歯を有する人の割合の増加）
③健康指標を達成する上で望ましい保健行動・生活習慣
・フッ素の利用（フッ素を利用している人の割合の増加）
・歯間部清掃（歯間部清掃用具を使用している人の割合の増加）
・歯科医療機関の受診
④保健行動・生活習慣を支える要因（前提要因，強化要因，実現要因）
・生活習慣
・寝たきり者・障害児（者）等への歯科保健サービスと歯科医療
・前提要因
・強化要因
・実現要因

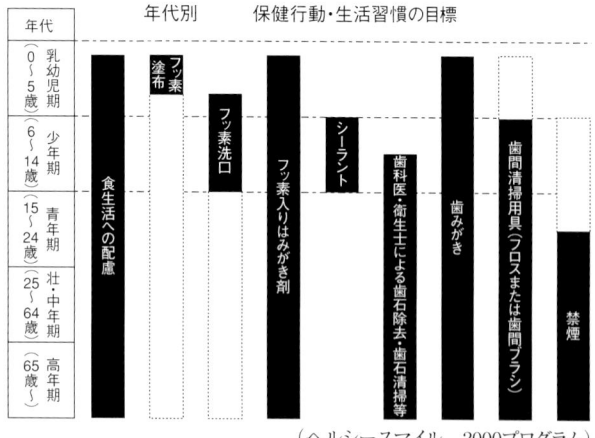

（3）対策

むし歯予防対策
歯周病対策
障害児（者）・寝たきり歯科保健対策
情報の収集・提供
基盤整備

ここがポイント

12歳児DMF歯数1.64（日本一）
達成の原動力である新潟県保健医療計画

むし歯半減運動→ヘルシースマイル2000プラン→ヘルシースマイル21

3．山梨県における産業歯科保健活動

山梨県歯科医師会は，昭和63年より産業歯科保健推進に努力を傾けており，他の都道府県歯科医師会においても参考となると考えられるので，「産業歯科保健活動実施マニュアル」を引用してその活動を紹介する．

1）産業歯科保健に対する取り組み方

（1）基本的な考え方

①健康教育（Dr.orDH）
・主として健康診断への参加意欲を高めることが目的
・モチベーション（動機づけ）とコミュニケーション（知識伝達）
②健康診断（Dr.）
・健診票は日歯が例示作成したものを準用
・歯周組織の健康診断が中心（CPI）
③健康相談（Dr.）
・健診による口腔内の健康状態の把握→保健上の不安・悩み・疑問点の助言・指導→一次予防・二次予防に対する行動変容を促す指導
④個別指導（DH）
・「自分の歯の健康は自分で守る」というセルフケア行動を身につけさせるための具体的指導
・メニュー化
⑤事後措置

図48　手段の明確化（5W1H）
（ヘルシースマイル　2000プログラム）
（峯田和彦：第1回フォーラム『8020と健康日本21』講演会資料より）

（2）歯科健康教育

健康診断の前に集団で行う事前教育においていくつかのテーマで歯科健康教育を実施したが，内容は以下のようであった．健診票の見方，口臭，8020運動，顎関節症について，歯周ポケット，歯並びとかみ合わせ，歯周病・デンタルフロスの使い方など．

（3）健康診断結果による健康管理区分

健康診断の結果を踏まえて，健康管理区分を表22のように分類し事後処置を実施した．

2）産業歯科保健活動の記録

（1）昭和63年全国に先駆けて産業歯科を検討する委員会を設置した．

（2）実績

職域における歯科保健推進のため昭和63年に特別委員会を設置し，3カ年計画（受け入れ体制づくり，産業歯科保健システムの構築，企業への広報活動）を策定・実施し，その後次第に健診受診者の増加をみるようになった．

（3）山梨県産業歯科医講習会

産業歯科医の資質の向上のため，平成元年より開催し平成10年までに5回開催した．

（4）労働歯科保健対策委員会

平成元年より産業歯科保健の推進のためプロジェクト委員会を設置した．

外部より，県医薬課長・健康増進課長・労政課長・労働基準局安全衛生課長，県経営者協会や県労働基準協会，健保組合連合会から委員とし参画している．

（5）パンフレットの作成

「歯の健康診断のしおり」シリーズ（1～5）を発行し県内の事業所に配布している．

（6）中小企業補助金制度の活用

大企業の従業員と同程度の職場環境をつくるために中小企業が集団をつくり快適に働ける職場作りを行う活動を支援する事業で，平成11年度に労働者50人未満の小規模事業場を対象とした団体安全衛生活動援助事業（たんぽぽ計画）に変更されている．

この中で，集団の事業所が行う安全衛生活動で特殊健康診断が含まれ，歯科の酸蝕症に関する健康診断も対象になっている．

（7）食生活調査（平成4年10月）

食生活と歯の喪失との関連についての調査・分析を行い，日本口腔衛生学会にて報告した．

（8）産業歯科保健活動学会報告

日本口腔衛生学会甲信越北陸地方会にて，「山梨県における産業歯科保健活動（第一報～第三報）」を報告した．

（9）歯科保健意識調査（平成6年9月実施）

平成3年からはじまった（株）東京エレクトロンの健診などの評価のため，平成6年9月に従業員の歯科保健意識調査を行った．

（10）会員に対するアンケート調査（昭和63年）

（11）平成11年11月現在の事業所健診の実態：19事業所　2,905名

表22　症状区分による事後措置 参39）

管理区分	症　状　区　分	事　後　措　置
管理　A	健康診断の結果異常が認められない場合	措置を必要としない
管理　B	健康診断の結果当該因子による疾病にかかっている場合	医師が必要と認める検診または検査を医師が指定した期間ごとに行い必要に応じて就業制限をする
管理　C	健康診断の結果当該因子による疾病にかかっている場合	当該業務就業禁止および療養を必要とする
管理　R	健康診断の結果当該因子による疾病または異常を認めないが当該業務に就業することにより増悪するおそれのある疾病にかかっている場合または異常が認められる場合	当該業務への就業制限，当該疾病および異常に対する療養その他の措置
管理　T	健康診断の結果当該因子以外の原因による疾病にかかっている場合または異常が認められる場合（管理Rを除く）	当該疾病に対する療養その他の措置を必要とする

ここがポイント

・・・・・・・・　産業歯科保健のありかた　・・・・・・・・

健康教育・診断・相談→個別指導→事後措置の流れにおける企業健診の実施
多角的事業展開（講習会，パンフレット作成，調査，学会発表等）

4．静岡県における8020運動推進

1）静岡県歯科医師会の進める「8020の里づくり」（表23）

静岡県では県歯科医師会と協力して，8020運動推進をユニークな方法で行っているので紹介する．これは「8020の里づくり」と名付けられ，食関係者を含んだ県民運動を展開している．資料によると目的は，「8020の里づくりというと一人の歯科医師が地域住民（全年齢層）のために獅子奮迅の働きをするというイメージが強い．これでは普通の歯科医には取り組めない．それで，8020の里づくりに必要な歯科医の機能をいくつかに分割して，

第4章　科学的根拠に基づく地域保健医療

表23　静岡県における8020運動推進の概要

8020健康静岡21県民運動	ヘルスサービス	現行法令	←保健所法(S23)→　　地域医療法(S61)　　母子保健法(S41)	←地域保健法(S12)　　　障害者基本法(H5)　　学校保健法(S33)　　労働安全衛生法(S47)	8020運動(H1)→　エンゼルプラン　ゴールドプラン(H1)，新ゴールドプラン(H6)　老人保健法(S57)　介護保険法(H12)	
		現行健診	1.6歳児健診　3歳児健診　就学児健診	←学校歯科検診→　←事業所歯科健診→	←市町村節目健診（歯周病健診）→	
	歯科疾患		乳歯う蝕　歯列不正　永久歯う蝕・歯周病	顎関節症　歯周疾患・歯周疾患進行	咀嚼機能の低下　歯牙喪失の急増	
	特徴		歯石灰化開始　乳歯萌出　乳歯列完成　永久歯萌出　永久歯列完成　智歯萌出			
	ライフサイクル		妊娠　出産　6カ月　1歳　3歳　6歳　12歳　15歳　18歳　22歳　30歳　40歳　50歳　55歳　60歳　65歳　70歳　75歳　80歳			
	医療サービス	歯科診療所業務	かかりつけ歯科医機能＋後方支援体制の確保			
			Prevention	Health Promotion	Oral Health Care	
			予防管理システムの導入　○個人，小グループへの予防教室（生活習慣の改善）・食生活・甘味制限・フッ化物応用・早期治療・定期管理　○健康相談	予防管理システムの導入　○教育機関への啓蒙と予防手段の導入　○生活習慣改善・フッ化物応用・シーラントの活用・早期治療・定期管理　○健康相談	定期的健康診査と管理　○集団的歯科検診（事業所歯科健診）　○市町村節目健診（歯周疾患検診）　○医科との診診連携推進（糖尿病　等）　○生活習慣改善・プラークコントロール，PMTC・高齢期を想定した治療，早期治療・定期管理　○健康相談	定期的健康診査と管理　○食事指導，口腔衛生指導　○総合ケア（QOL，ADL）　○関連職種との連携　○診療，病診連携・プラークコントロール，PMTC・早期治療　○定期管理　○健康相談　○訪問歯科診療　有病者，寝たきり者の観血処置
		心身障害児者	咀嚼・発音障害・う蝕多発・歯周疾患対策・療養関係者と連携・診診・病診連携　静岡県障害者歯科相談医制度の活用			
	今後の課題		2歳児・4歳児・5歳児への健診，関連職種との連携	大学・短大健診	市町村節目健診の充実・拡大，企業健診の拡大・海外派遣者への健診	65歳からの5歳毎の寿節目健診の実施
	8020推進財団		EBMに基づくヘルスプロモーションの推進，関連職種との連携による生活習慣病対策			
	8020健康静岡21		食にまつわる関連団体との8020運動の推進・8020推進員，8020推進歯科診療所・調査を通したEBMの発信，プレスマン懇談会			
	厚生労働省		誕生から高齢期まで一貫した歯科保健法の制定，健康日本21の地域展開支援，就業者の口腔を通した健康づくり			

（静岡県歯科医師会：第1回フォーラム『8020と健康日本21』講演会資料より）

1つくらいなら大して負担にならないし，地域住民や患者さんからも喜ばれるという事例を集めたい．話を聞いた会員が自分もしてみようかという気持ちになれば成功である」となっている．

方法は，「8020の里づくりに必要な歯科医の機能とは，例えば次の通り．このような事例が県内にあるかどうか調べて，事例があれば，情報を収集し分析して評価する．事例がなければ，先駆者になる意気込みのある歯科医を募集する」となっている．事例は以下のようである．

（1）地域ぐるみの乳歯う蝕に関して，小学校（の養護教諭）と連携している例
　　地域の大半の幼児がフッ素塗布を受けている．
（2）小学校単位の永久歯う蝕予防に関して，小学校（の養護教諭）と連携している例
　①大半の児童がフッ素洗口を続けている．
　②COの児童をきっちりとフォローしている．
（3）学校単位の歯肉炎予防に関して，学校（の養護教諭）と連携している例
　　COやGOの小児をきっちりとフォローしている．
（4）職場単位の歯周病予防に関して，職場（の保健師）と連携している例
　　大半の従業員が継続して職場でTBI・除石・PTCを受けている．
（5）地域ぐるみの歯周病予防に関して，市町村（の保健師）と連携している例
　　地域の多くの成人が継続して保健センターでTBI・除石・PTCを受けている．
（6）訪問歯科診療に関して，市町村（の保健師）と連携している例
　　地域の多くの寝たきり在宅者が訪問歯科診療を受

（7）心身障害者への歯科診療に関して，市町村（の保健師）と連携している例

地域の多くの心身障害者が歯科診療を受けている．

（8）住民や患者さんへ歯科保健情報を発信している例

①保健センター・公民館・保育園・学校・職域・地域で

②歯科診療所・その他の医療機関で

（9）患者さんの満足度調査に基づいて診療を改善している歯科診療所の例

2）8020推進員およびその養成

8020運動実践者の拡大，8020里づくりの支援，その他必要な支援のための活動をする推進員を，市町村ごとに，農協中央会，栄養士会，健康づくり食生活協議会，保健委員連絡協議会から各数名ずつ任命する．

これらの推進員に対し，歯科保健の基礎知識・8020推進活動について研修を行う．当面は，手作りおやつやおいしい介護食の普及，禁煙対策や歯周病検診普及の支援などの活動と，パンフレット・リーフレットによる8020運動実践の推奨，調査研究への協力を行っている．

ここがポイント

········ 8020運動の理想的推進法 ········

食関連団体を巻き込んだ広範囲な推進員による，地域ぐるみのきめ細かい運動の展開

5．地域歯科医師会の連携
1）地区歯科医師会連絡協議会

地域における歯科医師会どうしの連携は，地域保健医療分野だけでなく，医療保険，学術，経営税務，未入会会員問題など，歯科医師会の会務運営に関わる多くの案件について情報交換するための重要な問題である．郡市区におけるいくつかの近接する地域の歯科医師会が行っている連絡協議会や，近接する都道府県歯科医師会の連絡協議会がそれである．

ここでは，都道府県歯科医師会の連携の一例として，関東地区歯科医師会役員連絡協議会（関東ブロック）の実例について特に地域保健に関して紹介する．このような協議会は全国を8つに分けたブロック毎に開催されている．

（1）関東地区歯科医師会役員連絡協議会（関ブロ）

同協議会は，東京都・神奈川県・埼玉県・千葉県・茨城県・栃木県・群馬県・山梨県の一都七県の歯科医師会が，1年に1回持ち回りで開催するものであり，平成14年度は東京都の所管で開催された．出席者は各歯科医師会の役員が中心で，会長，学術・広報，地域保健，医療保険，医療管理，医政部会の6分科会に分かれて，予め予定していたテーマについて，それぞれの歯科医師会の意見を配布された資料を基に説明し，議論を交わした結果を結論としてまとめるものである．

（2）地域保健部会の議論

平成14年度は，「かかりつけ歯科医機能推進の取り組みについて」のテーマで，

①かかりつけ歯科医機能推進への支援体制について

②学校歯科との連携について

③介護予防の取り組みについて

の3点のテーマで，各都県が実際行っている事業や取り組みについて，それぞれの地域の実情に合った方法が説明された．

（3）協議会の結論（要望書）

・妊婦歯科健康診査並びに乳児（4〜6カ月）歯科保健指導・相談の法制化

・労働安全衛生法に基づく歯科健康診査制度の法制化

・40歳以降の歯周検診を含む歯科基本健康診査並びに生活習慣改善指導事業の法制化

2）学校歯科医会との連携

歯科医師会が学校歯科医会と密接な連携を持つことは，かかりつけ歯科医機能を推進する上でも，また学校歯科医の職務を円滑に推進する上でも大変重要である．しかるに歯科医師会と学校歯科医会は別個の組織であることが多く，必ずしも連携が円滑に行えていないのが実情である．

ここでは両者の連携にはどのような問題点があるのかを，アンケート結果より検証し，併せて両者の連携の一つの例として，東京都歯科医師会と東京都学校歯科医会が合同で作成したパンフレットについて紹介する．

（1）学校歯科医会の現状

学校歯科医会が抱える問題は，単に学校歯科医だけの問題であると断定するわけにはいかない．地域あるいは地区における歯科医全体の共通のテーマでもある．平成10年度に（社）東京都学校歯科医会が行ったアンケートによる，「東京都各地区学校歯科保健活動の実態」報告書は，学校歯科医会がいかなる問題を抱えているのかを知るのに，参考となるものであるので紹介する．この調査は，東京都の48地区に対して実施されたが，回答は43地区であった．調査内容は，研修会の内容・学校保健会・学校安全計画・行政との連携・地区での行事等であった．この中で"今一番抱えている問題は何か"を記載してもらったところ，以下の事実が明白となった．

・学校歯科医会の主催する研修会への参加が少ない

・歯科医師会との連携について（歯科医師会との一本

化を含む）
・後任学校歯科医の選定
・学校の統廃合の問題
・学校医の老齢化と表彰年数の問題
・学校歯科医の資質
・学校歯科医の任期と交代
・健診の内容に差がある

このように，若い世代の歯科医は学校歯科医になりたいにもかかわらず，高齢の学校歯科医が辞任しないなどの，新旧交代がうまくいっていないことや，学校歯科医が積極的に研修をしていないなどの問題点が浮き彫りにされた．

（2）健康な歯のためのチェックリスト

（社）東京都歯科医師会と（社）東京都学校歯科医会が協同で作成した"よい生活習慣が健康な歯や口をつくるよ"のパンフレットは，生活のリズム・歯みがき習慣について子どもに対してわかりやすく解説がしてあり，最終ページは図49のようなチェックリストになっており，子ども達が興味をもって理解できるようになっている．学童がこれを利用することにより，口腔保健に対する意識を高めることができることを目的としたものであるが，同時にこれを利用するにあたり学校歯科医でない歯科医師会の会員も，学校歯科保健に対する認識を高めることができることも目的としている．

ここがポイント

・・・・・・・・ 学校歯科医の問題点 ・・・・・・・・

学校歯科医の円滑な交代，学校歯科医の研修の必要性，歯科医師会との連携

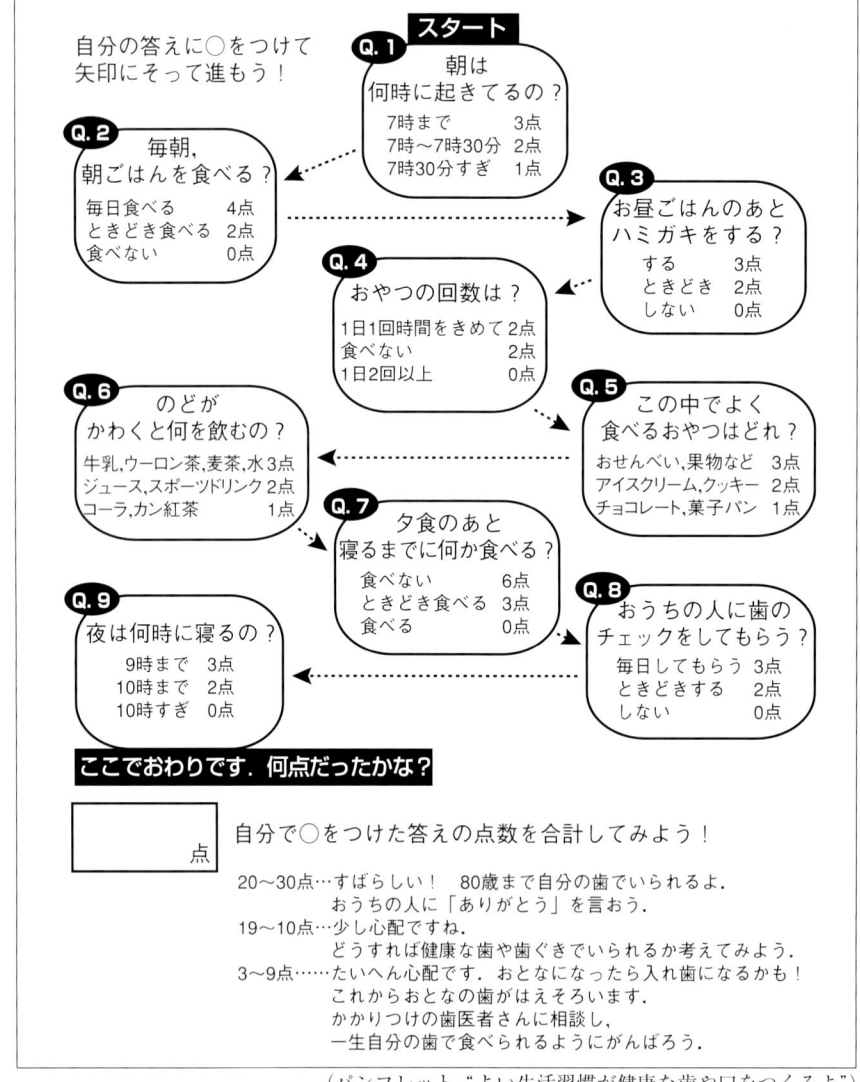

（パンフレット"よい生活習慣が健康な歯や口をつくるよ"）

図49 健康な歯のためのチェックリスト

6．郡市区歯科医師会の実践の現状

郡市区歯科医師会は，地域住民の口腔保健に直接関わってくる事業を展開しており，いわば8020運動の前線基地である．郡市区歯科医師会の活動は，地域特性を考慮したものであるべきで，実際地域の実情に合わせた活動が行われている．平成13年現在全国には，3,245の市町村と794の郡市区歯科医師会（表24）があるが，ここでは（社）東京都大田区大森歯科医師会の地域保健医療活動を紹介する．

1）ワーキンググループの立ち上げ

東京都大田区は人口約62万人で，羽田地区という世界でも有数の工業地帯を抱えている一方で，田園調布等の住宅地が存在する広範囲の地域である．歯科医師会は大森歯科医師会と蒲田歯科医師会の2つがあり，お互いに協力しながら事業を展開している．

平成6年4月から6年間にわたり，大田区大森歯科医師会の中にワーキンググループが立ち上げられ，公衆衛生関連事業の検討を行い，ライフステージに沿った一貫した歯科保健医療について200時間以上にわたる検討が加えられ，ワーキングからの第一次報告書（「地域口腔保健・口腔医療・口腔介護への提案」上下2巻，平成9年3月）としてまとめられた．第1巻は「開業臨床医の地域保健・地域医療への取り組み」であり，第2巻は「大田区における生涯を通じた一貫性のある口腔保健・地域医療活動の推進を目指して」である．

2）大田区におけるかかりつけ歯科医機能推進事業

大田区（大森歯科医師会，蒲田歯科医師会）では，平成10～13年にかけて，かかりつけ歯科医機能推進事業において以下のことが実施された．

- かかりつけ歯科医機能推進のための手引き書「かかりつけ歯科医ガイドブック」（全264ページ）の刊行
- 講演会開催（かかりつけとは）
- 研修会開催（救急医療，在宅医療，高齢者の疾患等）
- アンケート調査
- モデル事業（訪問口腔健診）
- 健診表とマニュアルの作成
- 協力歯科医院名簿作成
- ステッカーの作成

3）デンタルフォーラムの開催

歯三会（歯科医師会，歯科技工士会，歯科衛生士会）の共催による区民への普及啓発事業で，昭和63年より毎年開催している．3団体の独自のイベントや講演会，8020達成高齢者表彰などを行っている．

4）公衆衛生関係理事数を増加し現在4名体制（大森歯科医師会）に充実

5）その他

表24　各都道府県の市町村数および郡市区歯科医師会数
（平成13年度末現在）

都道府県歯会	市町村数	内訳			郡市区歯会数
		市	町	村	
北海道	212	34	154	24	17
青森県	67	8	34	25	9
岩手県	58	13	29	16	14
秋田県	69	9	50	10	10
宮城県	71	10	59	2	11
山形県	44	13	27	4	12
福島県	90	10	52	28	13
茨城県	84	22	45	17	10
栃木県	49	12	35	2	11
群馬県	70	11	32	27	13
千葉県	80	32	43	5	22
埼玉県	90	41	40	9	19
東京都	62(含23区)	26	5	8	58
神奈川県	37	19	17	1	37
山梨県	64	7	37	20	8
長野県	120	17	36	67	20
新潟県	111	20	56	35	16
静岡県	74	21	49	4	21
愛知県	88	31	47	10	46
三重県	69	13	47	9	14
岐阜県	99	14	55	30	24
富山県	35	9	18	8	15
石川県	46	8	32	6	12
福井県	35	7	22	6	7
滋賀県	50	8	41	1	7
和歌山県	50	7	36	7	8
奈良県	46	10	20	16	10
京都府	44	12	31	1	18
大阪府	44	33	10	1	56
兵庫県	88	22	66	0	36
岡山県	78	9	57	12	21
鳥取県	39	4	31	4	3
広島県	86	13	67	6	20
島根県	59	8	41	10	11
山口県	56	14	37	5	20
徳島県	50	4	38	8	10
香川県	43	5	38	0	11
愛媛県	70	12	44	14	17
高知県	53	9	25	19	7
福岡県	97	24	65	8	24
佐賀県	49	7	37	5	9
長崎県	79	8	71	0	10
大分県	58	11	36	11	15
熊本県	94	11	64	19	14
宮崎県	44	9	28	7	8
鹿児島県	96	14	73	9	15
沖縄県	53	10	16	27	5
計	3,245	671	1,993	563	794

（日本歯科医師会調べ）

第4章 科学的根拠に基づく地域保健医療

表25 市町村を実施主体とする地域歯科保健事業の課題について

都道府県歯会	市町村を実施主体とする地域歯科保健事業について現在の課題
北海道	地域歯科医師の歯科保健事業に対する認識は向上してきているが，現在の市町村の財政では，歯科医師会の計画に賛同してくれないところが多い．特に今後，各ライフステージにおいて歯科保健事業を進めるのは，なかなか困難と考える．
青森県	地域歯科保健事業については，地区歯科医師会の実状も考慮しなければならないので，事業実施は地区歯会に任せる．事業実施後の結果及び課題等あれば県庁と県歯が協議の上でとりまとめる．
岩手県	市町村毎の歯科保健連絡協議会の設置が十分といえない．
秋田県	積極的な市町村と消極的なところの格差が拡がっている．
宮城県	①市町村に歯科保健の重要性の理解不足．市町村自体を啓発する必要がある．②市町村に歯科医師，歯科衛生士の配置が不十分で，この配置に努めること．③地域における口腔保健センターの設立．
山形県	不況と財政難の影響を強く受け，切り捨てられる事業も見受けられる．
福島県	基盤整備がなされている市町村もあるが，各市町村の歯科保健への理解に差がある．県，歯科医師会，地域歯科医師会と市町村の連携が必要．
茨城県	成人歯科保健と歯科衛生士等のマンパワーの不足が問題．
栃木県	
群馬県	う蝕予防におけるフッ化物応用（フッ化物歯面塗布，フッ化物洗口）の事業啓発を行うが市町村における理解度の差が大きい．また，成人歯科健診事業の啓発も同様である．
千葉県	①予算の縮小化．②地域格差の拡大．
埼玉県	本年度当初，県が市町村担当者を集めて開催する事業説明会に出席させてもらい，老健法の歯周疾患検診，乳幼児のフッ化物洗口事業，介護予防事業等について，実施を強く働きかけた．歯科専門職不在の市町村が多いので，このような機会をとらえて，直接，歯科保健事業の必要性について専門的な立場から訴えるのも有効と考えている．
東京都	区市町村によって，財政事情が異なるため，統一性のある歯科保健事業が実施できない．
神奈川県	歯科専門職が在籍する自治体と在籍しない自治体の差が現れてきている．今後，すべての自治体に歯科専門職を配置できるように働きかけたい．
山梨県	各市町村における行政との窓口となる責任者を設置し，県歯からの情報伝達をより円滑にし，保健事業を押し進めていく．
長野県	行政における歯科技術職員不在．事業内容の地域格差．郡市歯会・会員の地域保健への認識格差．市町村・保健所・郡市歯会の連携不足．
新潟県	
静岡県	現在，県内の数カ所において市町村合併の話があり，このことと関連して歯科保健事業に予算措置を含めて積極的に取り組めない所もある．歯科医師会が複数市町村にわたる場合，事業の整合性がとれない場合がある．
愛知県	市町村毎に財政の問題もあり，格差が出ている．
三重県	市町村において歯科保健を担当するのは保健師であることから，歯科保健に関する知識の欠如は否めない．歯科保健事業の立案，評価を市町村単独で行っていくことは難しい．
岐阜県	口腔保健事業に関する正しい情報提供が十分ではなく，担当者や専門家による対応も地区により異なることがある．歯科衛生士の配置されている地区と，そうでない地区の格差が生じてくる．また，支部歯科医師会の協力度にも大きな影響がある．
富山県	
石川県	現在，うまくいっている市町村であっても首長の交替により，予算の大幅見直しが予想される．
福井県	現在は，国の指導による歯科保健事業が行われているが，平成15年度以降，国からの助成金がなくなれば市町村レベルでの継続的な歯科保健事業の展開ができるか否か不安を感じる．
滋賀県	成人の節目健診を全市町村で実施できるよう，あらゆる機会をとらえて，努力している．
和歌山県	市町村での歯科専門職の不足．歯科保健内容に地域格差あり．要介護者への歯科保健サービスが実施されていない市町村が多く，またサービス実施体制が不十分．
奈良県	県歯科医師会では，年約1～2年回程度の会議の場を市町村歯科医師会と持っているが，その温度差をいかに埋めて，今後の事業を行っていくかに腐心している．
京都府	市町村と郡市歯科医師会と十分協議がなされていない．
大阪府	市町村行政においての歯科保健の優先順位が低く，市町村の財政状態によっての新規事業の創設の難しさがある．
兵庫県	
岡山県	成人，障害者，要介護者等に対する歯科保健活動が地域によって足並みがそろっていない．
鳥取県	高齢者歯科対策事業や節目歯科健診推進事業（本県は40，45，50，55歳の者を対象）を実施する市町村が限定し，受診者数も増えないのが現状であり，今後健診受診者を如何に増やしていくかが課題．この事業の広報PR活動等がさらに必要と思うが，対象者は勤務者であり，平日の市町村歯科健診では，受診は仕事の関係等で難しいという人が多い．
広島県	①歯科保健事業を企画・立案する専門職がいない．②予算が十分でない．
島根県	財源確保，マンパワー確保．
山口県	①市町村における歯科保健事業の取り組みの格差．②郡市歯科医師会による行政への働きかけ．
徳島県	市町村の担当者（保健師等）に地域歯科保健に対しての認識が不足している．
香川県	成人歯科健診は県内実施率が75％に達したが，今後100％を目指すとともに内容等の統一を図っていきたい．また，妊産婦健診や老人健康相談，在宅寝たきり者訪問事業等の全市町への普及を推進していきたい．
愛媛県	①歯科単独の保健事業では人が集まりづらい．②市町村には，歯科保健事業の計画を作成する専任の職員がいない．③県下各保健所に歯科医師がいない．
高知県	①町村に開業歯科医師のいない所での歯科保健事業の推進．②財政基盤の弱い市町村での歯科保健事業の推進．③課題分析，計画の立案，評価等，市町村では難しいことがある．
福岡県	
佐賀県	市町村により事業の積極性に温度差がある．
長崎県	①成人歯科保健事業の受診．参加者が少ない．②市町村間の格差．
大分県	現在，県下全市町村において歯科医療関係者が配置されていない．地域のニーズに則した効率的な歯科保健事業を立案，実施するという観点から，モデルケースとして手はじめに非常勤の歯科衛生士の配置が望まれる．
熊本県	歯周疾患検診実施市町村の拡充（老健法）．
宮崎県	①マンパワーの充実．②指導者養成不足．③母子保健と老人保健との関連（各ライフステージごとのつながりが欠けているように思われる）．
鹿児島県	①マンパワー不足，②職員の歯科保健に対する認識の低さ（歯科医師会の責任でもあるが），③県の歯科保健に対する認識の低さ．
沖縄県	実施市町村がまだ少ない．マンパワー，経済的の問題が大きい．

（平成14年度地域保健・産業保健関係アンケート集計結果：日本歯科医師会より）

- 主治医，ケアマネジャーへのパンフレット作成（介護保険関係）
- 大田区福祉団体へのアンケート調査（平成9年度，回答900名）

> **ここがポイント**
>
> 地域歯科医師会のワーキンググループの作業内容
>
> 歯科保健医療事業についての，現状の分析・問題点の整理・検討事項の羅列・課題の検討・行動目標の設定

7．地域歯科保健の進め方

1）都道府県歯科医師会の実情

平成14年度において日本歯科医師会が，都道府県歯科医師会に対して，「市町村を実施主体とする地域歯科保健事業の課題について」行ったアンケート調査の結果は表25のようであった．

2）地域歯科保健の進め方

地域歯科保健事業はどのように進めていくべきかを整理しておこう．

（1）都道府県および二次医療圏における進め方

①歯科保健計画の策定に関して（地域特性の事業であること）
- 生涯を通じた一貫性のある歯科保健事業の立案
- 各ライフステージの歯科保健目標（値）の設定
- 健康日本21との整合性の確認
- 歯科保健目標（値）と現状との差異の確認
- 目標実現に向けての具体策（アクションプログラム）の策定

②歯科保健推進に関して（地域格差の是正に努力する）
- 歯科保健協議会等を設置し，計画立案・事業評価・見直しを行う
- 地域内（圏域内）関係歯科医師会との連携
- 行政組織におけるマンパワーの確保
    歯科医師：都道府県庁・保健所に1名以上必要
    歯科衛生士：都道府県庁・保健所に必要数配置
- 保健所における歯科保健推進機能の充実・強化

（2）市町村における進め方

①歯科保健計画の策定に関して
- 都道府県と同じ

②歯科保健推進に関して
- 市町村保健センターの整備促進
    →センター設置（設置率67.4％）と口腔保健室設置（設置率14.9％）
- 人材の配置
    →市町村保健センター（保健福祉センター・地域行政センター等の名称の所もある）ごとに歯科医師1名，歯科衛生士複数名

（3）歯科医師会の役割
- 都道府県歯科医師会・郡市区歯科医師会
    歯科保健協議会に参画し，計画の立案・事業の評価を行う
- 日歯・都道府県歯・郡市区歯の十分なる連携（縦の連携）をとる

（4）その他
- 歯科保健情報システムの構築（例：東京都保健医療情報システム）

> **ここがポイント**
>
> 市町村を実施主体とする地域歯科保健事業の課題
>
> 市町村によって取り組み方に格差がある
> 市町村の歯科保健事業に対する認識不足
> マンパワーの配置不足
> 市町村と地区歯科医師会の連携が不十分

8．まとめ

地域保健医療を推進することは，歯科に携わる者の使命である．特に歯科医師会の果たすべき役割は大変重要であり，地域における歯科保健推進の牽引車となるべきである．日本歯科医師会・都道府県歯科医師会・郡市区歯科医師会は，それぞれの歯科医師会が必要な役割を分担し，連携を取りながら事業を推進することが重要である．日本歯科医師会は国の厚生行政に大きく関わる役割を担っており，厚生労働省との連携の中で，国民の歯科保健医療を検討していかねばならない．

都道府県歯科医師会は，日本歯科医師会の立案した理念と日本歯科医師会からの情報を，郡市区歯科医師会に正しく伝達していかねばならない．と同時に，都道府県でなくては推進できない歯科保健医療の施策を，都道府県と連携しながら実施していかねばならない．これに対して郡市区歯科医師会は，地域自治体との連携を密にして，住民のニーズに応えられる歯科保健医療を推進すべきであり，特にかかりつけ歯科医がその機能を遂行するのに必要な支援を行うべきである．また当然のことながら，地域自治体は住民の歯科保健医療の向上に必要な財政的，人的支援を惜しんではならない．

第5章　21世紀にあるべき歯科保健医療

第1章から第4章にかけて述べてきた内容を踏まえて，今後の歯科保健医療はどのようにあるべきかを，それぞれの役割分担の中でまとめてみる．

1 日本歯科医師会のあるべき方向

　平成元年に提唱されてから今日に至るまで，8020運動は着実に成果をあげてきたといえる．特に平成12年度から始まった厚生労働省の8020運動推進特別事業は，都道府県や自治体に対して，運動の必要性を示し運動の成果をもたらす大きな原動力となったと考えられる．8020運動は国民の合意を得て展開するものであるから，その運動の原点は国家的規模の運動でなくてはならない．そのような観点から，8020が達成されるまで，今後とも国からの支援は不可欠である．と同時に厚生労働省との折衝・都道府県歯科医師会への情報発信・日本医師会等関連諸団体との連携のため，日本歯科医師会の果たすべき役割は大きいといえる．

　歯科保健の推進のためには，行政上の所管や現行の関係法規に一貫性がない現状では，どうしても歯科保健法のような根拠法の制定が必要である．健康増進法は健康づくりにおけるガイドラインを示した法律であり，いわば健康基本法と考えられる．この法律の中で歯科保健についても言及されていることは，かってない歯科保健の躍進であるといえるが，歯科医療と歯科保健の一体性，治療と予防の一貫性等の歯科の特異性から考えて，事業法の性格を有する歯科保健法のような根拠法がどうしても必要である．日本歯科医師会は，歯科保健法の制定に向けての議論を地域保健委員会報告書としてまとめているが，さらに前向きの行動が望まれるところである．

　口腔保健推進のための実効ある方法の一つに，国民を巻き込んだ一大キャンペーンが考えられる．8020運動はもちろんのこと，禁煙支援運動・休甘日運動などをマスコミの協力のもとに実践していかなければならない．8020推進財団への支援は，これらの運動とも密接に関係するものであるので，すべての日本歯科医師会会員の参加を得るべく8020推進財団への協力体制を構築すべきである．と同時に，8020達成のためには学術的理論構築が不可欠である．口腔と全身の健康の関係についての検討，8020データバンクの構築は，日本歯科医師会と8020推進財団の責務である．

　ライフステージに沿った一貫性のある歯科保健を推進するためには，切れ目のない施策が不可欠であるが，現状では法的根拠の不備により，歯科保健の推進に切れ目が生じている．このため，労働安全衛生法の改正により産業歯科医の立場を明確にすることや，介護保険の認定審査等に「かかりつけ歯科医意見書」を積極的に活用するなどへの対応は，日本歯科医師会の役割である．

　歯科大学の卒前教育や卒後教育の中で，地域保健に関する教育を導入することは，歯科医師および国民に対する義務であろう．アンダーグラジュエートにおける教育プログラムの検討や，日本歯科医師会主催の研修事業にカリキュラムとして組み込むことなどを，日本歯科医師会が率先して提唱し実行すべきである．

　地域保健医療の推進のためには，プライマリケアの担い手であるかかりつけ歯科医による一次医療の場での医療保険に，予防の概念を組み込むなどの検討も重要であり，この問題に対して日本歯科医師会は早急に議論を開始すべきである．

2 地域歯科医師会が行うべき歯科保健活動

1．都道府県歯科医師会の役割

　8020運動推進における都道府県歯科医師会の役割は大変大きいと考えられる．日本歯科医師会の総合的施策を，下部組織である郡市区歯科医師会に伝達し，あわせて地域における活動の方向性を示す役割があろう．また郡市区歯科医師会の意見を日本歯科医師会に伝達する等

の役割も担っている．

　さらには1つの都道府県単位でなくては行えない事業や，いくつかの市町村の共同による事業展開，あるいは地域特性を踏まえた事業を考えると，都道府県歯科医師会の果たすべき役割はかなり重要である．具体的には以下のことが考えられる．

　第一は，郡市区歯科医師会の歯科保健活動状況の把握である．日本歯科医師会が平成12年度に行った都道府県歯科医師会に対する地域保健実施状況調査でも，各都道府県歯科医師会が，その傘下の郡市区歯科医師会の実態を完全には掌握してはいなかった．郡市区の活動状況を掌握してこそ，地区歯科医師会に対して意見を述べることも可能であり，運動の方向性を提示することもできると考える．

　第二には都道府県ごとに歯科保健医療推進協議会（仮称）を設置し，必要に応じて地区歯科医師会の代表も加えた組織を構築することにより，地区歯科医師会と密接な連携が取れると思われる．この協議会等の設置はいくつかの都道府県ですでに行われている所もある．この協議会には行政関係者も参加すべきであって，定期的な連絡会形式にするのが良いと思われる．健康日本21の目標達成は，地域特性に基づいて行われるべきであり，公表されている数値目標に対してそれぞれの地域の実態を検証し，それを踏まえた地域の目標値の設定と具体的な達成のための方策を検討すべきであるが，その協議の場としても上述の協議会は利用できる．またDMF歯数の達成度の公表は，8020達成度の目標となり得るものであるから，これらの協議会の責任において行われるのが良いと考えられる．

2．地区歯科医師会の歯科保健活動

　8020達成のための地区歯科医師会の役割は，かかりつけ歯科医を支援する立場からも大変重要である．地区歯科医師会の活動はまさに地域密着型であるべきで，そのためには，常に地域歯科保健活動の現状を整理することから始めなくてはならない．すなわち，現行の事業の問題点を整理し，今後の活動指針を検討する必要があろう．そのためには，実施した事業に対して自己評価を加える必要がある．その中から，今後1，2年で行うべき短期的活動（事業）目標と，数年にわたる中長期的活動目標を掲げるべきである．

　その中で生涯を通じた一貫性のある歯科保健活動がなされるべきであるが，特に地域の現状からみて，職域における歯科保健活動が疎かになっていることが多いと思われる．健康な高齢期を迎えるためにも，職域保健の推進が必要である．職域に関しても地域特性があるので，住宅地域でのそれと工場地域あるいは商業地区のそれでは，活動に対する方法論が異なってくるであろう．場合によっては町工場でのモデル健診など何らかの具体的な活動から開始すべきである．特に郡市区歯科医師会においても，産業歯科委員会等の立ち上げは必要であろう．

　また学校歯科保健の推進に当たっては，学校歯科医会との連携を密にする必要がある．歯科医師会の組織と学校歯科医会とが別になっている所では，双方の活動に整合性を持たせるべきであり，相互理解と相互協力が不可決である．

　健康日本21の国全体の目標達成のためには，最小単位の組織である地区歯科医師会の地道な活動が，最大の効果をあげる唯一の方法と考えられる．地域自治体や関連職種等と連携を取りながら，地域の実情に合った目標値を設定し，目標達成に必要な行動を起こすべきである．

　21世紀の超高齢社会の中で，介護保険に参画していくことは当然であるが，特に在宅・施設の高齢者（障害者も含む）に対して，訪問口腔健診を行う必要があるが，これは訪問歯科診療のさらなる充実と合わせて検討すべき事業と思われる．

　地域における口腔保健センター構想は，かかりつけ歯科医を後方から支援するばかりでなく，地域住民の口腔保健の拠点として是非設立されなければならない．障害者の歯科治療，休日応急歯科診療，摂食機能療法の実施，口腔保健指導等の業務は当然として，地域住民に対する情報収集と情報発信の役割を果たすべきである．したがって少なくとも二次医療圏ごとの設置が必要であるが，できれば自治体単位の設置が望ましい．

3　かかりつけ歯科医が行うべき歯科保健活動

　一次医療を実践しているかかりつけ歯科医は，8020運動の担い手である．特に地域における開業歯科医師は，己の診療所の役割等についてもう一度整理し評価して，21世紀においてどう歯科保健と関わるかを考え直すべきである．その上で，かかりつけ歯科医として，何と何を実践するのか，他職種とどう連携するのか，さらにいかに生涯研修を続けていくのかなどを見つめ直す時でもある．

4 個人が行うべき歯科保健行動（国民の歯科保健への関わり）

　健康で長生きすることはすべての人々の願いである．健康は自ら作り出すものであって，医療はそれを手助けするに過ぎない．不健康は生活習慣の乱れから生じることが多いことを考えると，いかに良い生活習慣を身につけそれを実行していくかを国民一人ひとりが真剣に考えていくべきであり，これこそが健康日本21の基本理念である．

　特に口腔の健康は全身の健康に大きく関わっていることを考えると，常に口腔ケアの意識を持つべきである．そのためには，すべての国民がかかりつけ歯科医を持ち，定期健診を受ける努力をすべきである．

　妊産婦期では，妊娠のできるだけ早期に妊産婦健診を受けることが必要である．あわせて妊娠中の口腔保健，胎児の口腔領域の発生学についての専門的教育指導を受けることが必要である．乳幼児期においては1.5歳，3歳児健診を受けることは当然として，3歳以降にう蝕が増えることを考慮し，4～6歳までの毎年誕生月等に健診を受けることも必要である．保育園や幼稚園に通っている場合は園での健診を受けさせること，園での口腔清掃や休甘日を設ける等も含めた生活全般にわたる生活習慣を身につける努力が，保護者や園関係者によってなされねばならない．さらにハイリスク児も含めて口腔に問題のある園児に対しては，かかりつけ歯科医によるフッ素塗布やシーラント応用等のフォローアップが必要となる．

　小学校就学直前の健診は義務づけられている．学校歯科健診（小学校・中学校・高等学校）はう蝕の発生時期・多発時期であるばかりでなく，歯周疾患予防の入り口の時期でもあること，大人になっていく過程での生活習慣の確立という観点から考慮しても健診・指導は不可欠なことである．特に小学校においては授業時間内で，自らが健康づくりを確立をすることを学ぶ教育が実施されなければならないし，12歳臼歯保護の観点からもこの時期の口腔保健活動は重要である．

　成人期において個人がいかに口腔保健に関わるかは，高齢期を健康に過ごすことができるかという観点からも大変重要である．専門学校・大学・大学院等で歯科健診を受ける機会を持つことは，切れ目ない口腔保健のために必要なことである．特に18歳以上の女子が，妊産婦になった場合のための口腔保健の知識を，妊娠以前に習得することは不可欠である．個人事業主およびその家族の場合は，自治体の行っている成人歯科健診を利用して年に一度は健診を受けるべきである．また企業等に勤務している場合は，職域健診（事業所健診）を年に一度以上は受診すべきである．どちらの健診を受けるにせよ，健診で問題点が見つかった場合は，その後の処置を完了しなければならない．特に生活習慣病と全身の健康，口腔と全身の健康について十分な知識を得ることと，生活習慣病にならないよう努力を継続しなければならない．

　高齢者（障害者を含む）が口腔保健にいかに関わるかは，健康で快適な生活を送るという観点からも大変重要である．口腔保健に対する成人期からの意識とその努力が，健康な高齢期につながってくることを考えると，退職後のかかりつけ歯科医の選択，年に一度以上の口腔健診は高齢期においても必要なことである．在宅や施設などで療養をしている高齢者も，訪問口腔健診等を利用して定期的管理を受けるべきである．最後まで口から栄養を摂食できるよう，介護者等の家族の協力も必要である．さらに口腔ケアに留意し嚥下性肺炎を防止することは特に重要なことである．高齢者自ら（家族も含めて）8020達成の仕上げができるよう努力すべきである．

5 歯科医療のグランドデザイン

　歯科保健・歯科医療を論じていくためには，歯科を取り巻く社会環境を整理しておくべきであることを第一章において示したが，ここではまとめとして，次の2つの提言を紹介する．1つは東京医科歯科大学歯科同窓会において「歯科医療のグランドデザイン」として検討されたもので，その中で「健康寿命100プラン」がまとめられている．2つ目は，愛知県歯科医師会総合戦略会議がまとめた，「マスタープラン（口腔健康投資のフレームワーク）」である．

1．健康寿命100プラン

　東京医科歯科大学歯科同窓会では，同窓会創立70周年記念事業の一環として，平成13年に，歯科医療のグランドデザイン「健康寿命100プラン」を発表した．これは，「アクティブ8020オーラルヘルスプラン」と題される設計全体のスキーム（図50）を，社会医療，地域包括医療，医療制度，教育・生涯研修の4つの切り口から，総合的に分析したもので，以下の基本理念，目標，具体的方策を示している．

図50 全体の設計スキーム

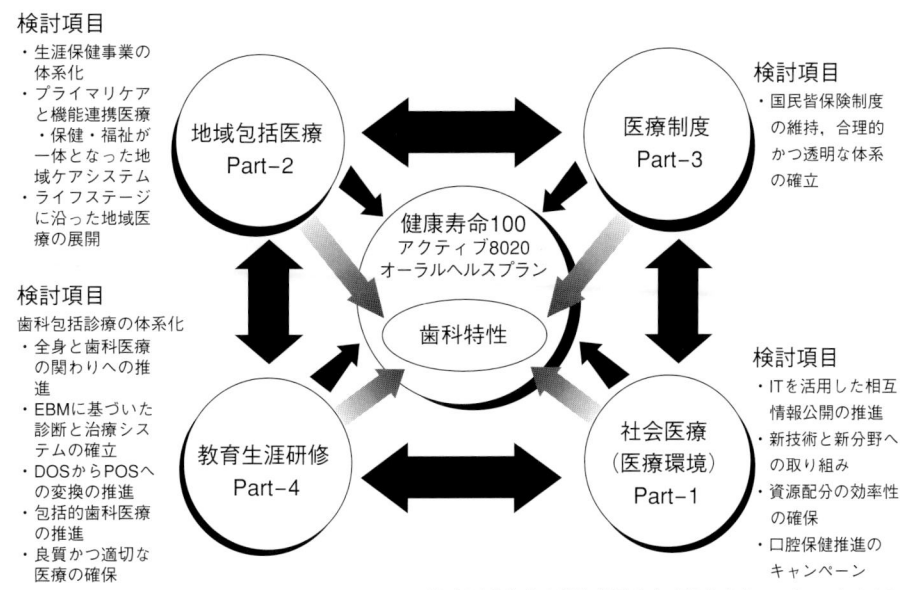

（東京医科歯科大学歯科同窓会「健康寿命100プラン」より）

```
4つの基本理念
　意識改革，制度改革，情報改革，価値改革
4つの目標
　国民皆保険制度の堅持，良質かつ適切な医療の確保，
　8020者の達成，歯科特性
4つの具体的方策
　診療報酬体系の改革と高齢者医療制度の創設，医療
　提供体制の再構築
　生涯保健事業の体系化と推進，IT活用や先端医療
　等への取り組み
```

このプランでは，歯科の特性を重視し，それぞれの切り口におけるより具体的な目標を列挙している．特に，地域包括医療における生涯保健事業の体系化として，生涯にわたる切れ目のない健診・相談事業の実施と，歯科保健目標の設定，それらを支援するための根拠法としての歯科保健法（チャイルド，ステューデント，ミドル，シルバープラン）の制定を視野に入れている．

2．マスタープラン（基本戦略）

愛知県歯科医師会総合戦略会議が，平成14年3月28日に発表した「マスタープラン―基本戦略―」には，口腔健康投資のフレームワークが描かれている．内容は，国民の健康増進やQOLの向上に対する，投資効果の見える歯科サービスを位置づけることが必要であるとの論点に立った提言であり，その概要は以下のようである．

1）新歯科サービス体系の確立
（1）予防を重視したサービス体系

歯科では，最近のカリオロジーの研究による再石灰化や，口腔ケアによる誤嚥性肺炎の予防などの，予防効果が認知され始めている．これらの予防効果は，歯科疾患や歯科障害の予防に関与するのみならず，全身疾患の予防，ひいては保険の社会経済損失の予防的効果もある．したがって，予防によるアウトカムの評価や，予防戦略におけるPDCA（Plan, Do, Check, Action）サイクルの検討が必要である．

（2）EBMに基づいたサービス体系

歯科疾患の予防が口腔機能の回復に留まらず，全身の健康に大いに寄与することの証明のため，今後は健康カルテ・福祉カルテの利用や，8020ステーションの設置による，サービス実施が必要となる．また，医療費適正化につながるエビデンスの確立のため，電子カルテ・レセプトオンラインネットワークなどのIT化を見定めることと，健康増進法との整合性も戦略にとり込む必要がある．

（3）地域医療をマスタープランの現場とする戦略

地域医療が，マスタープラン実践の現場であるために，行政・住民・歯科医師がそれぞれの役割を分担する必要がある．

2）サービスの具体化
（1）サービスの内容

保健・医療・福祉の統合を軸とし，全世代を対象とした質の高い健診（絶対評価と相対評価が必要）を実施しその結果や，医療現場における受診記録を，新たな指標のもとでデータベース化し，それを関係方面に情報提供する．

（2）健康ステーションを中心としたシステムの構築

かかりつけ歯科医による予防管理型歯科サービスシステム，地域住民の口腔情報・健康情報を健康カルテ・福

・8020ステーションと健康ステーションのデータの流れ

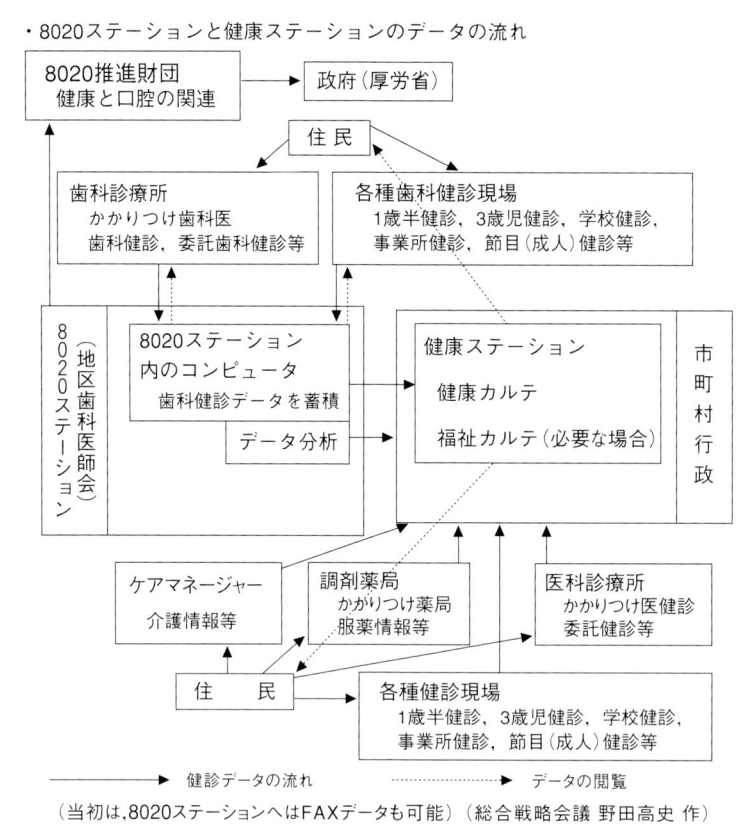

図51 健康ステーションと8020ステーションとの関係 参48)
（口腔健診情報）
（当初は，8020ステーションへはFAXデータも可能）（総合戦略会議 野田高史 作）

祉カルテとして一括集積管理する地域保健医療システム，かかりつけ歯科医院で行う各種健康事業から得られた健診情報，健康情報を，学会・大学・各種研究機関において解析，分析し，8020EBMを確立する．

（3）サービスを展開するための制度

ライフサイクルを通じた保険制度，医療制度（診療報酬体系）の確立のための新たな提案として，18歳から65歳における系統区分型診療報酬体系を構築する．これは，疾病中心の診療報酬体系（B型）と，予防中心の診療報酬体系（M型）を設定し，患者が選択できる仕組みである．

（4）サービスにおける情報提供ツールの確立

口腔健康資本は一般的に加齢とともに減少するという，ナチュラルヒストリーの概念に基づいて，被験者の口腔に関する健康度（口腔健康資本の相対的な保全割合）を示す諸指標の総称を口腔健康資本率という．これにより，被験者が同年代の集団のどのレベルにあるのかを示す情報提供・被験者の口腔健康資本に関するナチュラルヒストリーのグラフ化・将来予測値と実測値の比較などが可能である．また，口腔健康投資率の具体的指標として，デンタルエイジ，有根歯根表面積などが有効であり，これらの指標は，集団の疫学指標や個人の健康情報として開示できるものである．

3）8020ステーション推進プロジェクトの設立

8020運動を推進するための，より具体的な方策として，8020ステーションを設立する．設立の基盤整備としては，郡市区歯科医師会，都道府県歯科医師会，日本歯科医師会，8020推進財団，行政がそれぞれの役割の中で対応することが必要であり，そのための設立形態，段階的運用方法，財源について検討すべきである．さらに健康ステーションと8020ステーションは，医療情報の流れの中で連携するものである（**図51**）．

この8020運動推進プロジェクトでは，西暦2030年までに8020を達成させる（現在のペースでは，8020の達成は2070年頃と予測されている）ためには，8020早期達成プロジェクトを立ち上げる必要がある．その具体的方法として，ターゲットを50代の年代に絞る，TDCSへの患者の参加，健康カルテの作成と健康ステーションの立ち上げ，8020ステーションによる情報管理，かかりつけ歯科医によるEBMに基づく予防管理システムの構築，50～60歳に対する健診制度（毎年実施）の確立が必要である．そして，オーラルフィジシャン（基礎医学・臨床医学・心理学・疫学・社会学・経済学など，歯科医学以外の領域の専門知識をベースとして，地域医療の現

場での口腔健康投資概念の普及とTDCSの確立に対して中心的な役割を担う新しい職種）を歯科医療体制に位置づけることにより，口腔健康投資の重要性を確立できる．

6 まとめ

　8020運動は，今や国民のほとんどすべてが理解している歯科保健行動であると考えられる．また6年ごとの歯科疾患実態調査や保健福祉動向調査の結果からも，国民の歯科疾患の改善，意識の向上が伺える．平成12年12月に8020推進財団が設立されたことにより，今後さらに8020に近づいていくことが予想されよう．しかし前述したように，歯科保健に関してかつて多くの意見が出され，またいくつかの提言がなされたにもかかわらず，未だ実行されていない事項が相当あることも事実である．口腔の問題と全身の健康の関わりが明確になった以上，歯科医師は口腔領域の専門家として，国民の先頭に立って歯科保健を推進していく使命がある．

　8020はとりあえずの目標であり，本来なら人間固有の8028をいかに維持するかが最終目標で，今後の歯科保健行動の指標でなくてはならない．そしてこれらの目標を達成させるためには，歯科医師，歯科医師会は当然であるが，行政機関および国民一人ひとりもそれぞれの役割を十分認識し，必要な歯科保健行動を実践すべきである．

1．日本歯科医師会が行うべき歯科保健活動について

1）歯科保健法の制定促進

　健康増進法を基調とした歯科保健の推進と同時に，歯科保健法制定に向けた協議会を早急に設置すべきである．歯科保健法に盛り込むべき内容は，「歯科保健の充実のための歯科健診の義務づけ（4～6歳児歯科健診，18～65歳歯科健診，企業歯科健診），学校教育（授業時間）の中での歯科保健教育のより一層の充実等が考えられる．

2）口腔保健普及啓発キャンペーンの実施

　口腔ケアなどの口腔保健に対する認識の確立のためには，8020運動の推進の他に，すべての国民に対する休甘日運動，歯科からの禁煙支援運動等の普及啓発活動が必要であり，そのための企画を立案し行動を起こすべきである．

3）口腔と全身の健康との関連についての調査研究の継続

　大学および関連機関において，国家の財政援助を得て，口腔と全身の健康の関連についての体系的調査研究を継続的に行うべきである．

4）8020オーラルヘルスプランの実現

　6歳臼歯保護育成の予防処置等のチャイルドプランの推進，成人期における歯周疾患予防，在宅訪問口腔健診の実施等のシルバープランの推進などにより，8020オーラルヘルスプラン（8020運動）の実現をめざすべきである．

5）行政組織への歯科専門職種の配置

　地域歯科保健医療を達成させるためには，行政の理解と行動が不可欠である．そのためには行政組織に，歯科医師・歯科衛生士などの歯科専門職が十分配置されるよう，関係方面にさらに強く働きかけるべきである．

6）労働安全衛生法の改定

　労働安全衛生法において，産業歯科医の位置づけを明確化するとともに，企業健診の法制化を行うべきであり，その実現に向けて関係方面へなお一層の働きかけを行うとともに，口腔の健康と労働安全衛生の関連についての学術的検討も必要である．

7）介護保険への積極的参入

　要介護高齢者に対する歯科の重要性が明確になっている現状において，「かかりつけ歯科医意見書」の活用を積極的に推進する等の介護保険への関与を通して，口腔の専門家としての役割を十分果たすための，より具体的方策の検討を行うべきである．

8）その他

8020推進財団への積極的支援
歯科保健教育の推進
医療保険の検討
関連諸団体，行政機関等との緊密な連携

2．都道府県歯科医師会が行うべき歯科保健活動について

1）日本歯科医師会および郡市区歯科医師会との緊密な連携
2）地域における都道府県単位の医療保健活動の企画・実行
3）郡市区歯科医師会の口腔保健活動に関する実態の把握と助言
4）都道府県ごとの歯科保健医療推進協議会等の設置
　都道府県ごとに，地域特性を踏まえたきめ細かい歯科保健活動の議論を行うための，郡市区歯科医師会の代表も交えた歯科保健医療推進協議会を設置すべきである．
5）関係諸団体および行政機関等との緊密な連携

3．郡市区歯科医師会が行うべき歯科保健について

1）地域における保健活動の現状に対する評価と再構築への検討

郡市区歯科医師会においては，それぞれの自治体・歯科医師会における歯科保健活動を常に再評価し，常に行動計画の5年単位の中期目標，10年単位の長期目標を設定すべきである．

2）地域における「健康日本21」歯科目標値の設定と達成への具体的方策の検討

あわせて地域における目標値の設定と達成への具体的方策を立案すべきである．

3）かかりつけ歯科医機能の推進

すべての歯科保健医療活動の基本となる，「かかりつけ歯科医機能」を定着させるための支援を行うべきである．

4）二次医療圏ごとの歯科医師会主導の口腔保健センターの設立

障害者歯科診療，休日応急歯科診療，摂食・嚥下機能療法，歯科健康相談，および地域における歯科保健の情報収集と情報提供等を行う口腔保健センターを，少なくとも二次医療圏ごとに設立し，あわせてかかりつけ歯科医の後方支援を行うべきである．

5）学校歯科医会との密接な連携

歯科医師会と学校歯科医会の連携により，円滑な学校歯科保健を推進すべきである．

6）地域職域保健への積極的な取り組み

地域特性に応じた職域歯科保健の検討と，産業歯科保健事業の展開を早急に行うべきである．

7）在宅・施設等への訪問口腔健診への取り組み

高齢者保健への対応として，在宅・施設などへの訪問口腔健診事業を展開するとともに，高齢者・障害者歯科保健活動が円滑に実施されるために，他職種との連携システムを構築すべきである．

8）関係諸団体および行政機関との緊密な連携

関係諸団体・行政機関との連絡協議会において，歯科

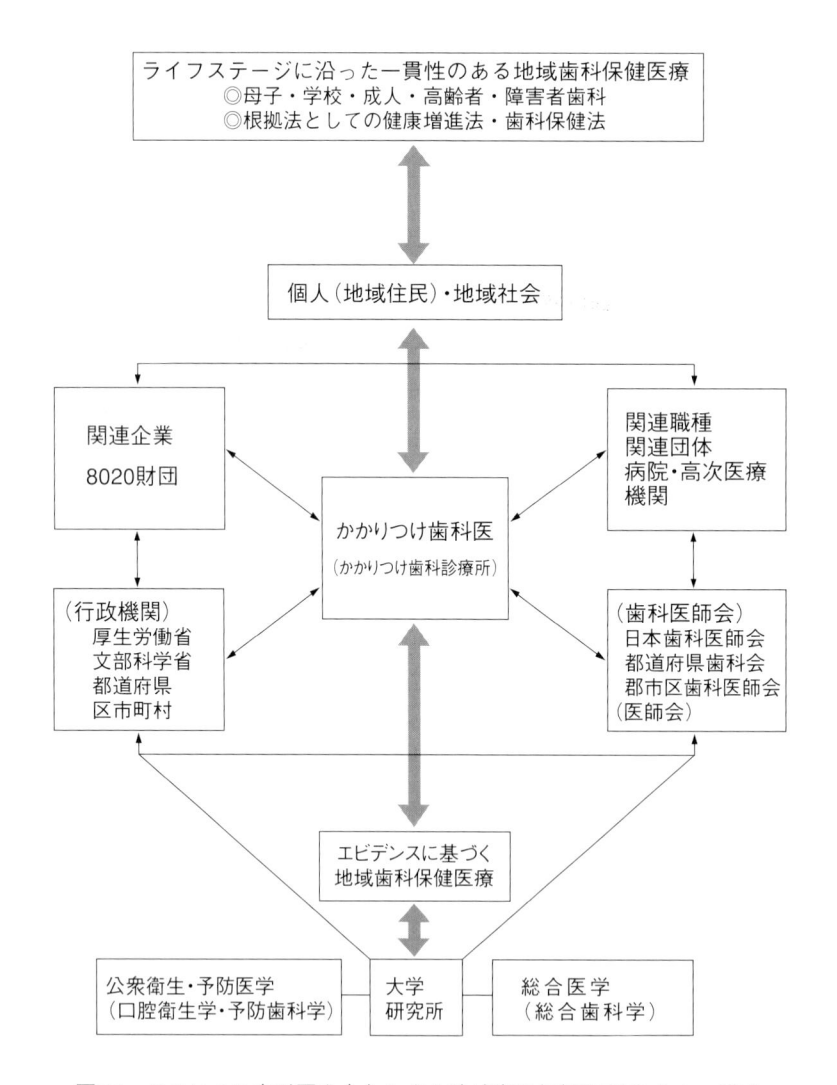

図52　かかりつけ歯科医を中心とする地域歯科保健医療のイメージ図

保健推進に関する問題点を十分話し合う等の緊密な連携を行うべきである．

4．かかりつけ歯科医が行うべき歯科保健活動について（図52）
　1）かかりつけ歯科医は21世紀の少子高齢社会に鑑み，自らの診療形態を再評価し，21世紀のあるべき歯科保健活動のあり方を再検討すべきである．
　2）かかりつけ歯科医はかかりつけ歯科医機能を認識し，自らの診療形態に即したかかりつけ歯科医としての歯科保健活動を実行すべきである．
　3）特に，在宅等での訪問歯科診療・摂食・嚥下機能療法に対する理解を深め，それらを通してかかりつけ歯科医としての機能を果たすべきである．

5．国民が行うべき歯科保健行動について
　1）地域における歯科保健活動に積極的に参加することは当然として，「健康日本21」についての正しい理解を持ち，それぞれの目標を達成するための生活習慣を身につけるよう努力すべきである．
　2）特に，口腔の問題は全身の健康に大きく影響することを常に認識し，より良い生活習慣の確立を目指す努力をしなければならない．
　3）すべての国民はかかりつけ歯科医を持ち，健康でない時は当然として健康である時も口腔ケアを維持するために，かかりつけ歯科医による定期的健診を受ける努力をしなければならない．
　4）乳幼児期，学校（小学校〜高等学校）期は生涯の口腔保健の礎となる重要な時期であるので，保護者の責任として子供に対して特に口腔保健行動に関心を持たせる努力をすべきである．さらに4〜6歳の間は，毎年誕生月等に歯科健診を受けさせるべきである．
　5）学校保健，職域保健に関心を持ち，それぞれの状況に応じた歯科健診の受診と，その後のフォローアップに努めるべきである．

6．行政機関が取り組むべき役割について
　1）都道府県および市町村は，「口腔の健康づくり推進協議会（仮称）」等を設置し，口腔保健の推進に必要な協議を行うべきである．
　2）都道府県および市町村は，総合的かつ効果的な歯科保健推進のために必要な歯科医師および歯科衛生士を配置すべきである．
　3）都道府県および市町村は歯科保健推進に必要な情報を収集し，必要に応じて情報を提供すべきである．
　4）都道府県および市町村は，地域にある事業所および学校と連携し，十分な歯科保健活動が実施できるようあらゆる支援を行うべきである．

第6章 参考資料

　地域保健医療を理解するためには，いくつかの参考となる資料に目を通すことが必要である．総論的なものもあれば，テーマを絞った各論的なもの，あるいは統計・資料集等も刊行されている．本書を記述するのに参考とした成書を含めて，さらに細かい内容を知るのに参考になると思われる書籍についてその内容の概略を紹介する．これらの資料は購入が可能なものもあれば，歯科医師会が作成したものなどで市販されていないものもある．必要に応じて一読されることをお勧めしたい．

1 地域保健医療に参考となる資料

1．一読すべき成書（アイウエオ順）

1）「EBMに基づいた口腔ケアのために」
　　2002年　日本歯科医師会監修／静岡県歯科医師会編
　　医歯薬出版　B5判　158頁　3,800円
　地域保健医療を実践するために，その根拠となりうる必読文献について，テーマ，出典，論文タイトル，発表者一覧としてまとめたもの．掲載されている文献については，本書においても幾編か引用した（**本文P.102～104の文献説明文はこの本からの引用である参1）として示す**）．

2）「医療の経済学」
　　2001年　広井良典　日本経済新聞社　B6判　270頁　1,942円
　医療経済分析，新たな医療の展開等，医療経済の専門家からの現状分析と提言集．

3）「MDS-HC2.0 在宅ケアアセスメントマニュアル」
　　1999年　池上直己訳　医学書院　A4判　294頁　2,600円
　ケアプラン作成として最も使用頻度が多いとされるアセスメント票について，記入要項，CAPs領域の検討，MDS-HC2.0を活用したケアプランの流れと実際について解説．

4）「お年寄りの歯の悩み口腔ケア Q&A」
　　2002年　田端恒雄，三上周二　ミネルヴァ書房　A5判　164頁　1,800円
　高齢者の口の悩み，入れ歯の手入れ等の口腔の問題を74のQ&A形式でまとめたもの．

5）「介護保険制度の解説」
　　2001年　社会保険研究所　B5判　176頁　1,500円
　介護保険の運営・加入・給付・費用負担のしくみや，関係法規について書かれた解説書．

6）「介護保険対応型　歯科保健・医療ガイドブック」
　　1999年　滝口徹，他編　永末書店　B5判　240頁　2,600円
　介護保険の概要，介護保険と歯科医療，口腔の介護，口腔の介護計画と実施，施設介護と在宅介護について記述された，歯科医師，歯科衛生士のための手引書．

7）「介護保険と口腔ケアプラン」
　　1999年　青柳公夫，他編　医歯薬出版　B5判　302頁　4,000円
　介護保険制度の詳細，ケアプラン作成，口腔ケア実践の詳細にわたり記述されたもので，口腔ケアの実際について大いに役立つ一冊．

8）「介護保険と高齢者医療」
　　1997年　日本医師会編　グロビュー社　B5判　352頁　4,500円
　介護保険の流れと，高齢者の病態・リハビリ・薬物療法・救急医療・終末期医療等について詳しく書かれたもので，歯科医師にとっても大変参考になる一冊．

9）「介護予防実践ハンドブック」
　　2002年　社会保険研究所　B5判　206頁　2,400円
　2001年に出された，介護予防研修テキストの重要部分を抽出し，予防種目ごとの基礎知識と技術を習得し実践しやすいようにまとめたもの．

10)「かかりつけ歯科医ガイドブック」
 2002年　大田区大森歯科医師会，大田区蒲田歯科医師会編　口腔保健協会　A4判変型　264頁　8,000円
 副題として，「いのち・からだ・こころ・そしてかかわり」となっているように，かかりつけ歯科医機能を実践するために必要と思われる事項について，詳細に記述したガイドブックで，常に手元において参考としたい一冊．

11)「口腔ケア　噛むことは健康の源」毎日ライフ8月号
 2002年　東京都歯科医師会編　p.11～71　550円
 月刊健康雑誌「毎日ライフ」8月号の特集として，噛むことは健康の源のテーマで，口腔ケアの重要性，かかりつけ歯科医の必要性等を中心に共同執筆された普及啓発雑誌．

12)「口腔保健学」第2版
 2001年　宮武光吉　末高武彦　渡邊達夫　雫石聡編　医歯薬出版　B5判　330頁　8,000円
 口腔保健，口腔衛生のすべてを網羅した教科書．

13)「口腔保健と全身的な健康状態の関係について」
 2000年　厚生科学研究「口腔保健と全身的な健康状態の関係」運営協議会編　口腔保健協会　A4判　2冊　244頁＋422頁　11,000円
 厚生科学研究の結果を，「8020者のデータバンクの構築について」と「咬合状態に起因する他臓器の異常」の2冊にまとめたもの．

14)「公衆衛生・予防医学」
 1992年　大野良之編　南山堂　B4判　680頁　9,785円
 公衆衛生学，予防医学のすべてを網羅した是非一読を勧めたい成書．本書においても関連する部分はこの本から引用した．

15)保健医療における「コミュニケーション・行動科学」
 2002年　高江洲義矩編　医歯薬出版　B5判　220頁　3,800円
 保健医療分野におけるコミュニケーション，行動科学の分析について論じたもので，保健医療に携わる者の必読書．

16)「コミュニティと歯科医療をつなぐ連携システムの実践」
 2001年　石井拓男，他編　医歯薬出版　A4判　212頁　4,600円
 地域社会においてどのように連携システムを構築するかを，あらゆる方向から検討した必読の一冊．

17)「歯科疾患実態調査報告」（平成11年度）厚生省政策局調査
 2001年　厚生労働省医政局歯科保健課編　口腔保健協会　A4判変型　168頁　6,200円
 平成11年度に行われた第8回歯科疾患実態調査の概要と過去の調査成績・調査結果をまとめた報告書．

18)「児童虐待の早期発見と防止マニュアル」
 2002年　日本医師会監修　明石書店　B5判　62頁　800円
 子どもの虐待に関する現状の紹介と，身体的・性的・心理的虐待，ネグレクトについての詳細な解説書．

19)「成人歯科保健」
 1992年　新庄文明　医歯薬出版　B5判　206頁　2,000円
 長寿社会などの社会環境の変化による歯科医療，成人歯科健診の必要性を説いた古典的成書．

20)「すべてがわかる公的介護保険ガイド」
 1999年　実業之日本社　A4判変型　130頁　1,143円
 介護保険施行を目前にして，その仕組み，認定の方法などを詳細にわかりやすく解説した入門書．

21)平成13年度版「厚生労働白書」
 2001年　厚生労働省監修　A4判変型　478頁　2,381円
 厚生労働行政の実態を知るための必読書で，巻末の資料編は参考になる．

22)2002年版「歯科衛生の動向」
 2002年　日本口腔衛生学会編　医歯薬出版　B5判　188頁　5,000円
 歯科疾患の状況，歯科受療と歯科保健行動，歯科保健，歯科医療関係者，歯科医療施設，医療保障等について，豊富な資料とともに解説したもの．

23)2001年版「歯科保健指導関係資料」
 2001年　歯科保健医療研究会監修　口腔保健協会　B5判　454頁　3,000円
 母子保健，学校歯科保健，成人・老人歯科保健に関する，通知，報告書，指導要領・手引き等をまとめたもの

第6章　参考資料

で，巻末には関係法規も掲載されている．

24）老人保健法による「歯周疾患検診マニュアル」第2版
　　2000年　歯周疾患検診マニュアル作成委員会　日本医事新報社　B5判　74頁　1,200円
　老人保健法による「歯周疾患検診」実施のためのマニュアル．

25）新しい時代の「フッ化物応用と健康」
　　2002年　花田信弘，他編　医歯薬出版　A4判　256頁　4,500円
　フッ化物応用に関して，これまでの公式見解・資料を網羅し，日本及び海外での普及状態をまとめた資料集．

26）「メルクマニュアル」第16版　日本語版第1版
　　1995年　メディカル ブックサービス　B5判　2,768頁　14,000円
　一般の臨床医が治療法を選択する際に，記憶を喚起させることに留意して作られた世界で愛読されている医学書の日本語版で，医学生，医師，研究者の必読書．

27）「健康増進法実務者必携」
　　平成15年8月　健康増進法・健康日本21研究会監修　社会保険研究所　B5判　190頁　2,100円
　平成15年5月に施行された健康増進法に関する，関係通知，関係法律，健康増進法の一部を改正する法律，地域保健・職域保健の関係資料が網羅されている．

28）「新しい時代のフッ化物応用と健康」—8020達成をめざして—
　　2002年11月　編者代表　花田信弘　医歯薬出版　A4判　256頁　4,500円
　フッ化物に関する，わが国および海外でのこれまでの公式見解・資料，わが国での普及状況をまとめたCD-ROMつきの資料集．

29）「歯科医療白書」創造的な歯科医療社会を目指して
　　2003年　(社)日本歯科医師会監修　(財)社会保険協会　A4判　206頁　2,800円
　日本歯科医師会100周年にあたり，歯科医療の需要と供給，歯科医療サービス，歯科医院経営，医療保険制度，日本歯科医師会の活動などをまとめたもので，どちらかといえば，医療経済に重点がおかれている白書．

30）「フッ化物応用の手引き」—フルオライドAtoZ—
　　平成15年3月　眞木吉信監修　(社)東京都歯科医師会編集　東京都健康局発行　(財)社会保険研究所　A5判　186頁
　東京都8020運動推進特別事業の一環として，東京都が東京都歯科医師会に委託して作成した，フッ化物応用の手引き書．フルオライドAtoZの副題にあるように，フッ化物に関するすべてが網羅されており，歯科関係者，行政担当者，学校関係者必読の解説書．

2．歯科医師会が作成した資料（アイウエオ順）

31）「あなたのお口へのメッセージ」たばこと歯周病
　　東京都歯科医師会編　東京都健康局発行　A4判
　たばこの健康被害と歯周病の関係について書かれた普及啓蒙パンフレット．

32）「医療保険制度の改革を前にして」
　　平成9年11月　大阪府歯科医師会　B5判　128頁
　日本の医療保険制度の歴史の舞台裏を検証しながら，21世紀の新たな医療保険制度のあり方を示唆する必読の一冊．

33）「かかりつけ歯科医機能の推進にあたって」
　　平成12年3月　東京都歯科医師会　A4判　24頁
　東京都歯科医療連携推進，かかりつけ歯科医機能の推進方法，訪問歯科診療の今後のあり方等をまとめた，東京都歯科医師会「かかりつけ歯科医機能推進臨時委員会」の答申書．

34）「介護保険制度と歯科」
　　平成10年3月　日本歯科医師会　A4判　52頁
　日本歯科医師会の介護対応マニュアル作成検討会が作成したもので，介護保険制度概要，ケアプラン，介護保険制度と歯科医師・歯科衛生士の関わりについて記述．

35）「口腔と全身の健康との関連についての調査報告」2002年
　　平成14年　愛知県歯科医師会　A4判　28頁
　口腔と全身の健康との関係についての最新の文献情報を検索し，簡潔な形で整理したもので，金属アレルギー・咀嚼と免疫機能・口腔バイオフィルムと全身の健康・喫煙と歯周病等について述べられている．

36）「口腔保健推進ハンドブック」
　　平成13年　埼玉県・埼玉県歯科医師会　A4判　146頁
　科学的根拠に基づいた口腔ヘルス・ケアを実践するの

に必要と思われる項目について，要点よくまとめたハンドブック．

37）「公衆歯科衛生の現状と将来」
　　昭和60年3月　日本歯科医師会　A4判　456頁
　日本歯科医師会公衆衛生委員会が作成したもので，昭和の末期における歯科衛生の現状と将来像についてまとめたもの．日本歯科医師会の公衆衛生活動の歴史を知る貴重な一冊．

38）「在宅歯科保健医療ガイドライン」
　　平成13年3月　日本歯科医師会　A4判　84頁
　在宅歯科保健医療の，現状と問題点，高齢者の全身状態と口腔状況の特徴，在宅歯科保健医療に必要な全身管理，訪問歯科診療の流れと実際等について記述されたカラー仕上げ本．

39）「産業歯科保健活動実施マニュアル」
　　平成12年2月　山梨県歯科医師会　A4判　92頁
　「山梨県における事業所の歯科保健活動のために」という副題の通り，山梨県と山梨県歯科医師会が長年取り組んできた，産業歯科保健活動のまとめであり，産業歯科保健のあり方を検討する上で参考になる報告書．

40）「歯科医師の介護対応マニュアル」
　　平成12年1月　日本歯科医師会　A4判　22頁
　介護保険施行に先立ち，歯科医師がいかに介護保険に関わるべきかをまとめたパンフレット．

41）「歯科保健医療福祉事業実例100選」
　　平成9年3月　日本歯科医師会公衆衛生委員会
　　A4判　108頁
　平成7年に日本歯科医師会が，全国各地で実施されている歯科保健，医療，福祉事業の実態調査をし，900を超える回答を得た中から，参考になると思われる100選を紹介した報告書．

42）「歯科介護保険マニュアル」
　　平成12年　東京都歯科医師会　A4判　216頁
　東京都歯科医師会介護保険臨時委員会の編集により，介護保険施行に向けて刊行された専門書．介護保険制度のあらまし，要介護認定，介護サービス計画，居宅療養指導，介護保険における歯科の関わり，訪問歯科診療，高齢者の口腔ケア，摂食・嚥下障害，介護保険の請求のしかた等について詳述されている．

43）海外派遣労働者のための「世界の歯科事情と安心ガイド」
　　平成14年7月　日本歯科医師会　B5判　290頁
　海外派遣労働者の歯科的問題点とその対応・解決法，さらには133カ国138都市の歯科事情について書かれた，海外派遣労働者のみならず海外旅行者必携のガイドブック．

44）「東京都歯科医師会地域保健医療活動の今後の展開」
　　平成11年3月　東京都歯科医師会　A4判　52頁
　東京都歯科医師会公衆衛生常任委員会が，保健医療に対する考え方の推移を通して，新しい地域歯科保健をどう展開すべきかを，ライフステージに沿って簡略にまとめた提言．

45）「長期海外派遣に関する歯科アンケート調査結果について」
　　平成12年3月　東京都歯科医師会　A4判　14頁
　企業96社に対するアンケート調査で，海外派遣と歯科健診，歯科治療等の関係が浮き彫りにされた報告書．

46）「8020運動と医療費の関係」
　　平成14年3月　兵庫県歯科医師会情報調査室　A4判　94頁
　数万件に及ぶ高齢者の医科歯科レセプトを分析することにより，8020達成者が非達成者に比べて医科の医療費を使っていないことが証明された報告書．

47）「フッ素仙人のむし歯予防のお話」
　　東京都歯科医師会編　東京都衛生局発行　A5判　12頁
　フッ化物の有効性について書かれた小学校低学年向けのオールカラーの漫画．

48）「マスタープラン―基本戦略編―」
　　平成14年3月28日　愛知県歯科医師会　A4判　136頁
　「口腔健康投資のフレームワーク」という副題にあるように，投資効果の見える歯科サービスを明確に位置づけるための具体策を明示した戦略書．

49）要介護高齢者の「訪問口腔ケア指導マニュアル」
　　平成10年3月　東京都歯科医師会　B5判　50頁
　訪問保健師，訪問看護師，訪問歯科衛生士が，在宅施設において要介護高齢者の口腔ケアに携わる時参考となるために，高齢者の特性，口腔ケアプラン作成，口腔ケアの実際，訪問歯科診療，摂食・嚥下機能障害等について解説したマニュアル書．

50）「ワーキングからの第一次報告書」
　　平成9年3月　東京都大田区大森歯科医師会　A4判　上下28頁
　（社）東京都大田区大森歯科医師会が，地区の歯科保健活動のあるべき姿を，200時間以上議論してまとめ上げた報告書で，郡市区歯科医師会の活動の参考になる報告書．

51）「歯科保健法（仮称）の制定にむけて」
　　2001年　日本歯科医師会地域保健委員会答申　日本歯科医師会　A4判　28頁
　歯科保健法の必要性，法案に盛り込むべき内容などが答申されており，長年歯科保健法について議論を続けてきた問題について，最終的報告を行ったもの．

3．その他の参考資料（アイオエオ順）

52）「新しい地域歯科保健へのアプローチ」
　　平成10年　眞木吉信　B5判　歯科学報別冊
　公衆衛生から地域医療への流れ，母子歯科保健，学校歯科保健，成人歯科保健，老人歯科保健の表題で，著者が「歯科学報」に投稿した原稿を一冊にまとめ上げた歯科保健に関する必読書．

53）「医師とたばこ」
　　平成14年5月　デビットシンプソン著　日本医師会訳　タバコントロールリソースセンター発行　B5判　164頁
　たばこの害，禁煙支援における医師の役割，たばこコントロール政策など禁煙に関する最新の知見が網羅されており，歯科医師にとっても必読の書である．

54）医療機関用「子どもの虐待防止マニュアル」
　　平成11年3月　東京都児童相談所　A4判　16頁
　児童虐待に関するパンフレットであるが，これ一冊で児童虐待の全容が理解できる手引き書．

55）「医療制度改革試案（概要）」―少子高齢社会に対応した医療制度の構築―
　　平成13年9月　厚生労働省　A4判　16頁
　少子高齢社会に対応した医療制度の実現に向けて，広く国民の論議に供するために，厚生労働省がまとめた試案．

56）「医療制度改革の課題と視点」
　　厚生労働省高齢医療制度等改革推進本部事務局　A4判　40頁
　医療制度の現状と課題，制度の見直しについてのまとめ．

57）「個人の摂食能力に応じた「味わい」のある食事内容・指導等に関する研究」
　　1998年3月　平成9年度厚生省・健康政策調査研究事業　A4判　140頁
　食物の物性と摂食能力（機能）との関連性，嚥下の感覚運動機構に関する神経生理学的検討，高齢者（中途障害者）の摂食状況の調査，摂食機能減退の診断法の開発，摂食障害に対する食事対応，食物の物性が味わいに及ぼす影響からなる分担報告．

58）「介護予防研修テキスト」
　　平成13年　厚生労働省老健局計画課監修　B5判　378頁
　転倒・骨折予防，閉じこもり予防，気道感染予防のいわゆる3大予防について，医学的観点，アセスメント法，予防の実際などを詳述した研修用テキスト．

59）「GOBAL REVIEW ON ORAL HEALTH IN AGEING SOCIETIES」
　　2002年10月　WHO KOBE CENTRE　A4判　80頁
　WHO Kobe Centre for Heath Development Ageing and Heath Technical Report　Volume3

60）「児童虐待の実態―東京の児童相談所の事例に見る―」
　　平成13年10月　東京都福祉局　A4判　60頁
　平成12年度における東京都内11の各児童相談所で取り扱ったすべての児童虐待の相談受理事例1,940件について，児童票などに基づき分析調査した，いわゆる「児童虐待白書」ともいうべき，全国で初めての実態分析報告書．

61）「西暦2010年の歯科保健目標と西暦2000年の歯科保健目標の達成度評価」
　　平成12年8月　東京都衛生局　A4判　174頁
　表題の通り，西暦2000年の歯科保健目標がどう達成されたかの評価と，西暦2010年の歯科保健目標への提言．

62）平成10年度「東京都における各地区学校歯科保健活動の実態」
　　平成10年度　東京都学校歯科医会　B5判　14頁
　学校歯科医会活動の実態を通して，学校歯科医会の抱える問題を浮き彫りにした報告書．

63）地域における「健康日本21実践の手引き」
　　平成12年　厚生省・財団法人健康・体力づくり事業財団　A4判　144頁
　　健康日本21を推進するのに必要な基本的事項である，地方計画策定・推進・評価等について解説したもの．

64）「歯科地域包括医療に関する報告書」
　　平成14年　東京医科歯科大学歯科同窓会
　　歯科保健医療の現状分析と今後に向かっての提言集．

65）「中間評価項目別得点総計」による要介護度分類の試みと利用
　　井上三四郎　東京都歯科医師会講演資料　A4判　8頁

66）平成12年度東京都「かかりつけ歯科医意見書」活用モデル事業に関する報告書
　　平成13年度東京都「かかりつけ歯科医意見書」活用モデル事業に関する報告書
　　平成13年9月・平成14年3月　東京都福祉局保険部　A4判　138頁
　　平成12年と13年の2年間にわたり実施された，東京都福祉局所管のモデル事業の報告書であり，かかりつけ歯科医意見書の有用性について詳細なデータをもとにまとめられたもので，分析は（株）三菱総合研究所が行った．

67）「東京都における介護サービスの苦情相談白書」（平成12年度上半期のまとめ）
　　平成12年12月　東京都国民健康保険団体連合会　A4判　112頁
　　介護保険が始まって半年経過した時点での，月例調査と苦情事例の報告書で，介護保険制度の問題点が浮き彫りにされている．

68）「東京の歯科保健」―東京都歯科保健医療関係資料集―
　　平成3年9月　東京都衛生局　A4判　68頁
　　東京都における歯科保健状況，歯科保健医療従事者，歯科医療施設，歯科保健事業等の現状での調査報告書であるが，大都市における歯科保健の実態を知る上で参考となる．

69）「2015年医療のグランドデザイン」
　　2000年8月　日本医師会　B5判　108頁
　　医療の中期的ビジョンとして成果目標を設定し，2015年の医療体制について，医療保険制度の提案，提供体制，医療／介護サービス費用の将来推計，産業／経済としての医療の検証を行っている医療人必読の一冊．

70）「歯・口腔の健康診断と事後措置の留意点」
　　―CO・GOを中心に―　―よりよい顎・口腔機能の育成を目指して―
　　平成14年　日本学校歯科医会　A4判上下2巻合計60頁
　　歯・口腔の健康診断が平成7年より改正されたことを受け，CO・GOの診査と対応，歯列・咬合・顎関節への評価，助言法等についてまとめた指導書．

71）「はちまるにいまる　8020」
　　2002年1月　Vol.1　財団法人8020推進財団・会誌　A4判　98頁
　　8020推進財団会誌創刊号で，8020運動の経緯，歯と全身の健康，健康日本21と歯の健康等についての座談会や投稿記事が掲載されており，財団設立の様子を知るのに便利．

72）「はちまるにいまる　8020」
　　2003年1月　Vol.2　財団法人8020推進財団・会誌　A4判　104頁
　　健康増進法と歯の健康，地域の歯科保健活動等，地域における8020運動の実際が報告されている．

73）「ヘルシースマイル21」　第三次新潟県歯科保健医療総合計画
　　平成13年3月　新潟県　A4判　68頁
　　「第三次新潟県歯科保健医療総合計画ヘルシースマイル21」「ヘルシースマイル2000プランの評価」「平成11年第4回県民歯科疾患実態調査報告」からなるが，う蝕罹患率が全国最低を達成している地域の策定計画として，参考になることが多いと思われる．

74）「老人性肺炎予防に与える口腔ケアの効果に関する研究」報告書
　　平成13年12月　厚生労働省長寿科学総合研究事業（平成9年～11年度）
　　日本歯科医学会　A4判　110頁
　　要介護高齢者に対する口腔衛生の誤嚥性肺炎予防効果に関する研究のまとめと事例集．

2 地域保健・地域医療に関する用語

地域保健医療を理解し実践するためには，その基本的事項となる公衆衛生学や予防医学に関する用語の正しい定義や，地域保健医療に関する文言の正しい意味を理解しておかなければならない．これだけは歯科保健医療に関わると思われる事項，およびこれだけは必要と思われる用語について，アイウエオ順に列挙した．

IADL（instrumental activities of daily living）
一人の人間が独立して生活するために必要な，社会生活動作能力（日常生活関連動作）のことで，炊事，買い物，掃除，服薬，金銭管理等がそれにあたる．

医療費の3要素
一人あたり医療費＝受診率×1件あたり日数×1日あたり費用

医療モデル
生活モデルに対応する言葉で，治療，障害回復を目標とする考え方

ADL（Activities of daily living）
一人の人間が独立して生活を行う基本的な，しかも毎日くり返される身体的動作群．排泄，入浴，移動，起立等を指す．

Evidence-based Medline Review
Ovid 社提供のオンラインデータベースサービスで検索結果より直接全文へアクセスできる．

介護福祉士
介護福祉士および介護福祉法によって創設された国家資格の専門職．身体上または精神上の障害のため日常生活を営むことが困難な者に対し，入浴，排泄，食事その他の介護を行い，また家族介護者等の介護に関する相談に応じる．

学校保健の歯科的問題
・う蝕罹患率が小，中，高等学校のいずれの学校段階でも他の疾患と比べて第一位であることに対する緊急施策が必要である．
・大学では歯および口腔の検査項目はない．
・学校環境管理にフッ化物洗口場を規定する必要がある．

感染性廃棄物
医療機関から出る廃棄物は，各施設の責任において滅菌処理されることになっている．

機会費用
経済学における機会放棄によって発生する最大の費用のことをいい，保健医療においては，ある行為をした場合とそれによって失われる行為の持つ経済的な価値の比較のこと．

QOL
よく食べられ，よく眠れ，ときに十分な運動をし，排泄に支障がなく，また，疼痛がなく，たとえあっても苦痛にならず，心理的に安定し，職場や家庭・学校といった社会環境において，十分その役割を果たすことができ，生きがいをもって充実した日々を送れること（永田の定義，1997年）．

空間分煙
喫煙場所と非喫煙場所を分けることをいうが，室全体に喫煙対策機器等を設置することによってたばこの煙の拡散を抑制し，受動喫煙を防止する方法が含まれている．

健診（risk finding）
臨床検査などを用いて対象者が現在健康であるかどうかを確認すること．

検診（case finding）
臨床検査などを用いて対象者の特定の疾患の有無を検索すること．

言語聴覚士（ST）
言語聴覚士法によって資格，業務が定められている．医師または歯科医師の指示のもと，音声機能，言語機能，または聴覚に障害のある者についてその機能の維持向上を図るため，言語訓練その他の訓練（嚥下訓練も含む），これに必要な検査および助言，指導その他の援助を行う．

国際歯科保健調査（ICS-Ⅱ）
WHOが歯科保健状態を調べ，それに基づいて歯科保健に関わる人や制度についての在り方を検討するため，1973，1991年の二度にわたり国際協力研究を行った（わが国では山梨県下で行われた）．

児童福祉司
児童について相談に応じ，児童の心身の発育状況，生活習慣，家庭環境の調査を行い，児童や保護者に対して助言・指導を行う．

The Cochrane Library
コクラン協同計画が年4回出版している，あらゆるヘルスケアに関する介入行為（治療・予防・教育など）の有効性に関するエビデンスのデータベース．

在宅介護支援センター
在宅の要介護高齢者を抱える家庭に対し，ソーシャルワーカーや看護師などの専門職が24時間体制で，在宅介護に関する総合的な相談援助，公的サービスの調整，介護器機の展示・使用方法の指導にあたるもので，

病院・老人保健施設・老人ホーム・デイサービスセンター等に併設されて，区市町村が実施主体で事業を行うが，事業の全部または一部を地方公共団体や医療法人等に委託することができる（平成11年現在全国で1万カ所開設）．

作業療法士（OT）
理学療法士および作業療法士法により資格，業務が定められている．医師に指示のもとに，身体または精神に障害がある者に対し，主としてその応用的動作能力または，社会的適応能力の回復を図るため，手芸，工作その他の作業を行う．

疾病障害（WHO の分類）
Impairment：心理的，生理的機能が損なわれている状態で，形態異常も含める
Disability：心理的，生理的機能の損失により，通常なら発揮できる能力が低下する状態
Handicap：Impairment や Disabilty のために通常の社会的な役割が制限されたり，できなくなる状態

社会福祉協議会
社会福祉の啓発，ボランティアの紹介，世帯更生資金の貸付等の業務を行う民間最大の組織で，地域の社会福祉の向上を目的とし，ほとんどすべての市町村にある．

社会福祉士
社会福祉士および介護福祉法によって創設された国家資格の専門職で，身体上または精神上の障害があることあるいは環境上の理由により，日常生活を営むのに支障がある者の福祉に関する相談に応じ，助言・指導その他の援助を行う．

受動喫煙
自らの意思とは関係なく環境中のたばこの煙を吸収すること．

周産期死亡（perinatal death）
妊娠満28週以後の死産と生後満1年未満の早期新生児死亡を合わせたもの．

出生体重
超低出生体重児 1,000g 未満
極低出生体重児 1,500g 未満
低出生体重児 2,500g 未満
巨大児 4,000g 以上

障害老人の日常生活自立度
ランクJ：日常生活はほぼ自立しており独力で外出する．
ランクA：屋内での生活はおおむね自立しているが介助なしには外出しない．
ランクB：屋内での生活は何らかの介助を要し，日中もベッド上での生活が主体であるが座位を保つ．
ランクC：一日中ベッド上で過ごし，排泄・食事・着替において介助を要する．

CPI（Community Periodontal Index）
地域歯周病指数のことで，歯肉出血・歯石・歯周ポケットの3指標により歯周組織の健康状態を評価する．診査にはCPIプローブを用い，歯を6分画（セクスタンド）に分けて代表歯を診査対象とし，CPIはコード0から4に分類される．
コード0：健全（歯肉に炎症所見が認められない）
コード1：プロービング後に出血が認められる
コード3：ポケットの深さが4〜5mm
コード4：ポケットの深さが6mm以上

スタンダード・プレコーション
標準的（基本的）感染予防対策

生活モデル
医療モデルに対応する言葉で，健康増進やQOLの向上を目標とした考え方．

痴呆対応型老人共同生活活動援助事業
小規模空間において少人数の痴呆性老人が，専属スタッフのケアを受けながら共同生活を送る，痴呆老人向けグループホーム．

痴呆老人の日常生活自立度
ランクⅠ：何らかの痴呆を有するが，日常生活は家庭内および社会的にはほぼ自立．
ランクⅡ：日常生活に支障をきたすような症状・行動や意思疎通の困難さが多少見られても，誰かが注意していれば自立できる（Ⅱa，Ⅱb）．
ランクⅢ：日常生活に支障をきたすような症状・行動や意思疎通の困難さが見られ，介護を必要とする（Ⅲa，Ⅲb）．
ランクⅣ：日常生活に支障をきたすような症状・行動や意思疎通の困難さが頻繁に見られ，常に介護を必要とする．
ランクM：著しい精神症状や問題行動あるいは重篤な身体疾患が見られ，専門医療を必要とする．

DMF 歯数（DMFT 指数）
D：Decade teeth（永久歯のう蝕で未処置のもの）
M：Missing teeth（永久歯のう蝕で抜歯したもの）
F：Filling teeth（永久歯のう蝕で処置を完了したもの）
DMF歯数はこの3つを加えたもの．
乳歯については小文字（dmf）で表記する．

定期健康診断の検査項目（幼稚園から高等学校までほぼ全員に実施されるもの）
身長，体重，座高，栄養状態（栄養不良・肥満傾向・貧血など），裸眼視力，矯正視力，眼（伝染性疾患・

外眼部疾患・眼位など），耳鼻咽喉頭（耳疾患・鼻副鼻腔疾患・口腔咽頭疾患・音声言語異常など），皮膚（伝染性皮膚疾患・湿疹など），歯および口腔，心臓疾患，腎臓疾患，結核疾患，ヘルニア，言語障害，精神障害，骨・関節の異常，四肢運動障害

ニーズとデマンド
ニーズ（needs）は潜在的な欲求，デマンド（demand）はニーズが顕在化されたもの．

PCM（プロジェクト・サイクル・マネジメント）
計画，立案，実施，モニタリング，評価の段階からなるプロジェクトサイクルを，効果的効率的に運営管理する方法．

福祉6法
生活保護法，児童福祉法，母子保健法，老人福祉法，身体障害者福祉法，精神薄弱者福祉法

Best Evidence
内科領域の一次文献からEBMの観点で再度吟味して要約した「ACP Journal Club」誌と，一般内科・小児科・産婦人科・外科・精神科などの二次資料である「Evidence-based Medicine」誌の過去のデータがすべて収録されたデータベース．

包括的保健医療
公衆衛生の対象に健康増進・健康保持・疾病予防・早期診断早期治療・適切な初期～終末期治療・リハビリテーションなどの一連の保健医療活動を含めて一体となってすすめること．

ホームヘルパー
老人や障害者の家庭において，入浴，排泄，食事等の介護，洗濯，掃除，買物，関係機関との連絡等を行う．

訪問看護ステーション
都道府県知事の指定を受けて訪問看護を行う事業所で，最低常勤換算人数2.5人の看護職員を有することが条件である．管理責任者は常勤の保健師か看護師であり，健康保健法による指定訪問看護事業者として看護サービスを行う「訪問看護ステーション」と，老人保健法による指定老人訪問看護事業者としてのサービス提供を行う「老人訪問看護ステーション」があるが，現在では同一である．サービス内容は，かかりつけ医の処方指示に基づいて，看護師・保健師・准看護師・理学療法士・作業療法士などが，在宅で行う療養上の世話または必要な診療の補助．具体的には，病状観察・清拭・洗髪・褥そう処置・体位交換・カテーテルなどの管理・リハビリテーション・食事排泄の介助・家族への介護指導などを行う．

訪問リハビリテーション
主治の医師がその治療の必要の程度につき，居宅要介護者等について，その者の居宅において，その心身の機能の回復を図り，日常生活の自立を助けるために行われる理学療法，作業療法等のリハビリテーションのこと．

保健主事
保健管理に関する責任教諭

母子福祉対策
①健全育成対策
　家庭児童相談，児童更生施設（児童館，児童センター等）がある．
②保育対策
　保育所保育，地域における育児支援（育児講座，育児相談等）がある．
③エンゼルプラン（平成6年）
　共働き家庭子育て休日相談支援事業（休日における育児相談）
　授乳コーナー整備事業（公共の場における授乳コーナーの設置）
　乳幼児健康支援デイサービス事業
　海外在留邦人に対する母子保健情報提供事業
　産後ケア事業（平成7年より）

マニフェスト・システム
排出事業所→処理業者→排出事業所と転送される廃棄物目録

Minimal intervention（最小の侵襲）
カリオロジーの進歩と共にう蝕のメカニズムが解明され，歯の健康を考える上で「歯質の脱灰と再石灰化」というミクロ的なレベルからカリエス対策を実践する方法．
実際にはカリエスリスクの判定から始め，フッ素塗布などの予防を行うことでう蝕にならないようにしたり，またう蝕になったらできるだけ小さなうちにう蝕部分のみを削除し，二次う蝕を抑えることを目的にフッ素徐放性と歯質接着性を有する材料を用い修復しようとする考え方．

Medine
アメリカ医学図書館が管理する医学文献データベースで，MeSHと呼ばれるキーワードで統制されており，すべてのヘルスケア領域の治療・診断・疑問のカテゴリーに対応できる．

養護教諭
校長・保健主事を補佐し，学校保健に関する専門的技術の提供を行う．

予防
第一次予防（primary prevention）
　身体的疾病・精神的情緒的障害・外傷などの健康障害の発生防止と健康増進
　・健康増進：健康教育，栄養指導，生活改善，結

婚相談，定期検診等
・特殊予防：予防接種，個人衛生，環境改善，職業病防止，外傷防止，特殊栄養等

第二次予防（secondary prevention）

健康障害の早期発見と即時治療による障害の進行防止と生体機能の最大限の保全
・早期発見・即時治療：スクリーニング検査，伝染病蔓延対策，早期疾病治療等

第三次予防（tertiary prevention）

疾病罹患者が対象．適切な治療と患者管理・指導によって障害による生体機能の損失と生活の質の低下を最小限に防止し，社会復帰を図る．
・悪化防止：適正医療，合併症防止，疾病悪化・死亡防止等
・リハビリテーション：機能回復訓練，作業療法，雇用促進等

理学療法士（PT）

理学療法士および作業療法士法により資格，業務が定められている．医師の指示のもと，身体に障害のある者に対し，主としてその基本的動作の回復を図るため，治療，体操その他の運動を行わせ，また電気刺激，マッサージ，温熱，その他の物理的手段を加えることにより業務を行う．

リスクファクター（危険因子，リスク要因）

疾病の発生率を上昇させる因子で，疾病の発生や進展を規定する要因のことで，疾病との関わり方，規定の仕方から，正のリスクファクター（発生危険因子）と負のリスクファクター（発生防止因子）がある．

索　引

〈ア〉

アルマ・アタ宣言　15
ICF　53，55

〈イ〉

1歳6カ月児歯科健診　33，36，37
医療圏　16，17，35，111，112，125，130
医療のグランドデザイン　6，9，126，137
医療保険制度　3，4，5，6，7，8，9，10，13，62，107，109，113，134，137
医療モデル　51，138，139
EBH　8，12，13，25，61，93，104，107，118，127，128，132，140
EBH（EBPH）　93

〈エ〉

嚥下性肺炎　55，66，69，72，73，81，106，126
エンゼルプラン　36，38，118，140
ADL　25，59，68，72，76，81，104，118，138

〈オ〉

オタワ憲章　15

〈カ〉

介護支援専門員　20，26，63，75，76，78，80
介護認定審査会　75
介護保険審査会　62，67，68
介護保険制度　4，52，57，62，70，74，75，76，79，80，109，110，112，113，132，135，136
介護保険法　2，33，49，63，67，81，89，105，118
介護予防　26，50，52，53，59，77，78，80，81，88，92，119，122，132，136
かかりつけ歯科医　5，13，21，27，29，35，42，46，54，56，57，58，68，73，82，83，84，88，100，105，109，110，113，123，125，126，127，131，133
かかりつけ歯科医意見書　68，69，70，71，72，73，75，76，81，110，115，124，129，136
かかりつけ歯科医機能　7，8，12，24，25，28，53，62，86，92，112，118，119，121，130，134
学校歯科医　33，42，43，120
学校保健統計調査　32，37，44
学校保健法　25，28，32，33，34，42，43，59，118
カリエスリスク　37，93，96，98，140
Kaprioの4原則　15

〈キ〉

気道感染　77，136
気道感染予防　80，81
虐待防止　135
居宅療養管理指導　62，64，69，73，74，75，76，80，81，89，105
禁煙支援　87，89，90，114，115，124，129，135
QOL　16，26，52，58，76，78，89，95，102，103，104，116，118，127，138，139

〈ケ〉

ケアカンファランス　68，70，76，77，80
ケアハウス　51，52，107
ケアプラン　58，69，70，73，74，75，106，132，134
ケアマネージャー　29，58，68，69，70，75，84，105，123，128
軽費老人ホーム　51
健康行動　15
健康寿命　78，87
健康増進法　8，24，25，26，28，34，35，49，59，89，91，92，114，124，127，129，130，137
健康日本21　27，29，35，50，60，86，87，88，91，92，110，112，118，123，125，126，130，131，136，137

〈コ〉

口腔ケア　8，20，45，54，58，71，72，75，79，81，84，104，106，126，127，129，131，135，137
口腔ケアアセスメント　70，71，73
口腔ケアアセスメント票　69
口腔ケアプラン　135
口腔保健センター　29，35，54，56，88，110，111，113，122，125，130
口臭　45，54，55，70，71，89，100，106，107，108，117
厚生白書　1
厚生労働白書　2，3
誤嚥性肺炎　25，78，79，102，103，127，137
ゴールドプラン　2，50，118

ゴールドプラン21　26, 89
国民医療費　3, 4, 7

〈サ〉

在宅介護支援センター　29, 50, 76, 138
サイレント・アスピレーション　79
産業歯科　12, 34, 48
産業歯科医　49, 60, 112, 113, 124, 129
産業歯科医研修会　109
3歳児歯科健康診査　20
3歳児歯科健診　33, 36, 37, 38
サンドバール宣言　14

〈シ〉

歯科医業経営　5, 6, 10, 11, 12, 13, 109
歯科医師需給問題　5
歯科医療のグランドデザイン　12
歯牙酸蝕症　48
歯科疾患実態調査　30, 31, 32, 37, 44, 45, 46, 52, 129, 133
歯科保健法　34, 57, 58, 59, 110, 112, 113, 114, 118, 124, 127, 129, 130, 137
事業評価法　19
歯周疾患検診　20, 25, 45, 50, 51, 52, 59, 60, 99, 100, 101, 104, 105, 111, 112, 113, 114, 118, 122, 134
湿性さ声　79
児童虐待　2, 38, 39, 42, 114, 115, 133, 136
児童虐待防止法　38
児童憲章　2
児童相談所　39, 40, 41, 53, 136
児童福祉法　2, 4, 33, 36, 39, 41, 53, 113, 140
社会福祉法人　51

社会保障制度　1, 2, 4, 5
主治医意見書　65, 66, 69, 71, 72, 73, 75, 76, 80, 81, 102, 105, 109
新ゴールドプラン　2, 3, 50, 52, 118
診診・病診連携　118
診診連携　84, 105, 118
新寝たきり老人ゼロ作戦　3
CPI　100, 101, 139
CPIプローブ　43

〈セ〉

生活習慣病　5, 14, 25, 27, 28, 45, 46, 49, 59, 87, 99, 104, 113, 118, 126
生活モデル　28, 51
摂食・嚥下機能障害　105
摂食・嚥下機能療法　28, 60, 78, 79, 109, 130, 131

〈チ〉

地域保健医療計画　16, 21
地域保健法　14, 18, 27, 28, 33, 36, 112, 118

〈テ〉

DMF歯数　31, 32, 41, 45, 111, 116, 125, 139
dmf歯数　40, 98
DOS　10, 127

〈ト〉

ドクターズフィー　4, 8
特別養護老人ホーム　51, 62, 102
特別養護老人ホーム制度　2
特養ホーム　52
閉じこもり防止　114
閉じこもり予防　29, 77, 78, 80, 81, 92, 136

〈ニ〉

乳幼児歯科健康診査　41
認定審査会　65, 68, 80
妊婦歯科健診　36, 37

〈ネ〉

ネグレクト　38, 40, 41, 133

〈ノ〉

ノーマライゼーション　3, 53, 54

〈ハ〉

バイオフィルム　98
8020運動　57, 60, 109, 110, 111, 114, 118, 124, 125, 129, 135, 137
8020運動推進特別事業　22, 23, 25, 27, 35, 58, 61, 112, 115
8020推進財団　58, 59, 60, 61, 107, 110, 111, 112, 118, 124, 128, 129, 137

〈ヒ〉

病診・診診連携　12
病診連携　8, 22, 84, 85, 86, 105, 112
plan-do-see　16
PMTC　8, 95, 96, 99, 102, 118
POS　10, 127
PTC　8, 96, 99, 118

〈フ〉

プライマリケア　82, 124, 127
プライマリヘルスケア　15, 86
プリシード・プロシードモデル　16, 21

〈ヘ〉

ヘルスアッププラン　92, 114
ヘルスケア　15, 90, 102, 140
ヘルスプロモーション　14, 15, 19, 111, 112, 118

〈ホ〉

訪問看護ステーション　51, 76, 84, 140
保健医療計画　26, 29
保健活動　44
保健行動　15, 16, 20, 29, 41, 42, 45, 46, 54, 62, 88, 93, 94, 100, 101, 103, 104, 116, 126, 129, 131, 133
保健所　18, 20, 21, 26, 33, 35, 42, 58, 84, 88, 98, 103, 111, 113, 122, 123
保健福祉センター　18
保健福祉動向調査　29, 30, 33, 46, 129
母子保健法　28, 33, 36, 59, 140
ホスピタルフィー　4, 8
ポリシーダイナミックス　9

〈ヨ〉

要介護度　66, 71, 72, 75, 105, 136
要介護認定　62, 63, 66, 67, 68, 69, 73, 74, 80, 81, 135
養護老人ホーム　51

〈リ〉

リスクファクター　25
療養型医療施設　74
療養型病床群　51, 62

〈ロ〉

老人健康法　101
老人福祉法　2, 49, 50, 51, 140
老人保健施設　51, 62, 113, 139
老人保健福祉計画　3, 50
老人保健法　3, 25, 28, 33, 45, 49, 51, 52, 59, 104, 105, 113, 118, 134, 140
労働安全衛生法　28, 33, 34, 46, 47, 48, 49, 58, 59, 110, 114, 118, 119, 124, 129

著者略歴

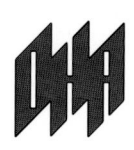

佐藤甫幸

1944年　中華人民共和国生まれ
1971年　東京医科歯科大学歯学部卒業
　　　　歯学博士
　　　　現在東京都大田区にて開業

〈活動〉
　日本歯科医師会地域保健委員会委員
　日本歯科医師会ＨＰ企画運営部会委員
　東京都歯科医師会地域保健医療常任委員会委員長
　東京都歯科医師会母子保健医療常任委員会副委員長

これからの歯科医はどう活動すべきか ―歯科保健医療情報資料集―

2004年3月30日　　第1版・第1刷発行

著　　佐藤甫幸
発行　財団法人　口腔保健協会

〒170-0003　東京都豊島区駒込1-43-9
振替 00130-6-9297　Tel. 03-3947-8301（代）
　　　　　　　　　　Fax. 03-3947-8073
　　　　　　　　http://www.kokuhoken.or.jp/

乱丁，落丁の際はお取り換えいたします．　　　　印刷・製本／壮光舎

©Toshiyuki Sato, 2004. Printed in Japan〔検印廃止〕
ISBN4-89605-197-1 C3047

本書の内容を無断で複写・複製・転載すると，著作権・
出版権の侵害となることがありますので御注意下さい．